症状性を含む器質性精神障害	F0
精神作用物質使用による精神および行動の障害	F1
統合失調症，統合失調型障害および妄想性障害	F2
気分（感情）障害	F3
神経症性障害，ストレス関連障害および身体表現性障害	F4
生理的障害および身体的要因に関連した行動症候群	F5
成人のパーソナリティおよび行動の障害	F6
精神遅滞［知的障害］	F7
心理的発達の障害	F8
小児期および青年期に通常発症する行動および情緒の障害 特定不能の精神障害	F9
精神および行動の障害にしばしば随伴する ICD-10 の他の章の項目リスト	付

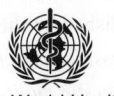

World Health Organization

The ICD-10 Classification of Mental and Behavioural Disorders
Clinical descriptions and diagnostic guidelines

ICD-10
精神および行動の障害
臨床記述と診断ガイドライン
新訂版

監訳
融　道男　東京医科歯科大学名誉教授
中根允文　長崎大学名誉教授
小見山実　東京医科歯科大学名誉教授
岡崎祐士　東京都立松沢病院名誉院長
大久保善朗　日本医科大学教授

医学書院

Authorized translation of the original English language edition, published by the World Health Organization in 1992 under the title *The ICD-10 Classification of Mental and Behavioural Disorders: Clinical descriptions and diagnostic guidelines*

Copyright ⓒ 1992 by World Health Organization
ⓒ First Japanese edition 1993 by Igaku-Shoin LTD., Tokyo

The Director-General of the World Health Organization has granted a licence to Igaku-Shoin Ltd to publish an edition in Japanese. The WHO Collaborating Centre for Research and Training in Mental Health, Department of Neuropsychiatry, Nagasaki University School of Medicine, is jointly responsible with other WHO collaborating institutions and scientists in Japan for the translation.

ICD-10 精神および行動の障害
―臨床記述と診断ガイドライン―

発　行	1993 年 2 月 1 日　　第 1 版第 1 刷
	2005 年 3 月 15 日　　第 1 版第 14 刷
	2005 年 11 月 15 日　新訂版第 1 刷
	2024 年 12 月 1 日　　新訂版第 17 刷

監訳者　融　道男・中根允文・小見山実・岡崎祐士・大久保善朗

発行者　株式会社　医学書院
　　　　代表取締役　金原　俊
　　　　〒113-8719　東京都文京区本郷 1-28-23
　　　　電話　03-3817-5600(社内案内)

印刷・製本　三報社印刷株式会社

本書の複製権・翻訳権・上映権・譲渡権・貸与権・公衆送信権(送信可能化権を含む)は株式会社医学書院が保有します．

ISBN978-4-260-00133-5

本書を無断で複製する行為(複写，スキャン，デジタルデータ化など)は，「私的使用のための複製」など著作権法上の限られた例外を除き禁じられています．大学，病院，診療所，企業などにおいて，業務上使用する目的(診療，研究活動を含む)で上記の行為を行うことは，その使用範囲が内部的であっても，私的使用には該当せず，違法です．また私的使用に該当する場合であっても，代行業者等の第三者に依頼して上記の行為を行うことは違法となります．

|JCOPY|〈出版者著作権管理機構　委託出版物〉
本書の無断複製は著作権法上での例外を除き禁じられています．複製される場合は，そのつど事前に，出版者著作権管理機構(電話 03-5244-5088，FAX 03-5244-5089，info@jcopy.or.jp)の許諾を得てください．

所属はいずれも第1版第1刷発行時（1993年2月）

訳者

山下　　格・笠原　敏彦	北海道大学精神医学教室	
高橋　　徹	国立精神・神経センター精神保健研究所	
西園　昌久	福岡大学精神医学教室	
岡崎　祐士・道辻俊一郎	長崎大学精神神経科学教室	
小島　卓也	日本大学精神神経科学教室	
中根　　晃・渡辺　昭彦	都立梅ケ丘病院	
渋谷　治男・松浦　雅人	東京医科歯科大学神経精神医学教室	
金野　　滋・新谷　昌宏		
藤谷　興一・大久保善朗		
南海　昌博・松島　英介		
車地　暁生・岩脇　　淳		
中島　一憲・内田　　直		
塩塚　慎一・大林　　滋		
吉川　武男・石丸　昌彦		
熊代　　新・長瀬　泰子		

翻訳協力者

渡辺　哲夫・仙波　純一・大宅　恵子・将田　耕作
上杉　秀二・渥美　義賢・黒田　章史・大河原昌夫
桜井　政人・鈴村　俊介・将田　真弓・浜田真理子
高尾　浩幸・儘田　　孝・松田　仁雄・伊沢　良介
泉谷　閑示・恩田　　禎・上條　吉人・高橋　康弘
朴　　光則・倉持　　穫・山本　隆正・岩崎万里子

（東京医科歯科大学神経精神医学教室）

監訳者の序

　世界保健機関（WHO）が身体・精神疾患に関する世界共通の分類確立を目指して，国際疾病分類（ICD）の改訂に取り組み始めたのが，日本では第二次世界大戦の終了後である1950年以降であり，それ以前と同様に10年ごとに1回の改訂を行ってきた．ICD-10に関しては，1984年に第一次試案が示され，世界各国における実地試行の成果をふまえて，1992年のWHO総会で合意されて確定された．日本国内では，確定に至るまでの経緯の中で，独自の修正を提案したり，精神保健に関するWHO地域研究協力センター（当時）を中心にした実地調査の成果に基づいて，1993年1月に東京医科歯科大学と長崎大学の協力のもと精神障害および行動障害の分野を網羅した第V章（F）の日本語翻訳，つまり本書の初版が出版された．

　それから約10年を経た今日，精神疾患の分類に影響を及ぼす要因が数多く現れてきた．それらは，精神医学そのものの長足の進歩，米国精神医学会が取り組んできたDSMシステム改訂の試み，一般社会の精神疾患（精神障害者）に対する意識の変容などである．それらは，まず精神疾患に対する偏見差別に向けた病名変更や呼称変更であり，疾患概念の修正・見直しであって，それに基づくいくつかの改訂が現実のものとなった．例えば，「精神分裂病」という呼称は提案されるや極めて短時日のうちに「統合失調症」に取って代わられた．そこに至るまでに，かなり入念な討論があった所為であろう．単に呼称が変わり内実の見直しがなければ，それに悩む当事者や関係する周辺の者にとって何らの益をもたらさない．ICDは当初から10年に1回の改訂が合意されていたが，ICD-10については20年は見直しを行わないという方針で提案されており，1997年までにオリジナル版での極めて些少な訂正以外に，未だ全面的な改訂の動きはうかがえない．他章については徐々に改訂の試みが明らかにされつつあり，時には精神障害の章にも部分的な提案をみるが正式には受理されておらず，公式には初期に発表されたものが今も活用されている．

　このような状況を鑑み，ICD-10オリジナル版の改訂は行われていないものの，日本語版の新訂版を上梓することとした．具体的な新版に向けての準

備は既に 2003 年頃から考えられていたが，まずは既記した「精神分裂病」関連の見直しに止め（初版第 12 刷で一部施行），2004 年 7 月には WHO の Classification, Assessment, Surveys and Terminology Unit の Coordinator である Dr. T. Bedirhan Üstün（精神科医）に具体的な改訂の方向性がないことを確認し，2005 年 7 月にも改めて Dr. Robert Jakob（Medical Officer, Classification, Assessment and Terminology）からの見解をもとに，日本独自の最低限の見直しに取りかかった．統合失調症および同関連疾患への呼称変更は日本精神神経学会の提案に準じることとし，「痴呆」についてはほぼ全面的に「認知症」に置き換えた．なお，「人格障害」は，精神分裂病の場合と同様に当事者にとっては極めて差別的印象をもたらしやすい呼称であることから，DSM システムと同様「パーソナリティ障害」に修正した．単に疾患名の見直しだけでなく，当初の翻訳ミスのチェック，概念の説明あるいは記述そのものについても慎重に英文表記を手直しした．

なお，前版の巻末に掲載してきた「訳者あとがき」を，新訂版ではこの序文の後に『初版の訳者あとがき』として再掲してあるので，ここに記載していない初版発行の経緯などはそちらをご参照願いたい．また，本書の各診断カテゴリーには，〈含〉として，そのカテゴリーに包含されるその他の診断名が挙げられているが，なかには現在用いられない不適切な診断名が歴史的な用語として挙げられている場合がある．予めお断りしておきたい．

今回の見直しが，ICD-10・第Ⅴ章（F）のユーザーには当然として，これらの恩恵を受ける関係者にとっても有用となることを期待する．

2005 年 10 月　　　　監訳者一同

初版の訳者あとがき

(1993年2月発行の初版においては巻末に掲載されていたものを巻頭に移動した)

　1900年に開かれた第1回国際死因分類会議に端を発する国際疾病分類(International Classification of Diseases)は，1948年以降，WHOの主導でその改訂が進められるようになった．わが国でも当初より内閣統計局がこの国際分類を採択し，年々利用の範囲が広まり，昨今では大学病院でもコンピューター導入により，その利用度がいっそう高まっている．

　ICD-9の改訂は，施行された1979年から準備され，1984年にはICD-10第1次試案が出された．1987年に，WHOによる第V章の改訂作業の一環として，5施設(北海道大学精神医学教室，国立精神・神経センター精神保健研究所，東京医科歯科大学神経精神医学教室，福岡大学精神医学教室，長崎大学精神神経科学教室)に実施試行センターが置かれ，実地試行が行われることになった．そのさい，ジュネーブのWHO本部の依頼によって，ICD-10，1986年草案のうち，第V章(F00-F99)「精神・行動および発達障害」の日本語版を作成した．さらに，これらの試行に基づいて改訂された1988年草案もWHOの依頼で翻訳し，その後の試行に使用してきた．

　本書は，このような背景のもとに1992年6月に最終案として出版されたICD-10・第V章(The ICD-10 Classification of Mental and Behavioural Disorders：Clinical descriptions and diagnostic guidelines, World Health Organization, Geneva, 1992)を全訳したものである．ICD-9との主な違いは，まず，元来数字のみで表されていたコードを，章別(疾病別)に異なるアルファベットを頭に数字をつけて計4桁とし，精神疾患が含まれる第V章はFコードとなったことである．その結果，ICD-9でわずか30だった精神障害のコードが，100と大幅に増加して使用することができるようになった．また，ICD-9ではなかった診断ガイドラインが新設されている．これは操作的な診断基準に似ているが，より記述的であり，柔軟に運用されるような配慮もされている．

　第V章は使用目的に応じて異なる版が用意される予定であるが，ここに訳出した「臨床記述と診断ガイドライン」は，臨床と教育のための記述を含む最も基本的で重要な版である．

故高橋　良教授が1987年に，日本における実地試行の統合センターを引き受けた関係から，東京医科歯科大学神経精神医学教室が当初より長崎大学精神神経科学教室と協力して日本版の作成，厚生省統計情報部など外部との打合せを行ってきたが，実際には上記の4施設の精神科医に作業を分担していただいた．協力していただいた方々の氏名は訳者として冒頭の3ページに記してある．また，実地試行にご参加いただいた先生方の氏名は主要研究者リストに記載されている（321ページ）．

診断名の訳語については，多くの方々からご助言をいただいたが，とくに厚生省統計情報部疾病傷害死因分類調査室の河井誠義室長，国立精神・神経センター精神保健研究所の藤縄　昭所長，北村俊則部長，慶応義塾大学精神神経科の浅井昌弘教授からは，貴重なご意見をいただいた．

本書の翻訳完成までの細かい作業は，教室の大久保善朗と渡辺昭彦が担当した．また，今回の最終版に先立つ1986年の草案と1988年の改訂版の翻訳にあたっては，多くの教室員の協力があった．

本訳書の出版にあたっては，医学書院の矢野俊之氏，小林　厚氏のご努力に負うところが大きい．

ご協力いただいたすべての方々に厚くお礼申し上げたい．

厚生省は1995年1月よりICD-10分類を採用することを決めているが，本書が精神医学および関連領域で広く利用され，分類・診断体系だけでなく，臨床精神医学の発展に役立つよう活用されることを願っている．

1993年1月　　融　　道男

まえがき

　1960年代の初めから，世界保健機関（WHO）は，その精神保健プログラムの中で，精神障害の診断と分類の改善に積極的に取り組んできた．当時からWHOは，得られた知見を整理するために何回も会議を召集するとともに，精神医学の各分野あるいは諸々の学派を代表する世界各国の研究者たちから，この計画への積極的な参加を得てきた．これらを通じて，分類のための，あるいは診断信頼性のための基準に関する研究が開始され，また面接ビデオを利用した合同評価の手順をはじめ，その他有効な研究方法が種々考案され，普及してきた．広汎な協議の結果をもとに，精神障害の分類法を改善するための数多くの提案がなされ，それらは国際疾病分類第8改訂版（ICD-8）の草案を作成するのに生かされた．このICD-8においては，精神障害の各カテゴリーの内容を定義する用語集（glossary）も開発された．さらにこうした計画を実施していくことにより，精神医学における診断分類法の改善に関する問題を研究している個々の研究者および施設間のネットワークが確立されてきた[1,2]．

　1970年代に入ると，精神医学的分類法の改善に対する関心は世界的にさらに高まった．国際間交流の進展や国際共同研究の施行および新たな治療法の導入などはすべて，こうした傾向を促進するものであった．いくつかの国では精神医学的組織が診断の信頼性を高めるため，分類のための特別な基準を開発するように勧告するということもあった．とくに，米国精神医学会は，「精神障害の診断と分類の手引，第3改訂版（DSM-Ⅲ）」を開発して普及させ，分類システムの中に操作的基準を取り入れた．

　1978年にWHOは，精神障害およびアルコール・薬物関連問題にかかわる分類と診断の改善を企図して，米国の「アルコール・薬物乱用と精神保健のための管理局（ADAMHA）」との長期的な共同研究に入った[3]．精神医学的伝統あるいは文化圏の異なる研究者たちが集まって一連のワークショップがもたれ，そこでいくつかの独特の分野に関する知見が整理され，将来の作業へ向けての提言が行われた．これらのワークショップからの提言は，1982年デンマーク・コペンハーゲンで開催された，分類と診断に関する国際会議で

検討され,将来の作業への方向性とそのガイドラインの概要がまとめられた[4].

コペンハーゲン会議での提言を実行に移すため,いくつかの試みがなされることになった.その一つは,17 カ国にある WHO 地域センターの協力を得て,各国の一般住民を対象とした精神障害に関する疫学研究を実施するのに適した手段として,統合国際診断面接 Composite International Diagnostic Interview(CIDI)[5]を開発することを目的としたものであった.もう一つは,臨床家が使用するのに便利な評価手段〔精神神経学臨床評価表 Schedule for Clinical Assessment in Neuropsychiatry(SCAN)〕の開発に焦点を当てたものであった[6].また,世界各国で使用可能なパーソナリティ障害の評価手段(国際パーソナリティ障害検査表 International Personality Disorder Examination)の開発も着手された[7].

さらに,用語の明確な定義を与えるいくつかの用語集(lexicon)が準備されたし,また現在も準備されつつある[8].こうしたプロジェクトと「疾病および関連保健問題の国際統計分類(国際疾病分類)第 10 改訂版(ICD-10)」の中の精神および行動の障害の定義にかかわる作業から,相互に有益な関係が生まれてきている[9].診断基準を評価手段に組み入れられた診断的アルゴリズムへと変換することにより,数々の矛盾や曖昧さ,あるいは重複が明らかにされ,そうしたものを排除できるという利点がもたらされた.ICD-10 に手を加えていく作業は,評価手段をつくり上げていく過程にとっても役立った.最終的な結果として,ICD-10 に一連の明瞭な基準が生まれ,ICD-10・第 V 章(F)に採用された基準に応じて,各障害の分類に必要なデータを生み出す評価手段も開発されることになった.

またコペンハーゲン会議では,ICD-10 の出版にあたって,その分類の出典が明確にされうるようなさまざまの精神医学的伝統上の視点も呈示されるべきだと提言された.こうして,今日の精神医学における分類法の起原を際立たせる一連の学説から成るものを含め,いくつかの膨大な出版物が誕生することになった[10].

「臨床記述と診断ガイドライン」というこの作業の準備と出版は,長年にわたって貢献していただいた多数の人々の努力のたまものといえるものである.この作業は,いくつかの草案という形で,専門家グループ,各国内のまたは国際的なレベルの精神医学会,および個々のコンサルタントによる,広汎な協議を経てきた.1987 年に発表された草案は,約 40 カ国が参加した実地試行に用いられた.この試行は,精神医学的診断を改善するためになされ

たこの種の努力としては最大級のものである[11,12]．こうした実地試行の成果は，このガイドラインの完成に生かされた．

ICD-10・第Ⅴ章(F)「精神および行動の障害」の一連の出版物の中で，最初のものが，この臨床ガイドラインである．他にも研究用診断基準 (diagnostic criteria for researchers)，プライマリヘルスケア業務に従事する人たちの利用のための版，多軸表現法，および ICD-10，ICD-9 および ICD-8 との間の対照表 (crosswalks) の版も発刊される予定である．

この出版物の使用に関しては「序論」で述べられており，それに続く節では，しばしば議論の的になった分類上の問題点のいくつかについて注釈が加えられている．本書の謝辞の節はとりわけ重要な意味をもっている．この分類とガイドラインを作成するために世界各国からいかに多くの専門家や機関が積極的に参加したか，ということを示しているからである．主な精神医学の伝統や学派すべてが代表されており，このことがこの仕事に類まれな国際的な性格を与えている．この分類とガイドラインは，各国語版が作成され検討されつつある．翻訳の等価性を確認するという困難な作業の結果，英語版と他の国語版において，明快さ，単純さ，そして論理的構造の点で改善されることを期待している．

分類というものは，ある時点で世界をみる一つの方法である．科学的な進歩とこのガイドラインを活用した経験から，結局は時代に合わせた改訂が当然必要となるであろう．本書が生まれるまでと同様の熱意をもった生産的な世界的規模の協調性の中で，今後も改訂の努力が重ねられることを望みたい．

Norman Sartorius
（世界保健機関　精神保健部，部長）

文献

1) Kramer M, et al：The ICD-9 classification of mental disorders：a review of its development and contents. Acta Psychiatrica Scandinavica, 59：241-262, 1979
2) Sartorius N：Classification；an international perspective. Psychiatric Annals, 6：22-35, 1976
3) Jablensky A, et al：Diagnosis and classification of mental disorders and alcohol- and drug-related problems；a research agenda for the 1980s. Psychological Medicine, 13：907-921, 1983

4) Mental disorders, alcohol- and drug-related problems ; international perspectives on their diagnosis and classification. Amsterdam, Excerpta Medica, 1985 (International Congress Series, No 669)
5) Robins L, et al : The composite international diagnostic interview. Archives of General Psychiatry, 45 : 1069-1077, 1989
6) Wing JK, et al : SCAN : schedules for clinical assessment in neuropsychiatry. Archives of General Psychiatry, 47 : 589-593, 1990
7) Loranger AW, et al : The WHO/ADAMHA international pilot study of personality disorders ; background and purpose. Journal of Personality Disorders, 5 : 296-306, 1991
8) Lexicon of Psychiatric and Mental Health Terms, Volume 1. Geneva, World Health Organization, 1989
9) International Statistical Classification of Diseases and Related Health Problems. Tenth Revision. Vol. 1 : Tabular list, 1992. Vol. 2 : Instruction Manual, Vol. 3 : Index, 1994. Geneva, World Health Organization
10) Sartorius N, et al (eds) : Sources and Traditions in Classification in Psychiatry. Toronto, Hogrefe and Huber, 1990
11) Sartorius N, et al (eds) : Psychiatric classification in an international perspective. Supplement 1 to British Journal of Psychiatry, 152, 1988
12) Sartorius N, et al : Progress towards achieving a common language in psychiatry. Results from the ICD-10 clinical field trials of mental and behavioural disorders. Archives of General Psychiatry, 50 : 115-124, 1993

謝辞

　ICD-10における精神および行動の障害の分類を作成し，これに関連したテキストを開発するにあたっては，多くの人々や団体の貢献があった．たとえばICD-10試案の実地試行ひとつをとってみても，およそ40カ国にのぼる臨床家が関与したのである．この労に加わったもの全員を残らず列挙するのは，明らかに不可能といわねばならない．以下に記すのは，ICD-10ファミリーの分類とガイドラインの体系を構成する諸項目の創設にあたって，中心的な貢献をなした人びとおよび機関である．

　分類とガイドラインの最初の試案を作成した人びとには，317～326ページに掲載された主要研究者リストのうち星印を付けてある．当時ジュネーヴのWHO精神保健部首席医官であったA. Jablensky医師は計画のこの部分の総括を担当し，試案作成の立役者であった．分類試案は一つにまとめられた後，WHO諮問委員やリストに挙げられた人びとを含む大勢の回覧に供された．こうして，実地試行用の改良版がつくられたのである．実地試行は，J. Burke医師，J. E. Cooper医師，J. Mezzich医師各氏の協力により，WHOスタッフが作成したプロトコールに従って，多数のセンターが参加して行われた（末尾のリスト参照）．諸センターの活動を統合調整したのは，実地試行統合センター（FTCCs）であり，ここはICDの各国語への翻訳の労をも負った．

　WHOの精神保健部長であるN. Sartorius医師は，ICD-10における精神および行動の障害の分類，およびそれに付随する文書に関する活動についての包括的な責任を担った．

　実地試行の全段階を通じ，またその後にわたって，J. E. Cooper医師はプロジェクトの主任コンサルタントとして活躍し，WHOの統合チームに対してかけがえのない指導と援助を与えてくれた．チームのメンバーのうち，J. van Drimmelen医師はICD-10の試案づくりの最初の段階からWHOと労をともにし，J. Wilson女史は実地テストその他の活動に付随して生ずる無数の管理面での仕事を，誠実かつ能率的にこなしてくれた．A. L'Hours氏は全体的なICD-10の発展とこの本の作成が整合性を保つように親切に援助し，G. Gemert氏は索引を作成してくれた．

他の多くのコンサルタント，とくに A. Bertelsen, H. Dilling, J. López-Ibor, C. Pull, D. Regier, M. Rutter, N. Wig の各医師は深くこの仕事に関わり，単に FTCCs の実地試行の中枢として活動するのみならず，それぞれの専門分野に応じ，またおのおのが精通する各地域の精神医学の伝統に関して，助言と指導を提供してくれた．

その協力が非常に重要であった団体には，米国のアルコール・薬物乱用と精神保健のための管理局（ADAMHA）も含まれる．ICD-10 の草案を準備する活動に多大な支援をいただき，また，ICD-10 に従事しているグループと APA の DSM-IV 分類に従事しているグループの間の効果的で生産的な相談を確かなものにしていただいた．E. Strömgren 医師の主宰する WHO の ICD-10 顧問委員会と世界精神医学会（WPA）は，その代表である C. Stefanis 医師と分類のための特別委員会を通じて，WPA 会員である精神科医の多数の意見を集め，実地試行の段階でも提案の終了段階でも，最も価値ある助言をいただいた．世界精神保健連盟，世界心理社会的リハビリテーション会議，世界社会精神医学会，世界神経学連盟，および国際心理学会を含む，WHO と関係して活動しているその他の公的な非政府機関からもまた，多くの方法で援助をいただいた．40 余りの国々にある，精神保健の研究と訓練のための WHO 協力センターからも同様の援助をいただいた．

WHO に加盟している国々の政府，とくにベルギー，ドイツ，オランダ，スペイン，そしてアメリカ合衆国からは，WHO に対する直接の寄与と，この仕事に参加したセンターへの財政援助を通じ，精神および行動の障害の分類を発展させるという過程に対し直接の援助をいただいた．

このため ICD-10 の提案は，真の意味において多くの国のたくさんの個人と団体の合作である．これらは，世界中の精神的に病める人びととその家族をケアすることにたずさわる多くの人びとの仕事を強力に支援するものとして役立つことを願ってつくられた．

いかなる分類もいまだ完璧なものではない．われわれの知識が進み，また分類の蓄積が経験されるにしたがって，さらなる改訂や簡略化が可能となるであろう．分類に関する意見の収集や整理の仕事，そして試用の結果は，分類の発展のために WHO に協力したセンターの肩に大きくかかっている．それらのセンターの住所を以下に記す．なぜなら，それらの施設が将来においても WHO の表す分類やそれに関連したものの進歩に関与し続け，これまで同様に惜しみなくこの作業の面から WHO を支援してくれることが期待されるからである．

ICD-10 に関連した研究の結果を記載した数多くの出版物が実地試行センターから出されている．そのような出版物の完全なリストおよび文献のリプリントは，世界保健機関の精神保健部門（Division of Mental Health, World Health Organization, 1211 Geneva 27, Switzerland）を通じて入手することができる．

○実地試行統合センターおよびセンター長

Dr A. Bertelsen, Institute of Psychiatric Demography, Psychiatric Hospital, University of Aarhus, Risskov, Denmark/Dr D. Caetano, Department of Psychiatry, State University of Campinas, Campinas, Brazil/Dr S. Channabasavanna, National Institute of Mental Health and Neurosciences, Bangalore, India/Dr H. Dilling, Psychiatric Clinic of the Medical School, Lübeck, Germany/Dr M. Gelder, Department of Psychiatry, Oxford University Hospital, Warneford Hospital, Headington, England/Dr D. Kemali, University of Naples, First Faculty of Medicine and Surgery, Institute of Medical Psychology and Psychiatry, Naples, Italy/Dr J. J. López-Ibor Jr, López-Ibor Clinic, Pierto de Hierro, Madrid, Spain/Dr G. Mellsop, The Wellington Clinical School, Wellington Hospital, Wellington, New Zealand/Dr Y. Nakane, Department of Neuropsychiatry, Nagasaki University, School of Medicine, Nagasaki, Japan/Dr A. Okasha, Department of Psychiatry, Ain-Shams University, Cairo, Egypt/Dr C. Pull, Department of Neuropsychiatry, Centre Hospitalier de Luxembourg, Luxembourg, Luxembourg/Dr D. Regier, Director, Division of Clinical Research, National Institute of Mental Health, Rockville, MD, USA/Dr S. Tzirkin, All Union Research Centre of Mental Health, Institute of Psychiatry, Academy of Medical Sciences, Moscow, Russian Federation/Dr Xu Tao-Yuan, Department of Psychiatry, Shanghai Psychiatric Hospital, Shanghai, China

（実地試行センターの前任センター長）

Dr J. E. Cooper, Department of Psychiatry, Queen's Medical Centre, Nottingham, England/Dr R. Takahashi, Department of Neuropsychiatry, Tokyo Medical and Dental University, Tokyo, Japan/Dr N. Wig, Regional Adviser for Mental Health, World Health Organization, Regional Office for the Eastern Mediterranean, Alexandria, Egypt/Dr Yang De-sen, Hunan Medical College, Changsha, Hunan, China

F99	特定不能の精神障害 Unspecified mental disorder …………………………………49

臨床記述と診断ガイドライン …………………………………51

F0	症状性を含む器質性精神障害 …………………………………53

概要……53

序論……56

F00	アルツハイマー病型認知症……58
F01	血管性認知症……61
F02	他に分類されるその他の疾患の認知症……63
F03	特定不能の認知症……67
F04	器質性健忘症候群,アルコールおよび他の精神作用物質によらないもの……68
F05	せん妄,アルコールおよび他の精神作用物質によらないもの……69
F06	脳損傷,脳機能不全および身体疾患による他の精神障害……71
F07	脳疾患,脳損傷および脳機能不全によるパーソナリティおよび行動の障害……76
F09	特定不能の器質性あるいは症状性精神障害……79

F1	精神作用物質使用による精神および行動の障害 …………………………………81

概要……81

序論……84

F1x.0	急性中毒……85
F1x.1	有害な使用……86
F1x.2	依存症候群……87
F1x.3	離脱状態……88
F1x.4	せん妄を伴う離脱状態……89
F1x.5	精神病性障害……90
F1x.6	健忘症候群……91
F1x.7	残遺性および遅発性精神病性障害……92
F1x.8	他の精神および行動の障害……94

F1x.9　特定不能の精神および行動の障害……94

F2　統合失調症，統合失調型障害および妄想性障害　……………………95
　　概要……95
　　序論……97
　　F20　　統合失調症……97
　　F21　　統合失調型障害……105
　　F22　　持続性妄想性障害……107
　　F23　　急性一過性精神病性障害……109
　　F24　　感応性妄想性障害……114
　　F25　　統合失調感情障害……115
　　F28　　他の非器質性精神病性障害……118
　　F29　　特定不能の非器質性精神病……118

F3　気分（感情）障害 ……………………………………………………………119
　　概要……119
　　序論……122
　　F30　　躁病エピソード……123
　　F31　　双極性感情障害［躁うつ病］……125
　　F32　　うつ病エピソード……129
　　F33　　反復性うつ病性障害……134
　　F34　　持続性気分（感情）障害……137
　　F38　　他の気分（感情）障害……140
　　F39　　特定不能の気分（感情）障害……141

F4　神経症性障害，ストレス関連障害および身体表現性障害 …………143
　　概要……143
　　序論……146
　　F40　　恐怖症性不安障害……146
　　F41　　他の不安障害……150
　　F42　　強迫性障害……154
　　F43　　重度ストレス反応［重度ストレスへの反応］および
　　　　　　適応障害……156
　　F44　　解離性（転換性）障害……162

	F45	身体表現性障害……170
	F48	他の神経症性障害……178

F5　生理的障害および身体的要因に関連した行動症候群……………183
概要……183

	F50	摂食障害……186
	F51	非器質性睡眠障害……190
	F52	性機能不全，器質性の障害あるいは疾患によらないもの……200
	F53	産褥に関連した精神および行動の障害，他に分類できないもの……203
	F54	他に分類される障害あるいは疾患に関連した心理的および行動的要因……204
	F55	依存を生じない物質の乱用……204
	F59	生理的障害および身体的要因に関連した特定不能の行動症候群……206

F6　成人のパーソナリティおよび行動の障害 ……………………………207
概要……207
序論……210

	F60	特定のパーソナリティ障害……211
	F61	混合性および他のパーソナリティ障害……217
	F62	持続的パーソナリティ変化，脳損傷および脳疾患によらないもの……218
	F63	習慣および衝動の障害……221
	F64	性同一性障害……224
	F65	性嗜好障害……227
	F66	性の発達と方向づけに関連した心理および行動の障害……230
	F68	他の成人のパーソナリティおよび行動の障害……231
	F69	特定不能の成人のパーソナリティおよび行動の障害……233

- F7 精神遅滞［知的障害］ 235
  - 概要……235
  - 序論……236
  - F70　軽度精神遅滞［知的障害］……237
  - F71　中度［中等度］精神遅滞［知的障害］……238
  - F72　重度精神遅滞［知的障害］……239
  - F73　最重度精神遅滞［知的障害］……240
  - F78　他の精神遅滞［知的障害］……240
  - F79　特定不能の精神遅滞［知的障害］……241

- F8 心理的発達の障害 243
  - 概要……243
  - 序論……245
  - F80　会話および言語の特異的発達障害……246
  - F81　学力の特異的発達障害……252
  - F82　運動機能の特異的発達障害……260
  - F83　混合性特異的発達障害……261
  - F84　広汎性発達障害……261
  - F88　他の心理的発達の障害……268
  - F89　特定不能の心理的発達の障害……268

- F9 小児期および青年期に通常発症する行動および情緒の障害（F90－F98）
  特定不能の精神障害（F99） 269
  - 概要……269
  - F90　多動性障害……272
  - F91　行為障害……275
  - F92　行為および情緒の混合性障害……280
  - F93　小児期に特異的に発症する情緒障害……281
  - F94　小児期および青年期に特異的に発症する社会的機能の障害……286
  - F95　チック障害……290
  - F98　小児期および青年期に通常発症する他の行動および情緒の障害……292

F99　　精神障害，他に特定できないもの……298

付録
精神および行動の障害にしばしば随伴する ICD-10 の他の章の項目リスト ……299

主要研究者リスト …………………………………………………………317
和文索引 ……………………………………………………………………327
欧文索引 ……………………………………………………………………343

序論 | 「臨床記述と診断ガイドライン」を活用するにあたって

ICD-10・第Ⅴ章「精神および行動の障害」は，利用目的にしたがっていくつかの異なった版がある．ここに紹介する「臨床記述と診断ガイドライン Clinical descriptions and diagnostic guidelines」は，一般臨床・教育・サービスなどに用いるためのものである．「研究用診断基準 Diagnostic criteria for research」が，研究を目的として開発されており，この本と併せて用いるように工夫されている．また ICD-10・第Ⅴ章(F)そのものには，より簡潔な用語集 (short glossary) があり，これは医療登録や医療事務にかかわる職員が利用するのに便利である．同時に，これは他の分類法との適合性を調べる際の照合ポイントとしても有用である．しかしこれを精神保健の専門家が利用することは勧められない．さらに現在準備中の段階であるが，プライマリヘルスケア業務に従事する人たちへの短くて簡潔な分類，および多軸診断システムなどもある．この「臨床記述と診断ガイドライン」は，初期の草案以来何度か改訂されてきたが，相互に矛盾し合うといった問題が起こらないように最大の配慮がなされてきた．

■構成

利用者は，まずこの一般的注意事項に関する本章，およびいくつかの各分類カテゴリーのはじめに記述されている導入部分や解説的内容を，よく読んでおくことが大切である．とくに F23「急性一過性精神病性障害」と F30-F39「気分（感情）障害」のところは，重要である．つまり，それらを構成する障害の記述と分類は，多年にわたりきわめて難しい問題を伴っており，そうした分類にいかに接近してきたかということを説明するのに特別の注意が払われているからである．

各障害についての記述は，主要な臨床像と，重要ではあるがさほど特異的ではないいくつかの副次的病像から成っている．「診断ガイドライン」は，その後に記述してあり，確定診断をくだすにあたって通常必要とされる症状の数と症状の釣り合いを示すものとして，ほとんどのところに用意されてい

る．ただし，ここにあげたガイドラインは，臨床における診断決定にある程度の柔軟性が保持されるように記載されている．このことは，臨床像がまだ完全には判然としていないとか，または情報が不十分であるにもかかわらず，暫定的にせよ診断をくださねばならないようなときに対応するためである．また繰り返しを避けるため，各障害にだけ関連したものは別にして，特定の障害では各グループ別に，臨床記述や一般的な診断ガイドラインを一括しているところもある．

診断ガイドラインにある必要条件が明らかに満たされたとき，その診断は「確定的」なものとみなされる．必要事項が一部しか満たされないにしても，おおよその目的のために診断名を記録することは有用であろう．その際，こうした状況に含まれるより低い信頼度を（さらに多くの情報が得られそうであれば「暫定的」，または，それ以上の情報を得ることが難しければ「仮」診断のように）記録するかどうかは，診断をくだす者，あるいはその他の，診断記述を利用する者の裁量に任されている．症状の持続期間についての記述も，厳密な必要条件というよりはむしろ，一般的なガイドラインとして意図されたものである．したがって，個々の症状の持続期間が特定されているよりも多少長かったり短かったりしても，適切な診断を選ぶにあたっては，臨床医が各自の判断を用いるべきである．

この診断ガイドラインは，多くの精神医学教科書にさらに完全な形で記述されている臨床実践上の要点を想起させるものであるから，臨床教育にとっても有用な刺激となりうるであろう．また「研究用診断基準」がより高度な精密さ（すなわち制約）を要求しているのに対して，これはそれほど厳密さを必要としないような種類の研究計画には利用できるであろう．

これらの記述と診断ガイドラインは，理論的な意味合いをもつものではないし，諸障害に関する最新情報を網羅する意図ももっていない．これらは単に，世界各国の専門家やコンサルタントの多くが合意に達した諸症状とコメントとの組合せにすぎず，精神障害の分類における各カテゴリーの限界を定めるための手ごろな基準となるものである．

■ICD-10・第Ⅴ章（F）とICD-9・第Ⅴ章との基本的な相違

1．ICD-10の基本理念

ICD-10は，ICD-9に比べてかなり膨大なものになっている．ICD-9では，数字コード（001-999）が用いられていた．ICD-10では，3桁レベルの場合，1つの文字のあとに2つの数字（A00-Z99）が並ぶという文字・数字コー

ドシステムを採用している．このことは，分類に使用可能なカテゴリー数を著しく増やした．さらに詳細に記述するには，十進法を使った下位分類によって4桁レベルで示すことができる．

ICD-9で精神障害を扱う章はわずか30種（290-319）の3桁カテゴリーにすぎなかったが，ICD-10・第Ⅴ章(F)ではこれが100種のカテゴリーとなっている．これらのカテゴリーの中には現在のところまだ使われていない部分があるのは，全体のシステムを再編成することなく，この分類に変更を取り入れられるようにするためである．

ICD-10は全体として，疾病や保健関連の分類群にとって中心的（「中核」）分類になるものとして考案されている．これらの分類群の一部には，第5桁あるいは第6桁の数字を使ってさらに詳しい細部を導き出せるものもある．他の分類では，カテゴリーは短く要約，グループ化され，プライマリヘルスケアや一般診療場面などといった，より広い範囲での使用に適するよう考えられている．ICD-10・第Ⅴ章(F)版の多軸的表現法や，児童精神医学の臨床および研究用の版もある．分類群の中には，さらにICDには含まれていないが，医学的あるいは保健学上に重要な意味をもつ情報を網羅する分類も含まれている．たとえば，機能障害（impairment），能力低下（disability），社会的不利（handicap）などの分類，医学的処置に関する分類，患者が医療関係者と出会うにいたった理由の分類などといったものがそれである．

2．神経症（neurosis）と精神病（psychosis）

ICD-9にはみられていた神経症と精神病との間の伝統的区分（これらの概念を明確に定義しないまま意図的に残されてきたところがあるが）は，ICD-10では採用されていない．しかしながら，「神経症性（neurotic）」という用語は，機会に応じて用いられるように，なお残されている．たとえば，F40-F48「神経症性障害，ストレス関連障害および身体表現性障害」といった障害の主要なグループ（あるいは節）の表題にみる通りである．神経症という概念を用いる人びとにとって神経症とみなされる障害は，抑うつ神経症（depressive neurosis）を除くと，ほとんどがこの節に含まれるし，他のいくつかのものはそれに続く節に含まれている．今や，神経症と精神病という二分法に従う代わりに，各障害は共通の主題あるいは記述上の類似性に従って群別され，これにより使用上の便宜が増している．たとえば，F34.0「気分循環症」は，F60-F69「成人のパーソナリティおよび行動の障害」でなく，F30-F39「気分（感情）障害」の節に属するものとされ，また同様に精神作用物質の使用によるすべての障害は，その重症度にかかわらずF10-F19に一括

されている.

「精神病性（psychotic）」も，記述上に便利な用語として残された．とくに，F23「急性一過性精神病性障害」がそうである．しかし，こうした使われ方というのは，精神力動的なメカニズムとはかかわりなく，単に幻覚や妄想あるいは明らかに異常な行動の中である限定された型が存在していることを示唆するにすぎない．その異常な行動の型というのは，極端な興奮や過活動，顕著な精神運動制止，緊張病性行動などである．

3．ICD-9とICD-10におけるその他の相違点

器質的なものに起因した障害はすべてF00-F09の節にまとめてあり，ICD-9での配列より，この部分の分類の利用は容易になっている．

F10-F19「精神作用物質使用による精神および行動の障害」の節も，以前のシステムよりは利用しやすい配列に変わっている．第3桁の数字は用いられた物質（薬物など）を，第4桁と第5桁は精神病理的症候群を表しており，たとえば急性中毒症状から残遺症状まで3桁数字を用いるだけで，ある物質に関連したすべての障害が表示できるようになっている．

F20-F29「統合失調症，統合失調型障害および妄想性障害」の節は，鑑別不能型統合失調症，統合失調症後抑うつ，統合失調型障害などの新しいカテゴリーを導入したことによって，その網羅する範囲が拡充された．多くの発展途上国によくみられる急性短期持続性の精神病も，ICD-9のそれに比べると，相当に拡充されている．

感情障害の分類も，共通の主題をもとにグループ化するという原則を採用することで，とくに影響を受けた．「神経症性うつ病」とか「内因性うつ病」といった用語は用いられていないが，それらと等価的なものが，さまざまな型や重症度のうつ病（F34.1「気分変調症」を含む）の中に見出されよう．

生理的機能不全や内分泌変化に伴う行動上の問題および精神障害，たとえば摂食障害，非器質性睡眠障害，性機能不全などはすべてF50-F59項に一括され，ICD-9よりさらに詳しく説明されている．このことは，リエゾン精神医学において，こうした分類の必要性が高まっているからである．

F60-F69の節には，従来の伝統的なパーソナリティ障害に加えて，病的な賭博，放火，窃盗などといった新しい型の成人行動障害を多数含んでいる．性嗜好障害は，性同一性障害とは明確に区別するようにした．また，同性愛は，それ自体としては，もはや1つの範疇を構成していない．

小児期に特有の障害および精神遅滞のコード化に関する規定で改訂された内容については，16～18ページに詳記してある．

■用語上の問題点

1．障害（disorder）

この分類全体を通して「障害（disorder）」という用語が用いられているが，これは「疾患（disease）」とか「疾病（illness）」などといった用語を使用する際に生じる本質的で重大な問題を避けるためである．「障害」は決して正確な用語とはいえないが，ここでは個人的な機能上の苦痛や阻害に伴って，ほとんどの症例に臨床的に明らかに認知可能な一連の症状や行動が存在しているというときに用いられている．個人的な機能不全がなくて社会的な逸脱や葛藤だけというのは，ここに定義する精神障害に含むべきでない．

2．心因性（psychogenic）と心身性（psychosomatic）

言語の違いや精神科的伝統が異なると，「心因性」の意味合いは異なってくるので，この用語はカテゴリーのタイトルとしては使われていない．教科書などにはいまだ登場することがあるが，それは診断者が明らかに人生の出来事（ライフイベント）や苦境を，障害の成因に重要な役割を果たしているとみなしていることを示すと受け止めるべきであろう．

「心身性」も上と同じ理由に加えて，「心身性」と記載されないような疾病にとっては発症，経過，転帰に心理的要因がまったく関与していないかのように受け取られかねないので，やはり用いられていない．ただ，他の分類法でこのように呼ばれている障害は，ここでは，F45.-「身体表現性障害」，F50.-「摂食障害」，F52.-「性機能不全」およびF54.-「他に分類される障害あるいは疾患に関連した心理的あるいは行動的要因」などに見出されるであろう．ICD-9で316「他に分類される疾患に伴う精神的要因」に見合うF54.-のカテゴリーにはとくに注意すべきで，ICD-10の別のところにコードされている情緒的原因を伴うような身体的障害の合併を特定するときに用いられるということを忘れてはならない．よくみられる例として，心因性の喘息や湿疹を，第Ⅴ章（F）のF54と，その身体的状況にふさわしいICD-10の他章のコードを使って記録する場合があげられよう．

3．機能障害（impairment），能力低下（disability），社会的不利（handicap）および関連語

「機能障害」・「能力低下」・「社会的不利」という用語は，WHO*が採用した体系の勧告に従って用いられている．ときには，臨床的伝統の許す範囲内

---

* International Classification of Impairments, Disabilities and Handicaps (ICIDH). Geneva, World Health Organization, 1980.

で，これらがより広い意味合いで用いられることもある．次の特定項目のための注釈にある「認知症とその機能障害・能力低下・社会的不利の関連性」の項（7ページ）も参考にすること．

■利用上の若干の注意点

1．小児および青年

F80-F89「心理的発達の障害」とF90-F98「小児期および青年期に通常発症する行動および情緒の障害」の節は，小児期と青年期に特有なものだけを網羅するものである．しかし，他のカテゴリーに配置された障害の中でも，多くのものが，いずれの年齢であっても起こりうるので，小児および青年であっても必要に応じて用いるべきであろう．F50.-「摂食障害」，F51.-「非器質性睡眠障害」，F64.-「性同一性障害」などが，その例である．またF93.1「小児期の恐怖症性不安障害」の記載にみるように，小児にみられるある種の恐怖症は，分類上特異な問題を喚起している（283ページ）．

2．診断名が2つ以上の場合

臨床医は，臨床像を網羅するにあたって必要な診断をできるだけ多く記録するという，一般原則に従うことが望ましい．2つ以上の診断名を記録する場合，どの診断を優先させるか，まず1つのものを主診断とし，他を副診断または付加的診断と特定しておくことが通常最良と考えられる．その優先度は得られた診断の中で，最も目的にかなうものにすべきである．つまり，臨床的な作業において，実際にコンサルテーションや受診を必要とされるにいたった障害にふり当てられるべきであろう．多くの場合，それは入院治療や外来治療あるいはデイケア治療を必要とするような障害である．また別の場合，たとえば患者の全体像を見渡す中で，「生涯診断」が最も重要なものとされるのは当然のことである．それは，受診時において直接に適切とされた診断とは異なることもありうる（たとえば，急性不安という症状のせいで一時的に治療を受けた慢性統合失調症の患者の場合など）．複数の診断を記録する際の順位に疑義があったり，あるいは得られた情報が何の目的に用いられるかを臨床医が十分確認し難いような場合には，この分類に出ている番号の順番に従って記録するというのが単純な原則である．

3．ICD-10の他の章の診断を記録する場合

第Ⅴ章（F）に加えて，ICD-10の他の章を利用することも，強く勧めておきたい．精神保健サービスに最も関係するカテゴリーは，本書の付録にあげてある．

ICD-10「精神および行動の障害」の分類における特定項目のための注釈

　ICD-10の精神障害に関する章の中には，その準備段階で関係者全員が一応の合意に達するまでに，相当の関心と論議を呼んだいくつかのカテゴリーがある．以下に，議題となった諸問題のいくつかを，各カテゴリー別に解説する．

■認知症（F01－F03）とその機能障害（impairment）・能力低下（disability）・社会的不利（handicap）との関連性

　認知能力の低下は認知症の診断に欠かせないものであるが，それによって起こる家庭内や職場での社会的役割遂行における阻害は，診断ガイドラインあるいは診断基準として採用されていない．これは，ICD-10・第Ⅴ章(F)における全障害を定義するのに用いられた一般原則の中の特例である．それは，職務遂行や社会的役割について妥当とみなすレベルが，文化や宗教あるいは国民性によって異なるために，配慮されたものである．しかしながら，その他の情報を用いて一旦診断がなされてみると，各自の仕事，家庭，余暇活動などの阻害における程度は，その障害の重症度を示すものであることが多い．

　この機会を利用して，ここで症状や診断基準と，WHOの採用する機能障害・能力低下・社会的不利についての記述のためのシステム*との関連について言及しておきたい．このシステムにおいては，「機能障害」（すなわち構造あるいは機能上の欠損や異常）は，心理的に記憶，注意力，感情機能などの精神機能が阻害される形で，明らかになる．心理的な機能障害の多くのタイプは，これまでずっと精神症状と考えられてきた．これより程度は低いが，「能力低下」（WHOのシステムでは，人間として正常と考えられるやり方あるいは範囲内で，ある活動を行う能力の制約あるいは欠損と定義されている）のいくつかのタイプもまた，慣例的に精神症状とみなされてきた．個人レベ

---

* International Classification of Impairments, Disabilities and Handicaps. Geneva, World Health Organization, 1980.

ルでの能力低下の中には，洗面，着衣，摂食，排泄などの身だしなみや生命維持活動にみられる，日常の必要不可欠な活動が含まれる．これらの活動が阻害されるのは，心理的な機能障害の直接的結果であることが多く，文化による影響はきわめて少ないか，あるいはまったくない．したがって，個人的な能力低下は当然，診断ガイドラインや診断基準の中に現れうるもので，ことに認知症においてはそうである．

これらに対して「社会的不利」（個人にとってふつうの役割を遂行することを妨げたり制限するような，個人にとっての不利な条件）は，広く社会的関連の中で機能障害あるいは能力低下のもたらす影響として現れるものであり，おそらく文化的影響をはなはだしく受けると考えられる．したがって，役割における社会的不利は，ある診断の基礎的な要素として用いるべきでない．

〔上記の概念は 2001 年に発表された ICF（International Classification of Functioning, Disability and Health. Geneva, World Health Organization, 2001.）によって修正されている．— 訳者注〕

■統合失調症（F20.-）に必要とされる症状の持続期間

1. 前駆状態（prodromal states）

典型的な統合失調症状が発現する前の数週から数カ月間にわたって，若年者ではとくにそうであるが，非特異的症状（興味の喪失，人付き合いを避ける，仕事を休む，いらいらして過敏など）による前駆症状をみる時期が時折ある．これらの症状は，いかなる障害にとっても，その診断の根拠となるものではないが，かといって健康な状態である人間がよく示す特徴でもない．それらは，その後に現れてくる妄想や幻覚などの，より病的な症状と同じくらいに，家族には苦悩を，患者本人には無力をもたらすことが多い．回顧的にみると，このような前駆状態はこの障害の進行の重要な部分であるように思えるが，同様の前駆症状が他の精神障害でもよくみられるか否か，あるいは精神障害の診断をまったく受けたことのない人でも，時によってはこうした状態に陥ったりするか否かということに関して，体系的な情報はほとんど得られていない．

もし，統合失調症に典型的で特異的な前駆症状が明らかにされ，確実に記述されて，それらが他の精神障害をもった，あるいは障害をまったくもたない人にはほとんどみられないということが明らかになれば，統合失調症の付加的な基準に加えてよいであろう．ICD-10 の目的からは，前駆症状を診断

に寄与するものに含めることを是とするには,現在のところ不十分な情報しか得られていないと考えられる.さらに,深く関連しながら未解決の問題として,こうした前駆症状と,統合失調症質や妄想性パーソナリティ障害がどの程度区別されるかということがある.

2. 統合失調症(F20.-)と急性一過性精神病性障害(F23.-)との区別

ICD-10 において,統合失調症の診断は,典型的な妄想,幻覚あるいは 97~100 ページに記載されるような他の症状が存在することによって決定され,それらが最低 1 カ月間は持続するとされる.

国によっては,疫学的でなく記述的なものを基礎とする臨床的な伝統が強く,E. Kraepelin の早発痴呆であれ E. Bleuler の統合失調症であれ,その本質のいかんにかかわらず,それらは,突然発病し,数週あるいは数日間の短い経過をたどり,良好な転帰を示すきわめて急性の精神病とは異なるものであると結論づけられる傾向がある.急性錯乱(bouffée délirante),心因性精神病(psychogenic psychosis),統合失調症様精神病(schizophreniform psychosis),循環精神病(cycloid psychosis)および短期反応性精神病(brief reactive psychosis)のような用語は広く受け入れられているものの,多様な考え方と伝統があったことを示している.これらの障害において,一過性ではあっても典型的な統合失調症状が存在するか否か,あるいは急性の心理ストレスをほとんどあるいは常に伴うか否かという点で,意見と根拠もさまざまである(少なくとも,急性錯乱は本来明らかな心理的誘発因子を必ずしも伴わないものとされている).

統合失調症およびこれらのより急性な障害に関する知見がまだ不十分な現状では,統合失調症という診断をくだす前に,急性障害の症状が現れ,認められ,そしてほとんど消失するまでに十分な時間を置いておくことが,ICD-10 としてとるべき最良の方法だと考えられた.多くの臨床報告や専門家の指摘によれば,これらの急性精神病の患者の大多数では,数日または長くても 1~2 週間のうちに精神病性症状が発現し,投薬を受ける受けないにかかわらず 2~3 週間で回復しているケースが多いという.したがって,統合失調症性の症状を 1 つの臨床像とする急性障害と統合失調症そのものとの間の変換点として,1 カ月というのを規定しておくことは妥当なようである.精神病性ではあるが統合失調症性ではない症状が 1 カ月以上持続するような患者に対しては,妄想性障害(F22.0)の持続期間に関する基準(後記するように 3 カ月間)を満たすまで,診断を変える必要はない.

急性の症候性精神病を考えても,同様の持続期間がおのずと示されるであ

ろう（アンフェタミン精神病がそのよい例である）．毒性物質を断薬するとふつう8〜10日で症状は消失するが，その症状が現れて問題を起こすにいたるまで（そして患者が精神科施設にやってくる時点）に7日から10日を要するので，全体の持続期間は20日以上となることも多い．したがって，30日あるいは1カ月というのが，典型的症状が続いたとして，1つの障害を統合失調症と呼ぶにいたるまでの全持続期間として適切であろう．典型的な精神病性症状の1カ月間持続を統合失調症診断の必要条件として採用することは，統合失調症が比較的長期間に及ぶものでなければならないという仮定も否定することになろう．いくつかの国の分類法では6カ月の持続期間というのが採用されているが，現在のような情報不足のもとでは，統合失調症の診断をこのように限定してしまっては，何の益もないであろう．これまでに行われた統合失調症とその関連障害に関する2つの大きな国際共同研究*（第2番目のものは疫学的研究であるが）では，かなりの患者において明らかに典型的な統合失調症状が1カ月以上持続するが，その持続期間は6カ月以内であり，また完全な回復ではないもののかなり好転することがわかった．このことから，ICD-10の目的にかなう最良の方法は，統合失調症にとって慢性というのが必須だという仮説を避け，そして遺伝的，身体的，社会的，文化的な影響についてバランスよく考慮しつつ，多種多様な原因（その多くはいまだ不明であるが）と転帰をもつ，記述的な症候群であると統合失調症を考えることであろう．

また，持続性妄想性障害（F22.-）の診断にとって必要かつ適切な症状の持続期間についても，かなりの論議がなされた．そして最終的に，3カ月あれば不十分とはいえないとされた．なぜなら，もし診断をくだす時点を6カ月あるいはそれ以上に延ばすと，急性一過性精神病性障害（F23.-）と持続性妄想性障害（F22）との間に，別の中間的カテゴリーを導入しなければならなくなるからである．討議されたこれらの障害間の関係の問題全体については，これまで以上にさらに多くの優れた情報が得られることが期待されるが，急性一過性の状態に優先性を与えるという比較的単純な解決策が，最良の考え

---

* The International Pilot Study of Schizophrenia. Geneva, World Health Organization, 1973（Offset Publication, No. 2）
Sartorius N, et al.：Early manifestations and first contact incidence of schizophrenia in different cultures. A preliminary report on the initial evaluation phase of the WHO Collaborative Study on Determinants of Outcome of Severe Mental Disorders. Psychological Medicine, 16：909-928, 1986

方であり，おそらく研究にとってもよい刺激となるであろう．

急性一過性精神病性障害（F23.-）については，あらかじめ立てられた仮定に従うというよりも自由選択肢を呈示するという方針で，障害あるいは障害群が記述され分類されている．この点に関しては，その当該項の最初のところで簡単に論じられている（109～111ページ）．

「統合失調症型」という用語は，この分類において1つの明確な障害として使われていない．というのもこの用語が，ここ数十年の間，いくつかの異なった臨床概念に対して用いられてきており，急性発症，比較的短い持続期間，非定型的あるいは混合性の症状，そして比較的良好な転帰などの諸特徴が，さまざまな形で混在しているからである．その使用を優先して選択させるような証拠はないので，それを診断用語に含める根拠は弱いと考えられる．さらに，F23.-「急性一過性精神病性障害」とその下位分類の使用，それとともに，統合失調症診断にとって精神病症状が1カ月間持続するという必要条件を採用することで，この種の中間的カテゴリーが不要になった．統合失調症型を診断用語として用いている人のために，それが意味してきたこととほとんど重なり合う障害に関連する包括的な用語として，何カ所かに挿入されている．それらは，F20.8「他の統合失調症」のところの，「特定不能の統合失調症様発作あるいは精神病（schizophreniform attack or psychosis, NOS）」であり，F23.2「急性統合失調症様精神病性障害」のところの，「短期統合失調症様障害（brief schizophreniform disorder）あるいは短期統合失調症様精神病（brief schizophreniform psychosis）」である．

■単純型統合失調症（F20.6）

このカテゴリーは，いくつかの国々でまだ使われていること，およびそれ自体の本質の不明確さや統合失調質パーソナリティ障害と統合失調型障害との関連性にあいまいさがあり，その解明のためにさらに情報を付加する必要があろうと考えられるので，残されてきた．その診断基準は，実際的な用語でこの障害群の全体の相互の境界を定める問題を強調した鑑別として提示されている．

■統合失調感情障害（F25.-）

ICD-10で定義した統合失調感情障害（F25.-）を，F20-F29「統合失調症，統合失調型障害および妄想性障害」の節に入れるべきか，あるいはF30-F39「気分（感情）障害」に入れるべきかに関しては現時点で得られている

根拠はまさに半々である．これを F20-F29 に入れるという最終決定は，1987年草案による実地試行調査の結果をもとにしたフィードバック，および同草案を世界精神医学会の各国メンバーに回覧して得られたコメントによってなされた．統合失調症と妄想性障害の中に，この名称を残したいとする臨床的伝統が広汎かつ強力に認められたのは明らかである．一連の感情症状に，気分状態とは合致しない妄想だけが加わることで，統合失調感情性カテゴリーへと診断名を変更するのは妥当ではないということも，この議論に関連している．この障害の同じエピソード中，典型的な統合失調症状が少なくとも1つは，感情症状と併存していなければならない．

■気分（感情）障害（F30-F39）

現在のように情動や行動の臨床的な記述によるのではなく，少しでも生理学的あるいは生化学的な測定によって臨床症状を区別する方法が開発されるまでは，この障害の分類について精神科医間の不一致は依然として続くであろう．そうした限界がある限り，主要な選択の1つは，重症度をいくつかに分けるだけの比較的単純な分類法か，あるいはきわめて詳細で，下位分類をたくさんもった分類法をとるかである．

実地試行調査に用いられた ICD-10 の 1987 年草案には，簡明さという長所があった．たとえば，軽症と重症のうつ病エピソードがあるだけで，躁病から軽躁病を区別することもなければ，「身体性」症候群や感情性の幻覚や妄想などのよく知られた臨床概念の有無を特定するということもなかった．しかしながら，この調査に参加した多くの臨床医からのフィードバックや，多方面から寄せられたコメントから，うつ病にいくつかの段階を設けてほしいということ，および上記の諸特徴も特定してほしいということが，大方の要望であるとわかった．さらに，この実地試行のデータの予備的解析で「軽うつ病エピソード」に関する研究者間の信頼性が，多くのセンターで比較的低いことが明らかになっている．

また，うつ病の下位分類の数に関する臨床医の見解は，彼らがどのようなタイプの患者によく出会うかに，大きく影響されるということも明らかにされた．プライマリケア，外来診療所，およびリエゾン的な施設で働く医師は，軽症であっても臨床的に重要な状態のうつ病患者を記載する方法を望んでいるのに対し，入院患者を主に診る医師は，もっと極端なカテゴリーの使用をしばしば必要としている．

感情障害に関する専門家たちとの協議を重ねた結果，今回の改訂版にい

たった．ここでは，感情障害のいくつかの側面を特定するため自由な選択肢が設けられ，科学的に優れているとはいえない面がまだいくぶんあるが，世界各国の精神科医から臨床的に有用とみなされている．それらが包含されたことにより，真の臨床的価値に向けた議論や研究がいっそう触発されることを望みたい．

未解決の問題として，気分状態に一致しない妄想をいかに最もよく定義して診断的に用いるかということが残されている．気分に一致する，あるいは一致しない妄想を但し書きとして含めることは，たとえ「オプショナルな追加項目」としてでも，十分な証拠と臨床からの要求をみても明らかである．

■反復性短期うつ病性障害

ICD-9 を発表して以来，うつ病エピソード（F32.-）の重症度の基準は満たすものの，持続期間の基準を満たさないうつ病の短いエピソードのための特定カテゴリーを準備すべきとする知見が蓄積されている．これらの再発状態は疾病分類学的な重要さは明らかではないが，それを記録するためのカテゴリーが準備されるならば，その頻度や長期的な経過について，より理解が深められるような情報も出てくることになろう．

■広場恐怖［症］とパニック障害

広場恐怖とパニック障害のいずれが原発性のものであるかに関しては，近年多くの議論がなされてきた．国際的視点および比較文化的視点からすると，恐怖症性障害は原発性であり，随伴するパニック発作は重症度を表すとみるのが最もよいという，現在も広く受け入れられている考え方を否定する根拠は十分には得られていないように思える．

■不安と抑うつの混合カテゴリー

プライマリヘルスケアの現場で患者を診る精神科医やその他の人びとは，とりわけ発展途上国において，F41.2「混合性不安抑うつ障害」，F41.3「他の混合性不安障害」，F43.2「適応障害」のさまざまな下位分類，および F44.7「混合性解離性（転換性）障害」の活用をとくに考えなければならないであろう．これらのカテゴリーの目的は，かなりふつうにみられる，重い苦悩と機能不全の状態でありながら，より簡明で伝統にそった精神医学的な名称が適切でないような，症状が混在する障害の記述を容易にすることである．こうした障害によって，プライマリケアや内科的診療，さらには精神科的診療

を受けることも少なくない．これらのカテゴリーを使うにあたって信頼性があるか否かの問題はあるが，まず試用し，必要に応じてその定義を改訂していくことが大切である．

■解離性および身体表現性の障害，ヒステリーとの関連において

「ヒステリー」という用語は，多くのさまざまな意味合いをもっているため，ICD-10・第Ⅴ章(F)のどの障害のタイトルとしても用いられていない．従来からヒステリーと呼称されてきた障害は，解離性の型も転換性の型も，「解離性（dissociative）」という1つの用語にまとめられた．これはさまざまな解離症状や転換症状を患者がしばしば多くの他の特徴と共有し，さらに両方のさまざまな症状を一人の患者が同時にあるいは別のときに示すことがあるという主な理由からである．この2つのタイプの症状には，同様の（あるいはきわめて似かよった）心理的メカニズムがみられるという仮説も理にかなったものと思われる．

身体的な表現を主とするいくつかの障害群は「身体表現性（somatoform）」という名称のもとにひとまとめにするのが便利であり，国際的にも広く認められている．しかしながら，すでに述べた理由によって，この新しい概念は，解離性の知覚および運動の消失から健忘と遁走を分離するのに妥当な理由と考えられたわけではなかった．

F44.81「多重人格障害」は，文化的特異性あるいは医原性の状態のものでないならば，おそらく解離性のグループに入れるのが最もふさわしいであろう．

■神経衰弱（neurasthenia）

いくつかの分類体系ではすでに除外されているが，ICD-10では神経衰弱が1つのカテゴリーとして残された．なぜならこの診断名が，いまだに多くの国で広く正規に用いられているからである．さまざまな施設で行われた調査から，神経衰弱と診断された患者は，かなりの割合でうつ病あるいは不安状態にも分類しうることが証明された．しかしながら，他のいかなるカテゴリーの記述にも合致せず，神経衰弱の症候群とされる基準をすべて満たすような臨床的な症候群を示す症例も存在する．ここに独立したカテゴリーとして採用しておくことにより，神経衰弱に関する研究がさらに進むことが期待される．

■文化特異性の障害

ラター (latah),アモク (amok),コロ (koro) などの障害,あるいはその他のおそらくは文化的特異性をもつ障害のための特別のカテゴリーに対する要請は,近年あまり聞かれなくなった.こうした障害を,他の障害とは臨床的に区別できるものとして,分類に含めることを支持するような,望むらくは疫学的基礎のある,適切な記述的研究は得られなかったので,これらは別に分類されなかった.これらの障害について最近の文献をもとに説明すると,これらは,不安障害・うつ病・身体表現性障害,または適応障害などの地域的亜型であろうとされる.したがって,必要ならば,これらに最も近い該当するコードに,文化特異性の障害も含むといった注をつけて利用することはできよう.また,F68.1「症状あるいは能力低下の意図的産出あるいは偽装」における記載に似て,注意を引こうとする行動 (attention-seeking behaviour) や病人を演じる行動の顕著な要素であることもあり,やはりそこでも記録することができる.

■産褥に伴う精神および行動の障害 (F53.-)

このカテゴリーは,どうしても避けられないときだけに利用するという条件で採用されているから,用いられることはあまりなく,明らかに逆説的なものである.これが採用されることになったのは,産褥疾患の患者に関して実質的にはありえないほどさまざまの情報が集中する多くの発展途上国において,きわめて現実的な問題が存在しているという認識に立ってのことである.しかしながら,感情障害(あるいは,よりまれに統合失調症)の亜型の診断をくだすには十分な情報がないにしても,軽症 (F53.0) あるいは重症 (F53.1) のいずれかの診断をくだすだけの情報があるのはふつうであろう.この下位分類は,作業負荷を評定し,診療の準備について決定をくだす際有用である.

このカテゴリーがあるからといって,適切な情報が得られても,産後精神病の大部分を他のカテゴリーに分類していけないわけではない.この分野における専門家のほとんどは,感情障害や統合失調症とはっきり識別できるような臨床像を示す産褥精神病は存在しないか非常にまれであるから,とくにカテゴリーを設ける理由はないという意見である.産後精神病が現に存在するという少数意見をもつ精神科医が,このカテゴリーを用いることは可能だが,その本来の目的をわきまえておくべきである.

■成人のパーソナリティ障害 (F60.-)

今日のあらゆる精神医学的な分類において,成人のパーソナリティ障害は,さまざまな重大な問題を含んでおり,その解決には,広範囲で長期に及ぶ研究だけがもたらす情報が必要とされる.これらの障害の細部にわたる診断ガイドラインや診断基準を記述しようとすると,観察結果と解釈との間の相違がとりわけ問題となってくるし,また診断が確定したとされるまでに満たさなければならない診断基準の数は,現在の知見においてはまだ未解決の問題である.それにもかかわらず,このカテゴリーのガイドラインと基準を設定しようとする試みは,パーソナリティ障害の記述に新しいアプローチが必要であることを示す一助となろう.

当初ためらうところもあったが,境界型(F60.31)という簡単な記述は,結果的に情緒不安定性パーソナリティ障害(F60.3)の下位カテゴリーとして採用されることとなったが,ここでもまた研究が触発されることを望む.

■他の成人のパーソナリティおよび行動の障害 (F68)

ICD-9にはなくて新たに採用された2つのカテゴリーとして,F68.0「心理的理由による身体症状の発展」,F68.1「症状あるいは能力低下の意図的産出あるいは偽装,身体的あるいは心理的なもの(虚偽性障害)」がある.これらは,厳密にいえば役割障害または病的行動であるから,精神科医にとってはこれらを,成人の行動のその他の障害にまとめるのが便利であろう.ICDの第V章からこれまで常に外されてきた詐病(malingering, Z76.5)とともに,これらの障害は診断上の三群であることから一緒に考えられることがしばしばあった.前二者と詐病との決定的な違いは,詐病では動機がはっきりしており,しかも通常は個人的な危険,刑事罰,あるいは多額の金銭問題がからんだ状況に限られている.

■精神遅滞[知的障害](F70-F79)

ICD-10の第V章(F)で,精神遅滞は,常に可能な限り単純明快に扱われるべきで,その判定は広汎なおそらく多軸的なシステムを使うことによってのみ可能である.そうしたシステムは,別個に開発される必要があり,今や国際的活用への適切な提言に向けた作業も進行中である.

■小児期に特異的に発症する障害

 1．心理的発達の障害（F80－F89）

幼児自閉症や崩壊性精神病などの小児期の障害は，ICD-9 において精神病として分類されていたが，現在ではより適切に F84.-「広汎性発達障害」に包括されている．疾病分類学的に若干不確実な点はあるが，レット症候群とアスペルガー症候群を特定された障害としてこのグループに包含することには十分な知見が今や得られていると考えられる．精神遅滞および常同運動に関連した過動性障害（F84.4）も，その混合的な性質にもかかわらず，実際的な便利さがかなりあると証明されているので，ここに含めた．

 2．小児期および青年期に通常発症する行動および情緒の障害
　（F90－F98）

多動性障害の概念の境界については，各国間で見解の相違があることは長年よく知られており，WHO-ADAMHA 共同研究グループの支援のもとで開かれた会議においても，WHO 諮問委員と他の専門家との間で，詳細に討議された．多動性障害は，ICD-9 におけるより ICD-10 ではさらに広い定義となっている．また多動症候群全体の構成的な症状に比較的重点が置かれていることが従来と違っている．この定義には最近の経験的研究が基礎となっているので，ICD-10 の定義内容には明らかな改良がみられたと考えてよい．

多動性行為障害（F90.1）は，ICD-10・第Ｖ章（F）に残された数少ない複合カテゴリーの1つである．この診断を用いることは，多動性障害（F90.-）と行為障害（F91.-）の双方の基準が満たされていることを意味する．これらの一般的規則における少数の例外は，しばしばみられるこれらの障害の併存と，後で示される混合症候群の重要性のために臨床的に都合がよいという理由で正当化されてきたと考えられる．しかしながら，「ICD-10 精神および行動の障害の分類：研究用診断基準（DCR-10）」では，研究上の目的から（1つの全体的診断として用いられてきた複合カテゴリーに加えて），これらのカテゴリーの各ケースは，多動性，情緒障害および行為障害の重症度という視点から記述することがよいと思われる．

反抗挑戦性障害（F91.3）は，ICD-9 にはなかったが，のちに行為上の問題を起こしうる可能性を予測させるとの知見から，ICD-10 では含まれることになった．しかしながら，主としてより年少の子どもに用いるように注意されている．

ICD-9 における 313（児童期と青年期に特異的な情動障害）は，ICD-10 では 2 つのカテゴリー，すなわち小児期に特異的に発症する情緒障害

(F93.-)と小児期および青年期に特異的に発症する社会的機能の障害(F94.-)に分けられることになった．これは，病的不安とそれに関連した情動のさまざまな形を考えると，小児と成人とで区別する必要があるといわれ続けてきたためである．小児期の情動障害が繰り返されても，成人した後に明らかに類似した障害は惹起されず，しかも成人になって神経症性障害がしばしば引き起こされるということが，この必要性を明確に示している．ICD-10で使用される鍵となる明らかな診断基準は，表出された情動がその子どもの発達段階にふさわしいものであること，加えて機能不全の持続期間が異常な程度になっていることである．換言すると，これらの小児期の障害は，情動状態や情動反応が著しく誇張されたものであって，単に軽度に現れただけならば，その年齢にふさわしい正常なものとみなされるものである．もし情動状態がふつうでないとか，あるいはふさわしくない年齢に現れているならば，この分類中の他の一般カテゴリーを用いるべきである．

新しいカテゴリー F94.-「小児期および青年期に特異的に発症する社会的機能の障害」は，その名称にもかかわらず，診断基準として社会的役割の阻害を採用すべきでないというICD-10の一般的な原則と矛盾するものではない．F94.-に含まれた社会的機能における異常性は，その数が限られたものであり，親子関係や直接的な家族に含まれるものである．これらの関係は，診断基準としては採用されない労働や家族扶養との関連で形成されるものと同じ含意をもってはいないし，また文化的差異も示してはいない．

児童精神科医がよく用いることのあるいくつかのカテゴリー，たとえば，摂食障害（F50.-），非器質性睡眠障害（F51.-），性同一性障害（F64.-）などは，小児と同様に成人でもよく発症するので，分類上の一般的な部分にある．しかし，小児期特有の臨床特徴を示すことから，乳幼児期および小児期の哺育障害（F98.2），乳幼児期および小児期の異食症（F98.3）の新しいカテゴリーが付加される根拠となっている．

F80-F89およびF90-F98の節を利用する際は，ICD-10の神経系の第Ⅵ章(G)の内容を理解しておく必要がある．ここには，身体症状の表出が顕著で，明らかに「器質的」な病因による症候群が含まれており，児童精神科医の注意を引くものとして，クライネ-レビン症候群（G47.8）がある．

■特定不能の精神障害（F99）

ICD-10で「精神障害，他に特定できないもの」を記録するためのカテゴリーが必要とされるのには，実際的な理由がある．しかし，この第Ⅴ章(F)

に利用できる分類領域全体というのは，各々特殊な領域をあらわす 10 のブロックにすでに分割されており，その必要性を満たすのに問題が出てくる．そこで，最も問題の少ない解決策として，分類番号の最後のカテゴリー F99 を用いることにした．

■ICD-10 の初期草案に提案されていて削除されたカテゴリー

ICD-10・第Ⅴ章(F)の草案をつくるにあたってなされた協議や文献探索の過程で，幾多の変更が提案されてきた．提案を受け入れるか否かについては，多くの要因が関与した．それらは，この分類の地域実地試行調査の結果，WHO 協力センター長らによる協議，非政府機関組織 (NGO) の協力の結果，WHO 諮問委員会メンバーからの助言，各国語への翻訳の結果，ICD 全体の構成を支配している原則による制約である．

特異的で支持する根拠のない提案を退けたり，妥当性の十分にある提案を受け入れたりすることは，ふつうには容易である．しかし，いくつかの提案は，それだけとれば理にかなっているが，他の部分の変更をもたらすようなときは，それがたとえ小さな変更であっても，受け入れることができなかった．さらに他の提案で，確かに利点は認められるが，国際的に使用するには，さらに研究が必要であるとされたものもあった．一般分類の初期の版に入っていながら，最終版には含まれなかった提案のいくつかとして，「人格傾向の増強」と「精神作用物質の危険な使用」がある．これらの，そして他の新しいカテゴリーの占める位置やその有用性に関する研究が今後続けられることが望まれる．

診断カテゴリーのリスト

凡例
1. 本書では，1文字の後に数字が並ぶ文字・数字コードが採用されている（2ページ参照）．コードのレベルを示す「characters」という語には「桁」という訳語を使用した．したがって，桁数の数え方は，章分けを示す最初の1文字（第Ⅴ章ではF）が第1桁，以下の数字コードが2, 3, 4, 5桁となる．
   例：F20.1「破瓜型統合失調症」において，統合失調症の亜型分類を示す数字コード「1」は，第4桁と数えられる．
2. 診断カテゴリーについては，複数の訳が可能なものが認められた．訳語については，厚生労働省ICD室の訳（案）と統一がとれるように配慮した．しかし，本書で主に使用した訳語が厚生労働省ICD室訳と異なる場合，あるいは他の訳も可能と思われた場合には，下記の形式で複数の訳語を記載した．
   1) 使用回数の多い一般的な語については，初出の語に＊を印したうえで，脚注に他の訳語を記した．
      例：not specified＝特定不能＊　　（脚注）＊詳細不明
   2) 各診断カテゴリーについては，各見出しに［　］を用いて記載した．
      例：Social phobias＝社会［社交］恐怖［症］

(訳者)

F0 症状性を含む器質性精神障害
Organic, including symptomatic, mental disorders

F00	アルツハイマー病型認知症	Dementia in Alzheimer's disease
F00.0	早発性アルツハイマー病型認知症	Dementia in Alzheimer's disease with early onset
F00.1	晩発性アルツハイマー病型認知症	Dementia in Alzheimer's disease with late onset
F00.2	アルツハイマー病型認知症，非定型あるいは混合型	Dementia in Alzheimer's disease, atypical or mixed type
F00.9	アルツハイマー病型認知症，特定不能*のもの	Dementia in Alzheimer's disease, unspecified
F01	血管性認知症	Vascular dementia
F01.0	急性発症の血管性認知症	Vascular dementia of acute onset
F01.1	多発梗塞性認知症	Multi-infarct dementia
F01.2	皮質下血管性認知症	Subcortical vascular dementia
F01.3	皮質および皮質下混合性血管性認知症	Mixed cortical and subcortical vascular dementia
F01.8	他の血管性認知症	Other vascular dementia
F01.9	血管性認知症，特定不能のもの	Vascular dementia, unspecified
F02	他に分類されるその他の疾患による認知症	Dementia in other diseases classified elsewhere
F02.0	ピック病型認知症	Dementia in Pick's disease
F02.1	クロイツフェルト-ヤコブ病型認知症	Dementia in Creutzfeldt-Jakob disease
F02.2	ハンチントン病型認知症	Dementia in Huntington's disease
F02.3	パーキンソン病型認知症	Dementia in Parkinson's disease

---

*「詳細不明」という訳も可能であるが，本書では「特定不能」で統一した．

F02.4	ヒト免疫不全ウィルス（HIV）疾患［病］型認知症	Dementia in human immuno-defciency virus (HIV) disease
F02.8	他に分類されるその他の特定の疾患による認知症	Dementia in other specified diseases classified elsewhere
F03	特定不能の認知症	Unspecified dementia

第5桁の数字は，F00-F03の認知症の随伴症状を特定する：

A fifth character may be added to specify dementia in F00-F03, as follows：

.x0	随伴症状がないもの	without additional symptoms
.x1	他の症状，妄想を主とするもの	other symptoms, predominantly delusional
.x2	他の症状，幻覚を主とするもの	other symptoms, predominantly hallucinatory
.x3	他の症状，抑うつを主とするもの	other symptoms, predominantly depressive
.x4	他の混合性症状	other mixed symptoms
F04	器質性健忘症候群，アルコールおよび他の精神作用物質によらないもの	Organic amnesic syndrome, not induced by alcohol and other psychoactive substances
F05	せん妄，アルコールおよび他の精神作用物質によらないもの	Delirium, not induced by alcohol and other psychoactive substances
F05.0	せん妄，認知症に重ならないもの	Delirium, not superimposed on dementia, so described
F05.1	せん妄，認知症に重なったもの	Delirium, superimposed on dementia
F05.8	他のせん妄	Other delirium
F05.9	せん妄，特定不能のもの	Delirium, unspecified

F06	脳損傷，脳機能不全および身体疾患による他の精神障害	Other mental disorders due to brain damage and dysfunction and to physical disease
F06.0	器質性幻覚症	Organic hallucinosis
F06.1	器質性緊張病性障害	Organic catatonic disorder
F06.2	器質性妄想性（統合失調症様）障害	Organic delusional (schizophrenia-like) disorder
F06.3	器質性気分（感情）障害	Organic mood (affective) disorders
.30	器質性躁病性障害	organic manic disorder
.31	器質性双極性感情障害	organic bipolar affective disorder
.32	器質性うつ病性障害	organic depressive disorder
.33	器質性混合性感情障害	organic mixed affective disorder
F06.4	器質性不安障害	Organic anxiety disorder
F06.5	器質性解離性障害	Organic dissociative disorder
F06.6	器質性情動易変性（無力性）障害	Organic emotionally labile (asthenic) disorder
F06.7	軽度認知障害	Mild cognitive disorder
F06.8	脳損傷，脳機能不全および身体疾患による他の特定の精神障害	Other specified mental disorders due to brain damage and dysfunction and to physical disease
F06.9	脳損傷，脳機能不全および身体疾患による特定不能の精神障害	Unspecified mental disorder due to brain damage and dysfunction and to physical disease
F07	脳疾患，脳損傷および脳機能不全によるパーソナリティおよび行動の障害	Personality and behavioural disorders due to brain disease, damage and dysfunction
F07.0	器質性パーソナリティ障害	Organic personality disorder
F07.1	脳炎後症候群	Postencephalitic syndrome
F07.2	脳震盪後症候群	Postconcussional syndrome

F07.8	脳疾患，脳損傷および脳機能不全による他の器質性のパーソナリティおよび行動の障害	Other organic personality and behavioural disorders due to brain disease, damage and dysfunction
F07.9	脳疾患，脳損傷および脳機能不全による特定不能の器質性のパーソナリティおよび行動の障害	Unspecified organic personality and behavioural disorder due to brain disease, damage and dysfunction
F09	特定不能の器質性あるいは症状性精神障害	Unspecified organic or symptomatic mental disorder

F1　精神作用物質使用による精神および行動の障害

Mental and behavioural disorders due to psychoactive substance use

F10.-	アルコール使用による精神および行動の障害	Mental and behavioural disorders due to use of alcohol
F11.-	アヘン類使用による精神および行動の障害	Mental and behavioural disorders due to use of opioids
F12.-	大麻類使用による精神および行動の障害	Mental and behavioural disorders due to use of cannabinoids
F13.-	鎮静薬あるいは睡眠薬使用による精神および行動の障害	Mental and behavioural disorders due to use of sedatives or hypnotics
F14.-	コカイン使用による精神および行動の障害	Mental and behavioural disorders due to use of cocaine

F15.-	カフェインおよび他の精神刺激薬使用による精神および行動の障害	Mental and behavioural disorders due to use of other stimulants, including caffeine
F16.-	幻覚剤使用による精神および行動の障害	Mental and behavioural disorders due to use of hallucinogens
F17.-	タバコ使用による精神および行動の障害	Mental and behavioural disorders due to use of tobacco
F18.-	揮発性溶剤使用による精神および行動の障害	Mental and behavioural disorders due to use of volatile solvents
F19.-	多剤使用および他の精神作用物質使用による精神および行動の障害	Mental and behavioural disorders due to multiple drug use and use of other psychoactive substances

第4, 5桁カテゴリーは, 以下の臨床状態を特定するのに用いる:

Four-and five-character categories may be used to specify the clinical conditions, as follows:

F1x.0　急性中毒 Acute intoxication
　.00　合併症がないもの uncomplicated
　.01　外傷あるいは他の身体損傷を伴うもの with trauma or other bodily injury
　.02　他の医学的合併症を伴うもの with other medical complications
　.03　せん妄を伴うもの with delirium
　.04　知覚変容を伴うもの with perceptual distortions
　.05　昏睡を伴うもの with coma
　.06　けいれんを伴うもの with convulsions
　.07　病的中毒 pathological intoxication
F1x.1　有害な使用 Harmful use

F1x.2	依存症候群	Dependence syndrome
.20	現在節制中のもの	currently abstinent
.21	現在節制中だが，保護された環境にいるもの	currently abstinent, but in a protected environment
.22	現在臨床的管理下で維持療法あるいは置換療法中のもの（コントロールされた依存）	currently on a clinically supervised maintenance or replacement regime (controlled dependence)
.23	現在節制中だが，嫌悪剤あるいは阻止剤による治療下にあるもの	currently abstinent, but receiving treatment with aversive or blocking drugs
.24	現在依存物質を使用中のもの（活動的依存）	currently using the substance (active dependence)
.25	持続的使用	continuous use
.26	挿間的使用（渇酒症）	episodic use (dipsomania)
F1x.3	離脱状態	Withdrawal state
.30	併発症状がないもの	uncomplicated
.31	けいれんを伴うもの	with convulsions
F1x.4	せん妄を伴う離脱状態	Withdrawal state with delirium
.40	けいれんを伴わないもの	without convulsions
.41	けいれんを伴うもの	with convulsions
F1x.5	精神病性障害	Psychotic disorder
.50	統合失調症様のもの	schizophrenia-like
.51	主として妄想性のもの	predominantly delusional
.52	主として幻覚性のもの	predominantly hallucinatory
.53	主として多形性のもの	predominantly polymorphic
.54	主としてうつ病症状のもの	predominantly depressive symptoms
.55	主として躁病症状のもの	predominantly manic symptoms
.56	混合性のもの	mixed
F1x.6	健忘症候群	Amnesic syndrome
F1x.7	残遺性および遅発性精神病性障害	Residual and late-onset psychotic disorder

.70	フラッシュバック	flashbacks
.71	パーソナリティあるいは行動の障害	personality or behaviour disorder
.72	残遺性感情障害	residual affective disorder
.73	認知症	dementia
.74	他の持続性認知障害	other persisting cognitive impairment
.75	遅発性精神病性障害	late-onset psychotic disorder
F1x.8	他の精神および行動の障害	Other mental and behavioural disorders
F1x.9	特定不能の精神および行動の障害	Unspecified mental and behavioural disorder

F2 統合失調症，統合失調型障害および妄想性障害

Schizophrenia, schizotypal and delusional disorders

F20	統合失調症	Schizophrenia
F20.0	妄想型統合失調症	Paranoid schizophrenia
F20.1	破瓜型統合失調症	Hebephrenic schizophrenia
F20.2	緊張型統合失調症	Catatonic schizophrenia
F20.3	鑑別不能型統合失調症	Undifferentiated schizophrenia
F20.4	統合失調症後抑うつ	Post-schizophrenic depression
F20.5	残遺［型］*統合失調症	Residual schizophrenia
F20.6	単純型統合失調症	Simple schizophrenia
F20.8	他の統合失調症	Other schizophrenia
F20.9	統合失調症，特定不能のもの	Schizophrenia, unspecified

第5桁の数字は経過分類に用いる： A fifth character may be used to classify course：

F20.x0 持続性 continuous

＊［ ］は，本書で主に用いた訳語以外のものとして使用可能と思われるものをあげた．

F20.x1	エピソード性，欠損は進行性のもの	episodic with progressive deficit
F20.x2	エピソード性，欠損は安定しているもの	episodic with stable deficit
F20.x3	エピソード性，寛解するもの	episodic remittent
F20.x4	不完全寛解	incomplete remission
F20.x5	完全寛解	complete remission
F20.x8	その他	other
F20.x9	経過は未確定，観察期間があまりに短い	course uncertain, period of observation too short
F21	**統合失調型障害**	Schizotypal disorder
F22	**持続性妄想性障害**	Persistent delusional disorders
F22.0	妄想性障害	Delusional disorder
F22.8	他の持続性妄想性障害	Other persistent delusional disorders
F22.9	持続性妄想性障害，特定不能のもの	Persistent delusional disorder, unspecified
F23	**急性一過性精神病性障害**	Acute and transient psychotic disorders
F23.0	統合失調症状を伴わない急性多形性精神病性障害	Acute polymorphic psychotic disorder without symptoms of schizophrenia
F23.1	統合失調症状を伴う急性多形性精神病性障害	Acute polymorphic psychotic disorder with symptoms of schizophreria
F23.2	急性統合失調症様精神病性障害	Acute schizophrenia-like psychotic disorder
F23.3	妄想を主とする他の急性精神病性障害	Other acute predominantly delusional psychotic disorders

F23.8	他の急性一過性精神病性障害	Other acute and transient psychotic disorders
F23.9	急性一過性精神病性障害，特定不能のもの	Acute and transient psychotic disorders, unspecified

第5桁の数字は，関連する急性ストレスの有無の同定に用いることができる：

A fifth character may be used to identify the presence or absence of associated acute stress：

F23.x0	関連する急性ストレスを伴わないもの	without associated acute stress
F23.x1	関連する急性ストレスを伴うもの	with associated acute stress

F24 感応性妄想性障害
Induced delusional disorder

F25 統合失調感情障害
Schizoaffective disorders

F25.0	統合失調感情障害，躁病型	Schizoaffective disorder, manic type
F25.1	統合失調感情障害，うつ病型	Schizoaffective disorder, depressive type
F25.2	統合失調感情障害，混合型	Schizoaffective disorder, mixed type
F25.8	他の統合失調感情障害	Other schizoaffective disorders
F25.9	統合失調感情障害，特定不能のもの	Schizoaffective disorder, unspecified

F28 他の非器質性精神病性障害
Other nonorganic psychotic disorders

F29 特定不能の非器質性精神病
Unspecified nonorganic psychosis

F3 気分（感情）障害
Mood (affective) disorders

F30	躁病エピソード	Manic episode
F30.0	軽躁病	Hypomania
F30.1	精神病症状を伴わない躁病	Mania without psychotic symptoms
F30.2	精神病症状を伴う躁病	Mania with psychotic symptoms
F30.8	他の躁病エピソード	Other manic episodes
F30.9	躁病エピソード，特定不能のもの	Manic episode, unspecified
F31	双極性感情障害［躁うつ病］	Bipolar affective disorder
F31.0	双極性感情障害，現在軽躁病エピソード	Bipolar affective disorder, current episode hypomanic
F31.1	双極性感情障害，現在精神病症状を伴わない躁病エピソード	Bipolar affective disorder, current episode manic without psychotic symptoms
F31.2	双極性感情障害，現在精神病症状を伴う躁病エピソード	Bipolar affective disorder, current episode manic with psychotic symptoms
F31.3	双極性感情障害，現在軽症あるいは中等症うつ病エピソード	Bipolar affective disorder, current episode mild or moderate depression
.30	身体性症候群を伴わないもの	without somatic syndrome
.31	身体性症候群を伴うもの	with somatic syndrome
F31.4	双極性感情障害，現在精神病症状を伴わない重症うつ病エピソード	Bipolar affective disorder, current episode severe depression without psychotic symptoms
F31.5	双極性感情障害，現在精神病症状を伴う重症うつ病エピソード	Bipolar affective disorder, current episode severe depression with psychotic symptoms

F31.6	双極性感情障害，現在混合性エピソード	Bipolar affective disorder, current episode mixed
F31.7	双極性感情障害，現在寛解状態にあるもの	Bipolar affective disorder, currently in remission
F31.8	他の双極性感情障害	Other bipolar affective disorders
F31.9	双極性感情障害，特定不能のもの	Bipolar affective disorder, unspecified

F32 うつ病エピソード Depressive episode

F32.0	軽症うつ病エピソード	Mild depressive episode
.00	身体性症候群を伴わないもの	without somatic syndrome
.01	身体性症候群を伴うもの	with somatic syndrome
F32.1	中等症うつ病エピソード	Moderate depressive episode
.10	身体性症候群を伴わないもの	without somatic syndrome
.11	身体性症候群を伴うもの	with somatic syndrome
F32.2	精神病症状を伴わない重症うつ病エピソード	Severe depressive episode without psychotic symptoms
F32.3	精神病症状を伴う重症うつ病エピソード	Severe depressive episode with psychotic symptoms
F32.8	他のうつ病エピソード	Other depressive episodes
F32.9	うつ病エピソード，特定不能のもの	Depressive episode, unspecified

F33 反復性うつ病性障害 Recurrent depressive disorder

F33.0	反復性うつ病性障害，現在軽症エピソード	Recurrent depressive disorder, current episode mild
.00	身体性症候群を伴わないもの	without somatic syndrome
.01	身体性症候群を伴うもの	with somatic syndrome
F33.1	反復性うつ病性障害，現在中等症エピソード	Recurrent depressive disorder, current episode moderate
.10	身体性症候群を伴わないもの	without somatic syndrome
.11	身体性症候群を伴うもの	with somatic syndrome

F33.2	反復性うつ病性障害,現在精神病症状を伴わない重症エピソード	Recurrent depressive disorder, current episode severe without psychotic symptoms
F33.3	反復性うつ病性障害,現在精神病症状を伴う重症エピソード	Recurrent depressive disorder, current episode severe with psychotic symptoms
F33.4	反復性うつ病性障害,現在寛解状態にあるもの	Recurrent depressive disorder, currently in remission
F33.8	他の反復性うつ病性障害	Other recurrent depressive disorders
F33.9	反復性うつ病性障害,特定不能のもの	Recurrent depressive disorder, unspecified

F34 持続性気分(感情)障害 — Persistent mood (affective) disorders

F34.0	気分循環症	Cyclothymia
F34.1	気分変調症	Dysthymia
F34.8	他の持続性気分(感情)障害	Other persistent mood (affective) disorders
F34.9	持続性気分(感情)障害,特定不能のもの	Persistent mood (affective) disorder, unspecified

F38 他の気分(感情)障害 — Other mood (affective) disorders

F38.0	他の単一[単発性]気分(感情)障害	Other single mood (affective) disorders
.00	混合性感情性エピソード	mixed affective episode
F38.1	他の反復性気分(感情)障害	Other recurrent mood (affective) disorders
.10	反復性短期うつ病性障害	recurrent brief depressive disorder
F38.8	他の特定の気分(感情)障害	Other specified mood (affective) disorders

F39	特定不能の気分（感情）障害	Unspecified mood (affective) disorder

F4 神経症性障害，ストレス関連障害および身体表現性障害
Neurotic, stress-related and somatoform disorders

F40	恐怖症性不安障害	Phobic anxiety disorders
F40.0	広場恐怖［症］	Agoraphobia
.00	パニック障害を伴わないもの	without panic disorder
.01	パニック障害を伴うもの	with panic disorder
F40.1	社会［社交］恐怖［症］	Social phobias
F40.2	特異的（個別的）恐怖症	Specific (isolated) phobias
F40.8	他の恐怖症性不安障害	Other phobic anxiety disorders
F40.9	恐怖症性不安障害，特定不能のもの	Phobic anxiety disorder, unspecified
F41	他の不安障害	Other anxiety disorders
F41.0	パニック障害（エピソード［挿間］性発作性不安）	Panic disorder (episodic paroxysmal anxiety)
F41.1	全般性不安障害	Generalized anxiety disorder
F41.2	混合性不安抑うつ障害	Mixed anxiety and depressive disorder
F41.3	他の混合性不安障害	Other mixed anxiety disorders
F41.8	他の特定の不安障害	Other specified anxiety disorders
F41.9	不安障害，特定不能のもの	Anxiety disorder, unspecified
F42	強迫性障害	Obsessive-compulsive disorder
F42.0	強迫思考あるいは反復思考を主とするもの	Predominantly obsessional thoughts or ruminations
F42.1	強迫行為（強迫儀式）を主とするもの	Predominantly compulsive acts (obsessional rituals)
F42.2	強迫思考と強迫行為が混合するもの	Mixed obsessional thoughts and acts

F42.8	他の強迫性障害	Other obsessive-compulsive disorders
F42.9	強迫性障害，特定不能のもの	Obsessive-compulsive disorder, unspecified
F43	**重度ストレス反応［重度ストレスへの反応］および適応障害**	Reaction to severe stress, and adjustment disorders
F43.0	急性ストレス反応	Acute stress reaction
F43.1	心的外傷後ストレス障害	Post-traumatic stress disorder
F43.2	適応障害	Adjustment disorders
.20	短期抑うつ反応	brief depressive reaction
.21	遷延性抑うつ反応	prolonged depressive reaction
.22	混合性不安抑うつ反応	mixed anxiety and depressive reaction
.23	主として他の情緒の障害を伴うもの	with predominant disturbance of other emotions
.24	主として行為の障害を伴うもの	with predominant disturbance of conduct
.25	情緒および行為の混合性の障害を伴うもの	with mixed disturbance of emotions and conduct
.28	他の特定の症状が優勢なもの	with other specified predominant symptoms
F43.8	他の重度ストレス反応［重度ストレスへの反応］	Other reactions to severe stress
F43.9	重度ストレス反応［重度ストレスへの反応］，特定不能のもの	Reaction to severe stress, unspecified
F44	**解離性（転換性）障害**	Dissociative (conversion) disorders
F44.0	解離性健忘	Dissociative amnesia
F44.1	解離性遁走［フーグ］	Dissociative fugue
F44.2	解離性昏迷	Dissociative stupor
F44.3	トランスおよび憑依障害	Trance and possession disorders
F44.4	解離性運動障害	Dissociative motor disorders

F44.5	解離性けいれん	Dissociative convulsions
F44.6	解離性知覚麻痺および感覚脱失	Dissociative anaesthesia and sensory loss
F44.7	混合性解離性（転換性）障害	Mixed dissociative (conversion) disorders
F44.8	他の解離性（転換性）障害	Other dissociative (conversion) disorders
.80	ガンザー症候群	Ganser's syndrome
.81	多重人格障害	multiple personality disorder
.82	小児期あるいは青年期にみられる一過性解離性（転換性）障害	transient dissociative (conversion) disorders occurring in childhood and adolescence
.88	他の特定の解離性（転換性）障害	other specified dissociative (conversion) disorders
F44.9	解離性（転換性）障害，特定不能のもの	Dissociative (conversion) disorder, unspecified
F45	**身体表現性障害**	Somatoform disorders
F45.0	身体化障害	Somatization disorder
F45.1	鑑別不能型［分類困難な］身体表現性障害	Undifferentiated somatoform disorder
F45.2	心気障害	Hypochondriacal disorder
F45.3	身体表現性自律神経機能不全	Somatoform autonomic dysfunction
.30	心臓および心血管系	heart and cardiovascular system
.31	上部消化管	upper gastrointestinal tract
.32	下部消化管	lower gastrointestinal tract
.33	呼吸器系	respiratory system
.34	泌尿生殖器系	genitourinary system
.38	他の器官あるいは系	other organ or system
F45.4	持続性身体表現性疼痛障害	Persistent somatoform pain disorder
F45.8	他の身体表現性障害	Other somatoform disorders
F45.9	身体表現性障害，特定不能のもの	Somatoform disorder, unspecified

F48	他の神経症性障害	Other neurotic disorders
F48.0	神経衰弱	Neurasthenia
F48.1	離人・現実感喪失症候群	Depersonalization-derealization syndrome
F48.8	他の特定の神経症性障害	Other specified neurotic disorders
F48.9	神経症性障害，特定不能のもの	Neurotic disorder, unspecified

F5 生理的障害および身体的要因に関連した行動症候群

Behavioural syndromes associated with physiological disturbances and physical factors

F50	摂食障害	Eating disorders
F50.0	神経性無食欲症	Anorexia nervosa
F50.1	非定型神経性無食欲症	Atypical anorexia nervosa
F50.2	神経性過食［大食］症	Bulimia nervosa
F50.3	非定型神経性過食［大食］症	Atypical bulimia nervosa
F50.4	他の心理的障害と関連した過食	Overeating associated with other psychological disturbances
F50.5	他の心理的障害と関連した嘔吐	Vomiting associated with other psychological disturbances
F50.8	他の摂食障害	Other eating disorders
F50.9	摂食障害，特定不能のもの	Eating disorder, unspecified
F51	非器質性睡眠障害	Nonorganic sleep disorders
F51.0	非器質性不眠症	Nonorganic insomnia
F51.1	非器質性過眠症	Nonorganic hypersomnia
F51.2	非器質性睡眠・覚醒スケジュール障害	Nonorganic disorder of the sleep-wake schedule
F51.3	睡眠時遊行症（夢中遊行症［夢遊病］）	Sleepwalking (somnambulism)
F51.4	睡眠時驚愕症（夜驚症）	Sleep terrors (night terrors)
F51.5	悪夢	Nightmares

F51.8	他の非器質性睡眠障害	Other nonorganic sleep disorders
F51.9	非器質性睡眠障害，特定不能のもの	Nonorganic sleep disorder, unspecified

F52 性機能不全，器質性の障害あるいは疾患によらないもの　Sexual dysfunction, not caused by organic disorder or disease

F52.0	性欲欠如あるいは性欲喪失	Lack or loss of sexual desire
F52.1	性の嫌悪および性の喜びの欠如	Sexual aversion and lack of sexual enjoyment
.10	性の嫌悪	sexual aversion
.11	性の喜びの欠如	lack of sexual enjoyment
F52.2	性器反応不全	Failure of genital response
F52.3	オルガズム機能不全	Orgasmic dysfunction
F52.4	早漏	Premature ejaculation
F52.5	非器質性腟けいれん	Nonorganic vaginismus
F52.6	非器質性性交疼痛症	Nonorganic dyspareunia
F52.7	過剰性欲	Excessive sexual drive
F52.8	他の性機能不全，器質性の障害あるいは疾患によらないもの	Other sexual dysfunction, not caused by organic disorders or disease
F52.9	特定不能の性機能不全，器質性の障害あるいは疾患によらないもの	Unspecified sexual dysfunction, not caused by organic disorder or disease

F53 産褥に関連した精神および行動の障害，他に分類できないもの　Mental and behavioural disorders associated with the puerperium, not elsewhere classified

F53.0	産褥に関連した軽症の精神および行動の障害，他に分類できないもの	Mild mental and behavioural disorders associated with the puerperium, not elsewhere classified
F53.1	産褥に関連した重症の精神および行動の障害，他に分類できないもの	Severe mental and behavioural disorders associated with the puerperium, not elsewhere classified

F53.8	産褥に関連した他の精神および行動の障害，他に分類できないもの	Other mental and behavioural disorders associated with the puerperium, not elsewhere classified
F53.9	産褥精神障害，特定不能のもの	Puerperal mental disorder, unspecified
F54	他に分類される障害あるいは疾患に関連した心理的および行動的要因	Psychological and behavioural factors associated with disorders or diseases classified elsewhere
F55	依存を生じない物質の乱用	Abuse of non-dependence-producing substances
F55.0	抗うつ薬	Antidepressants
F55.1	緩下薬	Laxatives
F55.2	鎮痛薬	Analgesics
F55.3	制酸薬	Antacids
F55.4	ビタミン剤	Vitamins
F55.5	ステロイドあるいはホルモン剤	Steroids or hormones
F55.6	特定の薬草あるいは民間治療薬	Specific herbal or folk remedies
F55.8	他の依存を生じない物質	Other substances that do not produce dependence
F55.9	特定不能のもの	Unspecified
F59	生理的障害および身体的要因に関連した特定不能の行動症候群	Unspecified behavioural syndromes associated with physiological disturbances and physical factors

F6 成人のパーソナリティおよび行動の障害

Disorders of adult personality and behaviour

F60	特定のパーソナリティ障害	Specific personality disorders

F60.0	妄想性パーソナリティ障害	Paranoid personality disorder
F60.1	統合失調質パーソナリティ障害	Schizoid personality disorder
F60.2	非社会性パーソナリティ障害	Dissocial personality disorder
F60.3	情緒不安定性パーソナリティ障害	Emotionally unstable personality disorder
.30	衝動型	impulsive type
.31	境界型	borderline type
F60.4	演技性パーソナリティ障害	Histrionic personality disorder
F60.5	強迫性パーソナリティ障害	Anankastic personality disorder
F60.6	不安性(回避性)パーソナリティ障害	Anxious (avoidant) personality disorder
F60.7	依存性パーソナリティ障害	Dependent personality disorder
F60.8	他の特定のパーソナリティ障害	Other specific personality disorders
F60.9	パーソナリティ障害,特定不能のもの	Personality disorder, unspecified
F61	**混合性および他のパーソナリティ障害**	Mixed and other personality disorders
F61.0	混合性パーソナリティ障害	Mixed personality disorders
F61.1	問題を起こしやすいパーソナリティ変化	Troublesome personality changes
F62	**持続的パーソナリティ変化,脳損傷および脳疾患によらないもの**	Enduring personality changes, not attributable to brain damage and disease
F62.0	破局的体験後の持続的パーソナリティ変化	Enduring personality change after catastrophic experience
F62.1	精神科的疾病後の持続的パーソナリティ変化	Enduring personality change after psychiatric illness
F62.8	他の持続的パーソナリティ変化	Other enduring personality changes
F62.9	持続的パーソナリティ変化,特定不能のもの	Enduring personality change, unspecified

F7 精神遅滞 [知的障害]
Mental retardation

F70	軽度精神遅滞 [知的障害]	Mild mental retardation
F71	中度[中等度]精神遅滞[知的障害]	Moderate mental retardation
F72	重度精神遅滞 [知的障害]	Severe mental retardation
F73	最重度精神遅滞 [知的障害]	Profound mental retardation
F78	他の精神遅滞 [知的障害]	Other mental retardation
F79	特定不能の精神遅滞[知的障害]	Unspecified mental retardation

第4桁の数字は,関連する行動障害の程度を特定するために用いる:

F7x.0　行動上の機能障害がないか軽微なもの
F7x.1　介助あるいは治療を要するほど顕著な行動障害
F7x.8　他の行動障害
F7x.9　行動上の機能障害についての言及がないもの

A fourth character may be used to specify the extent of associated behavioural impairment:

F7x.0　No, or minimal, impairment of behaviour
F7x.1　Significant impairment of behaviour requiring attention or treatment
F7x.8　Other impairments of behaviour
F7x.9　Without mention of impairment of behaviour

F8 心理的発達の障害
Disorders of psychological development

F80	会話および言語の特異的発達障害	Specific developmental disorders of speech and language

F80.0	特異的会話構音障害	Specific speech articulation disorder
F80.1	表出性言語障害	Expressive language disorder
F80.2	受容性言語障害	Receptive language disorder
F80.3	てんかんに伴う後天性失語［症］（ランドウ‐クレフナー症候群）	Acquired aphasia with epilepsy (Landau‐Kleffner syndrome)
F80.8	他の会話および言語の発達障害	Other developmental disorders of speech and language
F80.9	会話および言語の発達障害，特定不能のもの	Developmental disorder of speech and language, unspecified
F81	**学力の特異的発達障害**	Specific developmental disorders of scholastic skills
F81.0	特異的読字障害	Specific reading disorder
F81.1	特異的綴字［書字］障害	Specific spelling disorder
F81.2	特異的算数能力障害［算数能力の特異的障害］	Specific disorder of arithmetical skills
F81.3	学力の混合性障害	Mixed disorder of scholastic skills
F81.8	他の学力の発達障害	Other developmental disorders of scholastic skills
F81.9	学力の発達障害，特定不能のもの	Developmental disorder of scholastic skills, unspecified
F82	**運動機能の特異的発達障害**	Specific developmental disorder of motor function
F83	**混合性特異的発達障害**	Mixed specific developmental disorders
F84	**広汎性発達障害**	Pervasive developmental disorders
F84.0	小児自閉症	Childhood autism
F84.1	非定型自閉症	Atypical autism

F84.2	レット症候群	Rett's syndrome
F84.3	他の小児期崩壊性障害	Other childhood disintegrative disorder
F84.4	精神遅滞［知的障害］および常同運動に関連した過動性障害	Overactive disorder associated with mental retardation and stereotyped movements
F84.5	アスペルガー症候群	Asperger's syndrome
F84.8	他の広汎性発達障害	Other pervasive developmental disorders
F84.9	広汎性発達障害，特定不能のもの	Pervasive developmental disorder, unspecified
F88	他の心理的発達の障害	Other disorders of psychological development
F89	特定不能の心理的発達の障害	Unspecified disorder of psychological development

F90－F98　小児*期および青年期に通常発症する行動および情緒の障害

Behavioural and emotional disorders with onset usually occurring in childhood and adolescence

F90	多動性障害	Hyperkinetic disorders
F90.0	活動性および注意の障害	Disturbance of activity and attention
F90.1	多動性行為障害	Hyperkinetic conduct disorder
F90.8	他の多動性障害	Other hyperkinetic disorders
F90.9	多動性障害，特定不能のもの	Hyperkinetic disorder, unspecified

---

*「児童」という訳も可能であるが本書では「小児」で統一した．

F91	行為障害	Conduct disorders
F91.0	家庭限局性行為障害	Conduct disorder confined to the family context
F91.1	個人行動型［非社会化型］行為障害	Unsocialized conduct disorder
F91.2	集団行動型［社会化型］行為障害	Socialized conduct disorder
F91.3	反抗挑戦性障害	Oppositional defiant disorder
F91.8	他の行為障害	Other conduct disorders
F91.9	行為障害，特定不能のもの	Conduct disorder, unspecified
F92	行為および情緒の混合性障害	Mixed disorders of conduct and emotions
F92.0	抑うつ性行為障害	Depressive conduct disorder
F92.8	他の行為および情緒の混合性障害	Other mixed disorders of conduct and emotions
F92.9	行為および情緒の混合性障害，特定不能のもの	Mixed disorder of conduct and emotions, unspecified
F93	小児期に特異的に発症する情緒障害	Emotional disorders with onset specific to childhood
F93.0	小児期の分離不安障害	Separation anxiety disorder of childhood
F93.1	小児期の恐怖症性不安障害	Phobic anxiety disorder of childhood
F93.2	小児期の社会［社交］不安障害	Social anxiety disorder of childhood
F93.3	同胞葛藤症	Sibling rivalry disorder
F93.8	他の小児期の情緒障害	Other childhood emotional disorders
F93.9	小児期の情緒障害，特定不能のもの	Childhood emotional disorder, unspecified

F94	小児期および青年期に特異的に発症する社会的機能の障害	Disorders of social functioning with onset specific to childhood and adolescence
F94.0	選択性緘黙	Elective mutism
F94.1	小児期の反応性愛着障害	Reactive attachment disorder of childhood
F94.2	小児期の脱抑制性愛着障害	Disinhibited attachment disorder of childhood
F94.8	他の小児期の社会的機能の障害	Other childhood disorders of social functioning
F94.9	小児期の社会的機能の障害，特定不能のもの	Childhood disorders of social functioning, unspecified
F95	**チック障害**	Tic disorders
F95.0	一過性チック障害	Transient tic disorder
F95.1	慢性運動性あるいは音声チック障害	Chronic motor or vocal tic disorder
F95.2	音声および多発運動性の合併したチック障害（ド・ラ・トゥレット症候群）	Combined vocal and multiple motor tic disorder (de la Tourette's syndrome)
F95.8	他のチック障害	Other tic disorders
F95.9	チック障害，特定不能のもの	Tic disorder, unspecified
F98	小児期および青年期に通常発症する他の行動および情緒の障害	Other behavioural and emotional disorders with onset usually occurring in childhood and adolescence
F98.0	非器質性遺尿症	Nonorganic enuresis
F98.1	非器質性遺糞症	Nonorganic encopresis
F98.2	乳幼児期および小児期の哺育障害	Feeding disorder of infancy and childhood
F98.3	乳幼児期および小児期の異食症	Pica of infancy and childhood
F98.4	常同運動障害	Stereotyped movement disorders
F98.5	吃音［症］	Stuttering (stammering)

F98.6	早口症	Cluttering
F98.8	他の小児期および青年期に通常発症する特定の行動と情緒の障害	Other specified behavioural and emotional disorders with onset usually occurring in childhood and adolescence
F98.9	小児期および青年期に通常発症する特定不能の行動と情緒の障害	Unspecified behavioural and emotional disorders with onset usually occurring in childhood and adolescence

F99 特定不能の精神障害

Unspecified mental disorder

F99	精神障害,他に特定できないもの	Mental disorder, not otherwise specified

臨床記述と診断ガイドライン

凡例
1．〈含〉は Includes＝包含を，〈除〉は Excludes＝除外を簡訳したものである．
2．原文でイタリック体で記載されたところには，下線を付した．
3．and/or の訳は「および/または」と表記した．

(訳者)

F0 症状性を含む器質性精神障害
Organic, including symptomatic, mental disorders

概　要

F00　アルツハイマー病型認知症
　　　F00.0　早発性アルツハイマー病型認知症
　　　F00.1　晩発性アルツハイマー病型認知症
　　　F00.2　アルツハイマー病型認知症，非定型あるいは混合型
　　　F00.9　アルツハイマー病型認知症，特定不能のもの

F01　血管性認知症
　　　F01.0　急性発症の血管性認知症
　　　F01.1　多発梗塞性認知症
　　　F01.2　皮質下血管性認知症
　　　F01.3　皮質および皮質下混合性血管性認知症
　　　F01.8　他の血管性認知症
　　　F01.9　血管性認知症，特定不能のもの

F02　他に分類されるその他の疾患による認知症
　　　F02.0　ピック病型認知症
　　　F02.1　クロイツフェルト-ヤコブ病型認知症
　　　F02.2　ハンチントン病型認知症
　　　F02.3　パーキンソン病型認知症
　　　F02.4　ヒト免疫不全ウィルス（HIV）疾患［病］型認知症
　　　F02.8　他に分類されるその他の特定の疾患の認知症

F03　特定不能の認知症

第 5 桁の数字は，F00 – F03 の認知症の随伴症状を特定する：
- .x0　随伴症状がないもの
- .x1　他の症状，妄想を主とするもの
- .x2　他の症状，幻覚を主とするもの
- .x3　他の症状，抑うつを主とするもの
- .x4　他の混合性症状

F04　器質性健忘症候群，アルコールおよび他の精神作用物質によらないもの

F05　せん妄，アルコールおよび他の精神作用物質によらないもの
- F05.0　せん妄，認知症に重ならないもの
- F05.1　せん妄，認知症に重なったもの
- F05.8　他のせん妄
- F05.9　せん妄，特定不能のもの

F06　脳損傷，脳機能不全および身体疾患による他の精神障害
- F06.0　器質性幻覚症
- F06.1　器質性緊張病性障害
- F06.2　器質性妄想性（統合失調症様）障害
- F06.3　器質性気分（感情）障害
  - .30　器質性躁病性障害
  - .31　器質性双極性感情障害
  - .32　器質性うつ病性障害
  - .33　器質性混合性感情障害
- F06.4　器質性不安障害
- F06.5　器質性解離性障害
- F06.6　器質性情動易変性（無力性）障害
- F06.7　軽度認知障害
- F06.8　脳損傷，脳機能不全および身体疾患による他の特定の精神障害
- F06.9　脳損傷，脳機能不全および身体疾患による特定不能の精神障害

F07 脳疾患，脳損傷および脳機能不全によるパーソナリティおよび行動の障害

    F07.0   器質性パーソナリティ障害
    F07.1   脳炎後症候群
    F07.2   脳震盪後症候群
    F07.8   脳疾患，脳損傷および脳機能不全による他の器質性のパーソナリティおよび行動の障害
    F07.9   脳疾患，脳損傷および脳機能不全による特定不能の器質性のパーソナリティおよび行動の障害

F09 特定不能の器質性あるいは症状性精神障害

序　論

　この節には，脳疾患，脳外傷，その他の損傷など，基礎に大脳の機能不全を来す明らかな病因をもつ一群の精神障害が含まれる．機能不全は，脳を直接的にあるいは好んで侵す疾患，外傷または損傷の場合のように<u>一次性</u>のこともあれば，多数の臓器や器官系統のただ一部として脳が侵される全身性の疾患や障害の場合のように<u>二次性</u>のこともある．アルコールや薬物による脳障害は本来はこの節に含まれるが，精神作用物質使用に基づくすべての障害は１つの節にまとめる方が実用的であるので F10 - F19 に分類した．

　この節に含まれる病態の精神病理学的症状は広い範囲に及ぶが，これらの障害の本質的な病像は２つの主要な症候群から形成される．一方には，常に存在し最も顕著な特徴が，記憶，知能，学習といった認知機能の障害，あるいは意識や注意といった識覚（sensorium）の障害である症候群がある．他方には，最も目立つ症状が，知覚（perception）（幻覚），思考内容（妄想），気分や情緒（抑うつ，高揚，不安）の領域，あるいは人格と行動の全体的なパターンに認められるが，認知や知覚（sensory）の機能不全はきわめて小さいか，認めがたい症候群がある．後者の症候群は，前者ほどにはこの節で確実に位置づけられない．なぜなら，後者には，はなはだしい大脳病変や機能不全を伴わずに起きることがわかっており，他の節（F20 - F29, F30 - F39, F40 - F48, F60 - F69）に分類される病態と症候論的に類似した多くの障害が含まれるからである．しかしながら，脳や全身の種々の疾患がこのような症候群の発症に因果的に関連している証拠が増えているので，臨床用の分類の中でこの節に含めることは十分に妥当なことである．

　この節の大部分の障害は，少なくとも理論的には，おそらく幼児期を除いてどの年齢においても発症しうるが，実際には，ほとんどは成人期か老年期において発症しやすい．これらの障害のあるものは不可逆的で進行性にみえるが，他のものでは一過性であるかあるいは現在入手可能な治療に反応する．

　この節の見出しに「器質性」という用語を用いているが，それは，この分類における他の節の病態が，脳に基礎をもたないという意味で「非器質性」であることを示唆していない．ここでいう「器質性」という用語は，そう分類された症候群が独自に診断される「脳あるいは全身性疾患ないし障害」に原因を帰することができるということを意味するにすぎない．「症状性」という用語は，脳以外の全身性の疾患ないし障害に続発して脳への侵襲が認められる器質性精神障害に用いられる．

以上のことから,多くの症例ではこの節に属するある1つの障害の診断の記録に際して2つのコードを使わなければならない.1つは精神病理学的症候群に対してであり,もう1つは基礎にある障害に対してである.病因論的コードは,全ICD-10分類の中の該当する章から選ばなければならない.

認知症(痴呆)*

　いかなる型の認知症を診断するためにも最低限必要な条件を示すために,ここで認知症の全般的記述を行う.その次に,より特異的な型を診断するための基準を示す.

　認知症は,脳疾患による症候群であり,通常は慢性あるいは進行性で,記憶,思考,見当識,理解,計算,学習能力,言語,判断を含む多数の高次皮質機能障害を示す.意識の混濁はない.認知障害は,通常,情動の統制,社会行動あるいは動機づけの低下を伴うが,場合によってはそれらが先行することもある.この症候群はアルツハイマー病,脳血管性疾患,そして,一次性あるいは二次性に脳を障害する他の病態で出現する.

　認知症の有無を評定するにあたって,誤った認知症の判定をしないようにとくに注意しなくてはならない.知的能力の喪失よりも,とくにうつ病でみられるように,むしろ動機づけあるいは情動の要因が,動作の緩慢や身体機能の衰弱に加えて,行為を遂行できないことの原因となりうるからである.

　認知症では知的機能の明らかな低下がみられるが,通常,たとえば洗面,着衣,摂食,容姿,排泄,身じたくといった日常生活の個人的活動にも何らかの問題が起こる.その低下の現れ方は,患者が生活している社会と文化的状況に強く関連している.仕事を続けたり,仕事をみつけたりする能力の低下といった役割遂行における変化は,文化間で著しく相違するため,そしてある1つの文化圏内ですら外部からの影響によって仕事のみつけやすさは変わることがよくあるため,認知症の基準として使うべきではない.

　もし抑うつ症状が存在するが,うつ病エピソード(F32.0-F32.3)の基準を満たさなければ,その症状は第5桁の数字で記録することができる.幻覚あるいは妄想の存在も同様に扱われる.

　　　　.x0　　　　　随伴症状がないもの

---

* 厚生労働省は2004年12月に「痴呆」を「認知症」という行政用語に変更することを決定し,これを受けて関連の学会においても学術用語として徐々に置き換える方向にあるので,本書では「認知症」を採用した.

	.x1	他の症状，妄想を主とするもの
	.x2	他の症状，幻覚を主とするもの
	.x3	他の症状，抑うつを主とするもの
	.x4	他の混合性症状

診断ガイドライン

　診断に第一に必要とされるのは，上記のように，日常生活の個人的活動を損なうほどに記憶と思考の働きがいずれも著明に低下していることが明らかなことである．記憶障害は典型的には新しい情報の記銘，保持および追想の障害であるが，以前に習得したり慣れ親しんだ事柄も，とくに末期には失われることがある．認知症は記憶障害だけを示すのではない．思考と判断力の障害および思考の流れの停滞も時に認められる．入力情報の処理が障害されており，数人との会話に加わるようなときに，2つ以上の刺激に注意を向けることを次第に難しく感じるようになり，また，注意の焦点を1つの話題から他へと移すことも困難となる．もし認知症が唯一の診断であるならば，意識は清明でなければならない．しかしながら，認知症に重なったせん妄というような二重診断はふつうにみられるものである（F05.1）．確実な臨床診断をするためには，上記の症状と障害が明白に，<u>少なくとも6カ月間は認め</u>られなくてはならない．

　【鑑別診断】考慮せよ：
- ⓐ　うつ病性障害（F30–F39）．これは認知症初期の多くの病像，とくに記憶障害，緩慢な思考や自発性の欠如などを示すことがある．
- ⓑ　せん妄（F05）．
- ⓒ　軽度あるいは中等度の精神遅滞（F70–F71）．
- ⓓ　限られた教育しか受けられず，かつひどく劣悪な社会環境に育ったことによるものと考えられる正常域以下の認知機能状態．
- ⓔ　薬物治療による医原性の精神障害（F06.–）．

　認知症はこの節で分類される他の器質性精神障害に<u>続発</u>することもあれば，他の精神障害，とくにせん妄（F05.1を参照）と<u>共存</u>することもある．

F00　アルツハイマー病型認知症　Dementia in Alzheimer's disease

　アルツハイマー病は，原因不明の一次性脳変性疾患であり，特徴的な神経病理学的および神経化学的所見を伴う．発症は通常潜行性であり，緩徐では

あるが着実に数年かけて進行する．その期間は2ないし3年と短いこともあるが，時にはかなり長いこともある．発症は成人中期のこともあれば，より早いこともある（初老期発症のアルツハイマー病）．しかし，発病率は老年期の方が高い（老年期発症のアルツハイマー病）．65～70歳以前に発症する症例では，似たような認知症の家族歴を有し，より急速な経過を示し，不全失語や不全失行を含む側頭葉や頭頂葉の損傷が顕著であることが多い．発症が遅い症例では，進行はより緩徐で，より全般的な高次皮質機能の障害を特徴とすることが多い．ダウン症候群の患者はアルツハイマー病になる危険性が高い．

脳には以下の特徴的な変化が認められる．とくに海馬，無名質，青斑核，側頭-頭頂葉皮質および前頭葉皮質におけるニューロン数の著明な減少．対になった螺旋状のフィラメントから成る神経原線維のタングルの出現．主にアミロイドから成り，その発展において一定の進行を呈する神経原性老人斑（嗜銀性）（しかし，アミロイドのない斑があることも知られている）および顆粒空胞状の小体．また，コリンアセチル基転移酵素，アセチルコリン自体，さらに他の神経伝達物質と神経調節物質の著しい減少といった神経化学的変化も見出されている．

はじめに述べたように，臨床症状は上記の脳の変化に伴っている．しかし，両者は必ずしも並行して進行するわけではなく，一方は明白に存在するが，他方はほんのわずかしか認められないこともある．それにもかかわらず，アルツハイマー病は，しばしば臨床的な根拠だけから推定診断をくだすことができるような臨床症状をもっている．

アルツハイマー病型認知症は現在のところ不可逆的である．

診断ガイドライン

確定診断のためには，以下の特徴が必須である．

(a) 上記のような認知症の存在．
(b) 潜行性に発症し，緩徐に悪化する認知症．通常は発症の時期を正確に決めることは難しいが，欠陥の存在が他人に突然気づかれることもある．経過中に明らかに進行の停滞をみることがある．
(c) 認知症をもたらしうる他の全身性疾患あるいは脳疾患（たとえば甲状腺機能低下症，高カルシウム血症，ビタミンB_{12}欠乏症，ニコチン酸欠乏症，神経梅毒，正常圧水頭症，硬膜下血腫）による精神状態を示すような臨床所見あるいは特殊検査所見がないこと．
(d) 突発性の卒中様発症がなく，不全片麻痺，知覚脱失，視野欠損，協調

運動失調などの脳局所の損傷を示す神経学的徴候が病初期には認められないこと（しかし，これらの症状は後に重なることがある）．

一部の症例では，アルツハイマー病と血管性認知症の特徴が，共存することもある．このような場合は，両者がまちがいなく存在するならば，2つの診断名（およびコード）を付けるべきである．血管性認知症がアルツハイマー病に先行する場合は，後者を臨床的に診断することは不可能であろう．

〈含〉アルツハイマー型の一次性変性認知症

【鑑別診断】考慮せよ：

ⓐ うつ病性障害（F30－F39）．
ⓑ せん妄（F05）．
ⓒ 器質性健忘症候群（F04）．
ⓓ ピック病，クロイツフェルト-ヤコブ病，ハンチントン病などの他の一次性認知症（F02.-）．
ⓔ さまざまな身体疾患，中毒状態などに伴う二次性認知症（F02.8）．
ⓕ 軽度・中等度あるいは重度の精神遅滞（F70－F72）．

脳血管性エピソード（多発梗塞現象）がアルツハイマー病と思われる臨床像と病歴に重なる場合のように，アルツハイマー病型認知症が血管性認知症と共存することもある（F00.2 とコードせよ）．そのようなエピソードは，認知症症状の急激な悪化をもたらすであろう．剖検所見によると，両型の共存はすべての認知症例の 10～15％に認められる．

F00.0　早発性アルツハイマー病型認知症　Dementia in Alzheimer's disease with early onset

65歳より前に発症し，より急速に荒廃する経過をとり，顕著で多発性の高次皮質機能の障害を伴うアルツハイマー型認知症．ほとんどの症例で失語，失書，失読および失行が認知症の経過の比較的初期から認められる．

診断ガイドライン

序論に記したとおり，65歳より前の発症で，通常は症状の急激な進行を伴う認知症．アルツハイマー病の家族歴は，ダウン症候群やリンパ腫の家族歴の場合のように，診断に有用ではあるが必要条件ではない．

〈含〉アルツハイマー病，第2型
　　　初老期認知症，アルツハイマー型

F00.1　晩発性アルツハイマー病型認知症　Dementia in Alzheimer's disease with late onset

アルツハイマー病型認知症であり，臨床的に観察しうる発症は 65 歳より後で，通常は 70 歳後半かそれ以降である．緩徐に進行し，通常は記憶障害が主な症状である．

診断ガイドライン

認知症については，上記のように早発性の亜型（F00.0）と鑑別する特徴の有無に注意する．

〈含〉アルツハイマー病，第 1 型
　　　老年認知症，アルツハイマー型

F00.2　アルツハイマー病型認知症，非定型あるいは混合型　Dementia in Alzheimer's disease, atypical or mixed type

F00.0 あるいは F00.1 のいずれの記載やガイドラインに合致しない認知症をここに分類せよ．アルツハイマー型と脳血管性の混合した認知症もまたここに含まれる．

F00.9　アルツハイマー病型認知症，特定不能のもの　Dementia in Alzheimer's desease, unspecified

F01　血管性認知症　Vascular dementia

血管性（かつては動脈硬化性）認知症は，多発梗塞性認知症を含み，発症の仕方，臨床的特徴，その後の経過によってアルツハイマー病型認知症から区別される．典型的な場合には，短時間の意識障害，一過性の不全麻痺あるいは視覚喪失を伴う一過性虚血発作の病歴がある．認知症は急性の脳血管性障害が連続したあとに生じたり，頻度は少ないが，一度の大きな卒中発作に引き続いて生じることがある．そして記憶と思考の障害が明らかになる．発症は通常老年期であり，一回の虚血性エピソードに続き急激に起こることもあるが，より緩徐に明らかとなることもある．通常，認知症は高血圧性脳血管疾患を含む血管性疾患による脳梗塞によってもたらされる．梗塞巣は小さいが，集積されて影響が現れる．

診断ガイドライン

　診断は，上記のように，認知症の存在が前提となる．認知の障害は一般に均一ではなく，そのため記憶喪失，知的機能障害，局所的な神経学的徴候を認めることがある．洞察力と判断力が比較的保たれることもある．突然の発症あるいは階段状の悪化と局所的な神経学的な徴候と症状の存在によって，診断がより確実になる．症例によってはCT検査，あるいは最終的に，神経病理学的検査によって，はじめて確定診断されることもある．

　随伴症状としては，高血圧，頸動脈雑音，一過性の抑うつ気分，泣いたりあるいは爆発的に笑ったりする情動易変性，および梗塞によってさらに誘発される一過性の意識混濁やせん妄がある．パーソナリティは比較的よく保たれると考えられているが，一部の症例では無感情あるいは脱抑制を伴って，あるいは自己中心性，妄想的態度，易刺激性など病前の性格特徴の先鋭化を伴うパーソナリティ変化が明らかなこともある．

　〈含〉動脈硬化性認知症

【鑑別診断】考慮せよ：
ⓐ　せん妄（F05.-）．
ⓑ　他の認知症，とくにアルツハイマー病のもの（F00.-）．
ⓒ　気分（感情）障害（F30-F39）．
ⓓ　軽度あるいは中等度の精神遅滞（F70-F71）．
ⓔ　硬膜下出血〔外傷性（S06.5），非外傷性（I62.0）〕．

　血管性エピソードが，明らかにアルツハイマー病を示唆する臨床像と病歴に重なる場合のように，血管性認知症がアルツハイマー型認知症と共存することもある（F00.2とコードする）．

F01.0　急性発症の血管性認知症　Vascular dementia of acute onset

　脳血管の血栓，塞栓，あるいは出血による卒中発作が連続したあとで，通常急速に進行する．まれには一回の大きな梗塞が原因のこともある．

F01.1　多発梗塞性認知症　Multi-infarct dementia

　急性発症型よりは発症は緩徐であり，何回かの小虚血性エピソードが脳実質に梗塞巣の集積を引き起こす．

　〈含〉主として皮質性認知症

F01.2 皮質下血管性認知症　Subcortical vascular dementia

高血圧の既往と，大脳半球深部白質の虚血性破壊巣があり，後者は臨床的に推測され，CT検査によって証明されうるものである．大脳皮質は通常保たれており，この点は臨床像のよく似たアルツハイマー病型認知症ときわめて対照的である（広汎な白質の脱髄が認められるときは，「ビンスワンガー脳症」という用語を用いてもよい）．

F01.3 皮質および皮質下混合性血管性認知症　Mixed cortical and subcortical vascular dementia

血管性認知症において，皮質性と皮質下性の混在が臨床症状や検査結果（剖検を含む）から，あるいはその両方から推測されることもある．

F01.8 他の血管性認知症　Other vascular dementia

F01.9 血管性認知症，特定不能のもの　Vascular dementia, unspecified

F02 他に分類されるその他の疾患による認知症　Dementia in other diseases classified elsewhere

アルツハイマー病や脳血管性疾患以外の原因によると推定される認知症．生涯のどの時期でも発症しうるが，老年期はまれである．
診断ガイドライン
上記のような認知症の存在と，以下のカテゴリーにあるような特定の各症候群にみられる特徴的な症状の存在．

F02.0 ピック病型認知症　Dementia in Pick's disease

緩徐に進行する性格の変化と社会機能の低下によって特徴づけられる，進行性の認知症である．中年期（通常50歳から60歳の間）に始まり，無感情，多幸症，（時には）錐体外路症状を伴い，知能，記憶，言語機能の障害へといたる．神経病理学的所見では，前頭葉か側頭葉の選択的な萎縮があるが，老人斑と神経原線維タングルの出現は，加齢現象の範囲を超えない．早期発症はより不良な経過を示す傾向にある．社会的および行動上の徴候はしばしば記憶障害が明白になる前に認められる．

診断ガイドライン

確定診断のためには以下の特徴が必要である．

(a) 進行性の認知症．
(b) 前頭葉症状が優勢なこと．すなわち，多幸，感情鈍麻，社会行動の粗雑化，抑制欠如と無感情か落ちきのなさ．
(c) 行動的徴候は一般に明白な記憶障害に先行する．

アルツハイマー病と異なり，前頭葉症状は側頭葉，頭頂葉症状よりも顕著である．

【鑑別診断】考慮せよ：

ⓐ アルツハイマー病型認知症（F00）．
ⓑ 血管性認知症（F01）．
ⓒ 神経梅毒など他の疾患による二次性の認知症（F02.8）．
ⓓ 正常圧水頭症（極度の精神運動の緩慢さ，歩行障害および括約筋障害を特徴とする）（G91.2）．
ⓔ 他の神経性あるいは代謝性障害．

F02.1　クロイツフェルト-ヤコブ病型認知症　Dementia in Creutzfeldt-Jakob disease

広汎な神経学的徴候を伴う進行性の認知症であり，伝染性の因子によって起こると推定される，特異的な神経病理学的変化（亜急性海綿状脳症）によるものである．発症は通常中高年，典型的には50歳代であるが，成人期のどの時期でも起こりうる．経過は亜急性で，1～2年以内で死にいたる．

診断ガイドライン

認知症が数カ月から1，2年でかなり急速に進行し，多彩な神経学的症状が合併するか続発するような場合は，すべてクロイツフェルト-ヤコブ病を疑うべきである．いわゆる筋萎縮型のような症例では，神経学的症状が認知症の発症に先行することがある．

通常四肢の進行性の痙性麻痺があり，振戦，固縮，舞踏アテトーゼ様運動を示す錐体外路症状を伴う．他の亜型では，失調，視覚障害あるいは筋れん縮や上位運動ニューロン型の筋萎縮を示すことがある．本疾患を強く示唆する三主徴は以下のものである．

- 急速に進行し荒廃してゆく認知症
- ミオクローヌスを伴う錐体路性および錐体外路性疾患
- 特徴的な（三相性）脳波

【鑑別診断】考慮せよ：
ⓐ　アルツハイマー病（F00.-）あるいはピック病（F02.0）．
ⓑ　パーキンソン病（F02.3）．
ⓒ　脳炎後パーキンソン症候群（G21.3）．

急速な経過と早期からの運動系の障害がある場合は，クロイツフェルト-ヤコブ病を考慮すべきである．

F02.2　ハンチントン病型認知症　Dementia in Huntington's disease

脳の広汎な変性の一症状として起きる認知症であり，ハンチントン病は単一の常染色体優性遺伝子により遺伝する．症状は典型的には30歳代と40歳代に出現し，男女の発病率はほぼ同じである．一部の症例では，最初の症状は抑うつや不安，あるいは明らかな妄想病のこともあり，パーソナリティ変化を伴っている．緩徐に進行し，通常は10年から15年以内に死亡する．

診断ガイドライン

散発性の場合も確かに存在するが，舞踏病様の運動障害，認知症，そしてハンチントン病の家族歴が同時に見出されれば，この診断が強く疑われる．

典型的には，顔，手，肩，あるいは歩行時の不随意舞踏病様運動が早期の症状である．通常，不随意運動は認知症に先行し，認知症が高度に進行するまで不随意運動を認めないことはまれである．発症が通常とは異なり若年，あるいは老年の場合には，他の運動症状（たとえば若年では筋固縮，老年では企図振戦）が目立つことがある．

この認知症は，病初期においては前頭葉機能の障害が目立ち，後期にいたるまで記憶は比較的保たれるという特徴をもっている．

〈含〉ハンチントン舞踏病型認知症

【鑑別診断】考慮せよ：
ⓐ　舞踏病様運動の他の症例．
ⓑ　アルツハイマー病，ピック病あるいはクロイツフェルト-ヤコブ病（F00.-, F02.0, F02.1）．

F02.3　パーキンソン病型認知症　Dementia in Parkinson's disease

診断が確定したパーキンソン病（とくに重症な型）の経過中に進行する認知症．とくに特徴的な臨床症状はまだ明らかにされていない．この認知症は，アルツハイマー病とも血管性認知症とも異なるようである．しかし，パーキンソン病にこれらのいずれかが併発している可能性もある．したがって，こ

の問題が解決するまでの研究のために,認知症を伴うパーキンソン病の症例を同定しておくことが適切であろう.

診断ガイドライン

進行した,通常は重症のパーキンソン病の患者に発症した認知症.

〈含〉振戦麻痺の認知症

　　　パーキンソン症候群型認知症

【鑑別診断】考慮せよ:

ⓐ 他の二次性認知症 (F02.8).
ⓑ 高血圧性あるいは糖尿病性血管性疾患による多発梗塞性認知症 (F01.1).
ⓒ 脳腫瘍 (C70–C72).
ⓓ 正常圧水頭症 (G91.2).

F02.4 ヒト免疫不全ウィルス (HIV) 疾患 [病] 型認知症 Dementia in human immunodeficiency virus (HIV) disease

認知症としての臨床的な診断基準を満たす認知障害を特徴とするもので,HIV 感染症以外にこれらの所見を説明できるような他の疾患あるいは病態が存在しないもの.

HIV 認知症では,典型的には物忘れのしやすさ,緩慢さ,集中力低下,課題解決や読書の困難が訴えられる.無感情,自発性低下,社会的引きこもりはふつうに認められるが,ごく少数の者では病気が非定型的に感情障害,精神病,けいれん発作として現れることがある.身体的にはしばしば振戦,急速反復性運動の障害,平衡障害,失調,筋緊張亢進,全身性の反射亢進,前頭葉脱抑制徴候,追跡および滑動性眼球運動の障害を示す.

小児では,発達遅滞,筋緊張亢進,小頭症および基底核の石灰化によって特徴づけられる神経発達性障害を伴った HIV 認知症がみられる.成人とは異なり,日和見感染や腫瘍はなく,神経学的な合併症が最もしばしば出現する.

常にとはいえないが一般的に,HIV 認知症は,急速に(数週あるいは数カ月で)進行し,重篤な全般的認知症から緘黙,さらには死にいたる.

〈含〉エイズ (AIDS) – 認知症複合

　　　HIV 脳症あるいは亜急性脳炎

F02.8 他に分類されるその他の特定の疾患による認知症　Dementia in other specified diseases classified elsewhere

認知症は，脳と身体のさまざまな病態の表現，あるいは結果として起こりうる．病因を特定するために基礎にある病態の ICD-10 コードを付加しなければならない．

<u>パーキンソン型認知症複合</u>も，ここでコードされなければならない（必要ならば第 5 桁で同定）．これは急速に進行する認知症で，錐体外路系の機能障害，症例によっては筋萎縮性側索硬化症が続発する．この疾患はグアム島で最初に記載され，原住民の間で高頻度に出現し，男性は女性の 2 倍の頻度で罹患する．現在，パプア・ニューギニアや日本でも発生することが知られている．

〈含〉以下の疾患に認められる認知症：
　　　一酸化炭素中毒（T58）
　　　脳リピドーシス（E75.-）
　　　てんかん（G40.-）
　　　進行麻痺による精神異常（A52.1）
　　　肝レンズ核変性症（ウィルソン病）（E83.0）
　　　高カルシウム血症（E83.5）
　　　甲状腺機能低下症，後天性（E01.-†，E03.-†）
　　　中毒症（T36 – T65）
　　　多発性硬化症（G35）
　　　神経梅毒（A52.1）
　　　ニコチン酸欠乏症（ペラグラ）（E52）
　　　結節性多発性動脈炎（M30.0）
　　　全身性エリテマトーデス（M32.-）
　　　トリパノソーマ症（アフリカ型　B56.-，アメリカ型　B57.-）
　　　ビタミン B_{12} 欠乏症（E53.8）

F03　特定不能の認知症　Unspecified dementia

認知症の一般的な基準は満たすが，特定の型（F00.0 – F02.8）を同定できないときにこのカテゴリーを用いる．

〈含〉特定不能の初老期あるいは老年期の認知症

特定不能の初老期あるいは老年期精神病
特定不能の原発性変性認知症

F04 器質性健忘症候群，アルコールおよび他の精神作用物質によらないもの Organic amnesic syndrome, not induced by alcohol and other psychoactive substances

即時の想起は保たれているが，短期および長期の記憶は著明に障害される症候群で，新しい事柄を学習する能力が著しく低下し，その結果，前向性健忘と時間の失見当識が生じる．種々の程度の逆向性健忘が存在するが，基礎にある病変あるいは病的過程が回復に向かえば，時間経過とともに逆向性健忘の程度も軽くなることがある．作話は，目立つ症状であるが，常にあるとは限らない．知覚と他の認知能力（知能を含む）は，通常障害されていないので，記憶障害がとくに際立ってみえる．予後は，基礎にある病変（典型的には視床下部-間脳系，あるいは海馬領域）の経過に依存するが，原則として，ほぼ完全に回復しうる．

診断ガイドライン

確定診断のためには，以下が必要である．

(a) 記憶障害は短期記憶の障害が顕著である（新しい事柄の学習障害）．前向性および逆向性健忘と過去の経験を時間的順序にしたがって想起する能力の低下．
(b) 脳への傷害あるいは脳疾患（とくに両側の間脳と内側側頭葉領域を含む）の既往歴ないし客観的所見．
(c) 即時記憶（たとえば数唱テストでみられるような），注意と意識，全体的な知的能力などの機能障害がないこと．

作話，病識の欠如，情緒的変化（無感情，自発性欠如）は付加的なものであり，すべての症例に必要な条件ではないが，診断の指針になる．

〈含〉非アルコール性コルサコフ症候群あるいはコルサコフ精神病

【鑑別診断】この障害は，記憶障害を主症状とする他の器質性疾患（たとえば，認知症あるいはせん妄），解離性健忘（F44.0），うつ病性障害における記憶機能の障害（F30-F39），そして記憶喪失を主訴とする詐病（Z76.5）と区別されなければならない．アルコールあるいは薬物によるコルサコフ症候群はここでなく，該当する項目（F1x.6）でコードすべきである．

F05 せん妄，アルコールおよび他の精神作用物質によらないもの Delirium, not induced by alcohol and other psychoactive substances

　意識，注意，知覚，思考，記憶，精神運動活動，感情そして睡眠-覚醒周期の障害が同時に起きることによって特徴づけられる，病因論的に非特異的な症候群である．どの年齢にも起こりうるが，ふつうは60歳以上である．せん妄状態は一過性で変動性であり，多くの症例では4週間以内に回復する．しかし，とくに慢性肝疾患，悪性腫瘍，亜急性細菌性心内膜炎の経過中に出現する場合は，せん妄が動揺しながら6カ月間も存続することがまれでない．時によってなされる急性と亜急性のせん妄状態の区別は臨床的にはほとんど意味がなく，この病態はさまざまな期間と，軽いものから非常に重いものまでの幅をもつさまざまな重症度の単一の症候群としてとらえるべきものである．せん妄状態は，認知症に重なったり，あるいは認知症に先行したりすることもある．

　この項目は，F10-F19で特定されている精神作用性薬物の使用で生じたせん妄状態に対しては用いるべきでない．処方された薬物によるせん妄状態はここにコード化する(たとえば，抗うつ薬による老年期の急性錯乱状態)．この場合，関連する薬物もICD-10・第XIX章の付加コードTによって記録する．

診断ガイドライン

　確定診断のためには，以下のいずれの症状も軽重にかかわらず存在しなければならない．

(a) 意識と注意の障害（意識は混濁から昏睡まで連続性があり，注意を方向づけ，集中し，維持し，そして転導する能力が減弱している）．

(b) 認知の全体的な障害（知覚のゆがみ，視覚的なものが最も多い錯覚および幻覚．一過性の妄想を伴うことも伴わないこともあるが，抽象的な思考と理解の障害で，典型的にはある程度の思考散乱を認める．即時記憶および短期記憶の障害を伴うが，長期記憶は比較的保たれている．時間に関する失見当識，ならびに重症例では場所と人物に関する失見当識を示す）．

(c) 精神運動性障害（寡動あるいは多動と一方から他方へと予測不能な変化．反応時間延長．発語の増加あるいは減少．驚愕反応の増大）．

(d) 睡眠-覚醒周期の障害（不眠，あるいは重症例では全睡眠の喪失あるいは睡眠-覚醒周期の逆転．昼間の眠気．症状の夜間増悪．覚醒後も幻覚として続くような睡眠を妨げる夢または悪夢）．
 (e) 感情障害，たとえば抑うつ，不安あるいは恐怖，焦燥，多幸，無感情あるいは困惑．

発症は通常急激で，経過は1日のうちでも動揺し，全経過は6カ月以内である．上記の臨床像は特徴的であるから，基礎にある疾患が明確でなくても，かなりの確信をもってせん妄の診断をくだすことができる．診断が疑わしいときには基礎にある脳あるいは身体疾患の既往に加え，脳機能不全を示す証拠（たとえば，必ずとはいえないが通常，背景活動の徐波化を示す異常脳波）が要求されるかもしれない．

〈含〉急性脳症候群
　　　急性錯乱状態（非アルコール性）
　　　急性伝染病性精神病
　　　急性器質性反応
　　　急性精神-器質性症候群

【鑑別診断】せん妄は，他の器質性症候群，とくに認知症（F00-F03），急性一過性精神病性障害（F23.-），統合失調症の急性状態（F20.-）あるいは錯乱状態を示すことがある気分（感情）障害（F30-F39）と鑑別しなければならない．アルコールと他の精神作用物質によるせん妄は，該当する節（Flx. 4）にコードすべきである．

F05.0　せん妄，認知症に重ならないもの　Delirium, not superimposed on dementia, so described

このコードは先行する認知症に重ならないせん妄に用いること．

F05.1　せん妄，認知症に重なったもの　Delirium, superimposed on dementia

このコードは，上記の基準に合致するが，認知症（F00-F03）の経過中に出現した場合に用いること．

F05.8　他のせん妄　Other delirium

〈含〉混合性の原因によるせん妄
　　　亜急性錯乱状態あるいはせん妄

F05.9 せん妄，特定不能のもの　Delirium, unspecified

F06 脳損傷，脳機能不全および身体疾患による他の精神障害
Other mental disorders due to brain damage and dysfunction and to physical disease

このカテゴリーは，一次性の脳疾患，あるいは二次的に脳に影響を与える全身疾患，クッシング病や他の身体疾患のような内分泌障害，ある種の外因性毒性物質（F10-F19に分類されたアルコールと薬物を除く）や各種ホルモンなどによる，脳の機能不全と関連して生じた種々の状態を含んでいる．これらの状態に共通しているのは，臨床像からは認知症やせん妄のような器質性精神障害の推定診断をうけることができないことである．むしろ，その臨床症状は，この節の分類に限定されている特別な意味での「器質性」とみなされない障害と類似しているか，あるいは同一である．これらのものがここに含まれるのは，たまたま共存したとか，あるいはその症状に対する心理的反応から生じたというよりも，むしろ長く続くてんかんに伴う統合失調症様障害のように，脳の疾患あるいは機能不全によって直接的に引き起こされたものであるという仮説に基づくためである．

臨床症候群をここへ分類することは，以下のことから支持される．

(a) 脳の疾患，損傷か機能不全，あるいは身体の系統的疾患の存在が確かで，列挙された症候群の中の1つと関連していることが明らかである．
(b) 基礎疾患の経過と精神症候群の発症の間に（数週あるいは2～3カ月の）時間的関連がある．
(c) 基礎にあると推定される原因の除去あるいは改善に伴い，精神障害も回復する．
(d) 精神症候群の原因として他のものを示唆する証拠（重い負因のある家族歴，あるいは誘因となるストレスなど）がない．

条件 (a) (b) を満たせば暫定的な診断ができる．4つの条件がそろえば，診断分類はかなり確実となる．

諸状態の中で以下のようなものが，この項目に分類される症候群をかなり誘発しやすいことが知られている．てんかん，辺縁系領域の脳炎，ハンチントン病，頭部外傷，脳腫瘍，中枢神経系に遠隔的影響を与える頭蓋外の悪性新生物（とくに膵臓癌），脳血管障害，脳血管の損傷あるいは奇形，SLEあ

るいは他の膠原病，内分泌疾患（とくに甲状腺機能低下症，甲状腺機能亢進症，クッシング病），代謝性疾患（低血糖症，ポルフィリア，低酸素症など），熱帯性伝染性寄生虫疾患（トリパノソーマ症など），非向精神薬（プロプラノロール，L-ドーパ，メチルドーパ，ステロイド，降圧薬，抗マラリア薬）による中毒作用．

〈除〉せん妄に関連した精神障害（F05.-）
　　　F00-F03に分類される認知症に関連した精神障害

F06.0　器質性幻覚症　Organic hallucinosis

持続性あるいは反復性の，通常は視覚あるいは聴覚性の幻覚を示す障害であり，意識清明状態で起こり，患者が幻覚として認識することもしないこともある．幻覚が妄想的に解釈されることもあるが，病識が保たれていることもまれではない．

診断ガイドライン

F06の序論で述べた一般的な診断基準に加え，幻覚がどのような形態であっても明らかに持続性あるいは反復性であること，意識混濁がないこと，知的能力の著しい低下がないこと，気分の著しい障害がないこと，妄想が優勢でないことが必要である．

〈含〉皮膚寄生虫妄想
　　　器質性幻覚状態（非アルコール性）
〈除〉アルコール性幻覚症（F10.52）
　　　統合失調症（F20.-）

F06.1　器質性緊張病性障害　Organic catatonic disorder

緊張病性症状に関連する精神運動性の活動の減少（昏迷）あるいは増加（興奮）を呈する障害．精神運動性障害の両極は交替することもある．統合失調症で記述されている緊張病性障害のすべての症状が，このような器質的状態で生ずるか否かは不明である．また器質性緊張病性状態が，清明な意識状態で起きるのか，あるいは，常に部分的ないし全健忘をあとに残すせん妄の表現であるのか，まだ結論は出ていない．このことは診断をくだす際に注意すべきであり，この状態をせん妄から慎重に区別することが必要である．脳炎と一酸化炭素中毒は，他の器質性疾患よりもしばしばこの症候群と関連があると考えられている．

診断ガイドライン

F06 の序論に定めた器質性原因を推定する一般的基準を満たさなければならない．さらに，以下のいずれか1つが存在しなければならない．

(a) 昏迷（部分的あるいは完全な緘黙，拒絶症，強直姿勢を伴った自発運動の減少あるいは完全な欠如）．
(b) 興奮（攻撃的傾向を伴ったり，伴わなかったりする激しい運動過多）．
(c) 昏迷と興奮の両者（寡動から多動へ急速にかつ予測できずに変化する）．

診断をさらに確実にする他の緊張病性現象は，常同症，ろう屈症，衝動行為である．

〈除〉緊張型統合失調症（F20.2）
　　　解離性昏迷（F44.2）
　　　特定不能の昏迷（R40.1）

F06.2　器質性妄想性（統合失調症様）障害　Organic delusional (schizophrenia-like) disorder

持続性あるいは反復性の妄想が臨床像を支配する障害．妄想は幻覚を伴っていることもあるが，幻覚内容に必ずしも左右されない．奇妙な妄想，幻覚あるいは思考障害など，統合失調症を示唆するような症状を認めることもある．

診断ガイドライン

F06 の序論に定めた器質性原因を推定する一般的基準を満たさなければならない．さらに妄想（迫害，身体的変化，嫉妬，疾病，あるいは自己や他人の死に関するもの）が存在しなければならない．幻覚，思考障害，あるいは孤立した緊張病性現象が出現することもある．意識と記憶の障害はあってはならない．この診断は器質性の原因を推定させる証拠が非特異的であったり，脳室拡大（CT検査により認められた）や「ソフト」な神経学的徴候などに限られているときはくだすべきではない．

〈含〉器質性の妄想状態と幻覚妄想状態
　　　てんかんにおける統合失調症様精神病
〈除〉急性一過性精神病性障害（F23.-）
　　　薬物による精神病性障害（F1x.5）
　　　持続性妄想性障害（F22.-）
　　　統合失調症（F20.-）

F06.3　器質性気分（感情）障害　Organic mood (affective) disorders

　気分あるいは感情の変化を特徴とする障害であり，通常全般的な活動レベルの変化を伴う．この障害を器質性の節に含める唯一の基準は，脳あるいは他の身体疾患が直接原因と考えられることであり，それは独立して（たとえば適切な身体的・検査的検索によって）明らかとなるか，あるいは既往に関する適切な情報から推定されるかしなければならない．感情障害が器質性要因に引き続いて起きること，脳障害があるという認識あるいはその症状に対する情緒的反応ではないことが必要である．

　感染症後うつ病（たとえばインフルエンザのあと）はよくある例であり，ここにコードすべきである．軽躁病までにはいたらない持続的な軽度の上機嫌（たとえばステロイド療法あるいは抗うつ薬に関連して時に認められる）は，ここではなくF06.8にコードすべきである．

診断ガイドライン

　F06の序論に定めた器質的病因を推定する一般的基準に加えて，F30-F33にあげた障害のいずれか1つの診断のための必要条件を満たすこと．

　〈除〉非器質性あるいは特定不能の気分（感情）障害（F30-F39）
　　　　右半球性感情障害（F07.8）

　臨床的障害を特定するために次の第5桁のコードを用いることができる．

F06.30　　　器質性躁病性障害
F06.31　　　器質性双極性感情障害
F06.32　　　器質性うつ病性障害
F06.33　　　器質性混合性感情障害

F06.4　器質性不安障害　Organic anxiety disorder

　全般性不安障害（F41.1），パニック障害（F41.0），あるいは両者が合併した障害として，本質的に記述的な特性によって特徴づけられるが，脳機能不全を起こしうる器質性障害（たとえば，側頭葉てんかん，甲状腺中毒症，あるいは褐色細胞腫）の結果として生じてくる障害．

　〈除〉非器質性あるいは特定不能の不安障害（F41.-）

F06.5　器質性解離性障害　Organic dissociative disorder

　F44.-「解離性（転換性）障害」の必要条件を満たし，器質性原因の一般的基準（この節の序論に記されているような）をも満たす障害．

　〈除〉非器質性あるいは特定不能の解離性（転換性）障害（F44.-）

F06.6　器質性情動易変性（無力性）障害　Organic emotionally labile (asthenic) disorder

器質性障害の存在によると思われる顕著で持続性の情動失禁あるいは情緒不安定，易疲労性，あるいはさまざまな不快な身体感覚（たとえば，めまい）と疼痛によって特徴づけられる障害．この障害は脳血管障害あるいは高血圧障害に関連して出現することが多いと考えられている．

〈除〉非器質性あるいは特定不能の身体表現性障害（F45.-）

F06.7　軽度認知障害　Mild cognitive disorder

この障害は脳と全身性（HIV感染症を含む）のさまざまな感染症と身体的障害に先行したり，随伴したり，あるいは続発したりすることがある．脳が障害されているという直接的な神経学的証拠は必ずしも存在しないにもかかわらず，通常の活動に苦痛と困難を認めることがある．このカテゴリーの境界はさらにはっきりと決められるべきである．身体的障害が回復すれば，軽度の認知障害がその後2～3週間以上続くことはない．その状態が明らかに，本書の他のいずれかの節に分類される精神あるいは行動の障害のせいである場合には，この診断をくだしてはならない．

診断ガイドライン

主な症状は認知作業能力の低下である．それは，記憶障害，学習あるいは集中の困難を含む．客観的テストでは通常異常を呈する．症状は，認知症（F00-F03），器質性健忘症候群（F04），あるいはせん妄（F05.-）の診断ができないようなものである．

【鑑別診断】脳炎後症候群（F07.1）と脳振盪後症候群（F07.2）とは，病因が違うこと，症状が一般により軽いものに限られていること，そして持続時間がより短いことから鑑別できる．

F06.8　脳損傷，脳機能不全および身体疾患による他の特定の精神障害　Other specified mental disorders due to brain damage and dysfunction and to physical disease

たとえば，ステロイドあるいは抗うつ薬の治療中に生じた異常な気分状態．

〈含〉特定不能のてんかん性精神病

F06.9 脳損傷，脳機能不全および身体疾患による特定不能の精神障害 Unspecified mental disorder due to brain damage and dysfunction and to physical disease

F07 脳疾患，脳損傷および脳機能不全によるパーソナリティおよび行動の障害 Personality and behavioural disorders due to brain disease, damage and dysfunction

　パーソナリティと行動の変化は，脳疾患，脳損傷，脳機能不全の残遺障害あるいは合併障害として生じうる．症例によっては，このような残遺あるいは合併するパーソナリティと行動の症候群における相違は脳内病変の類型，および/または局在を示唆するものであるが，このような診断的推定の信頼性は過大評価すべきではない．それゆえ，基礎にある病因を常に別の方法で調べ，もしわかれば記録しておく必要がある．

F07.0 器質性パーソナリティ障害 Organic personality disorder
　この障害は習慣的な病前の行動パターンの顕著な変化によって特徴づけられる．情動，欲求，衝動の表出がとくに侵される．いわゆる前頭葉症候群に認められるように，個人的および社会的に起こりうる結果を計画し予想するような領域において主に，あるいはそのような領域のみにおいて，認知機能が障害されることがある．しかしながら，現在この症候群は前頭葉の病変だけでなく，脳の他の限局した領域の病変でも生ずることが知られている．
診断ガイドライン
　確定診断には，明確な既往あるいは脳疾患，脳損傷あるいは脳機能不全の他の証拠に加えて，次の特徴のうち2つ以上がなければならない．
(a) 目標指向性で，とくに長期間を要し，満足を先にのばさなければならないような活動を我慢して行う能力の持続的な減弱．
(b) 情動の易変性，浅薄で動機のない陽気さ（上機嫌，不適切な冗談），易刺激性あるいは短時間の怒りと攻撃性の爆発へと変わりやすいことで特徴づけられる情動的行動の変化，無感情がより支配的な症状である症例もある．
(c) 欲求と衝動の表出が，その結果や社会的慣習を無視して起こりやすい（患者は，たとえば窃盗，不適切な性的接近，貪食というような非社会

的行動にふけったり，容姿にかまわない）．
(d) 猜疑的あるいは妄想様観念化，および/または単一で，通常は抽象的な主題（たとえば宗教，「正」と「悪」）への過剰な没頭の形式をとる認知障害．
(e) 言語表出の速さと流れの著しい変化が迂遠，詳細すぎること，粘着性，具体的すぎることとともに現れるという特徴がある．
(f) 性行動の変化（性欲減退あるいは性嗜好性の変化）．

〈含〉前頭葉症候群
　　　辺縁系てんかん性パーソナリティ症候群
　　　ロボトミー症候群
　　　器質性偽精神病質性パーソナリティ
　　　器質性偽遅滞性パーソナリティ
　　　白質切截術後症候群
〈除〉破局的体験後の持続的パーソナリティ変化（F62.0）
　　　精神科的疾病後の持続的パーソナリティ変化（F62.1）
　　　脳振盪後症候群（F07.2）
　　　脳炎後症候群（F07.1）
　　　特定のパーソナリティ障害（F60.-）

F07.1　脳炎後症候群　Postencephalitic syndrome

この症候群にはウィルス性あるいは細菌性脳炎から回復したあとの残遺性の行動変化が含まれる．症状は非特異的で，個人によって，感染源によって，感染時の年齢によってさまざまである．この症候群はしばしば可逆的であり，この点が器質性パーソナリティ障害との主な違いである．

診断ガイドライン

症状としては全身倦怠感，無感情あるいは易刺激性，認知機能の低下（学習困難），睡眠と食行動のパターンの変化，性的な変化，そして社会的判断における変化が含められる．麻痺，聴力障害，失語，構成失行，失算のようなさまざまな残遺的な神経学的機能不全が存在することもある．

〈除〉器質性パーソナリティ障害（F07.0）

F07.2　脳振盪後症候群　Postconcussional syndrome

この症候群は，頭部外傷（通常意識の消失を生ずるほど重いもの）に引き続いて起こり，頭痛，めまい（dizziness）〔ふつうは真性めまい（vertigo）の

特徴を欠く〕，疲労感，易刺激性，集中と課題遂行の困難，記憶障害，不眠，ストレスや情緒的興奮あるいはアルコールに対する耐性の低下などいくつかの異なった症状を含む．これらの症状は，ある程度の自尊心の喪失と永続的な脳損傷への恐怖から生ずる抑うつと不安感を伴うことがある．この感情が本来の症状を増強させ，悪循環を生む．一部の患者は心気的になり，診断と治療を求め，頑固な疾病役割を演じるかもしれない．これらの症状の原因は常に明白であるとは限らず，器質的要因および心理的要因の両者によって原因が説明されてきた．それゆえ，この病態の疾病分類的位置づけはやや不明確である．しかしながら，この症候群はふつうにみられるものであって，患者を悩ますことは疑いない．

診断ガイドライン

確定診断のためには，上記の特徴のうち少なくとも3つが存在しなければならない．検査手技（脳波，脳幹誘発電位，脳画像診断，眼振図）を用いた入念な評価が，症状を実証する客観的な証拠を与えることもあるが，しばしばこれらの検査の結果は陰性に終る．訴えは補償を求める動機と必ずしも関連していない．

〈含〉脳挫傷後症候群（脳症）
　　　非精神病性外傷後脳症候群

F07.8　脳疾患，脳損傷および脳機能不全による他の器質性のパーソナリティおよび行動の障害　Other organic personality and behavioural disorders due to brain disease, damage and dysfunction

脳疾患，脳損傷，あるいは脳機能不全によって，さまざまな認知，情動，パーソナリティ，そして行動の障害が生じうるが，それらのすべてが前記の項目に分類されるとは限らない．しかしながら，この領域の症候群の疾病分類上の位置づけが不明確ならば，「その他」としてコードすべきである．必要ならば，以下のような推定項目を同定するために第5桁の数字を付加することができる．

<u>右半球器質性感情障害</u>（右半球障害を有する患者において，自己の感情を表現する能力の変化がある）．表面的には抑うつ的にみえてもうつ病は常に存在するとは限らず，それは制限された情動の表出なのである．

以下のものもここにコードせよ：

(a) F07.0－F07.2にあげられているもの以外で，脳疾患，脳損傷，あるいは脳機能不全によるパーソナリティあるいは行動の変化の特異的だが推

定的な症候群．
(b) アルツハイマー病やパーキンソン病などのような進行性精神障害における認知症にまでいたっていない軽度の認知障害を伴う状態．その診断は，認知症の基準が満たされたときに変更すべきである．

〈除〉せん妄（F05.-）

F07.9　脳疾患，脳損傷および脳機能不全による特定不能の器質性のパーソナリティおよび行動の障害　Unspecified organic personality and behavioural disorder due to brain disease, damage and dysfunction

〈含〉器質性精神症候群

F09　特定不能の器質性あるいは症状性精神障害　Unspecified organic or symptomatic mental disorder

〈含〉特定不能の器質性精神病
　　　特定不能の症状性精神病
〈除〉特定不能の精神病（F29）

F1 精神作用物質使用による精神および行動の障害

Mental and behavioural disorders due to psychoactive substance use

概　要

F10.- アルコール使用による精神および行動の障害

F11.- アヘン類使用による精神および行動の障害

F12.- 大麻類使用による精神および行動の障害

F13.- 鎮静薬あるいは睡眠薬使用による精神および行動の障害

F14.- コカイン使用による精神および行動の障害

F15.- カフェインおよび他の精神刺激薬使用による精神および行動の障害

F16.- 幻覚剤使用による精神および行動の障害

F17.- タバコ使用による精神および行動の障害

F18.- 揮発性溶剤使用による精神および行動の障害

F19.- 多剤使用および他の精神作用物質使用による精神および行動の障害

第4, 5桁のコードは，以下の臨床状態を特定するのに使われる：
　　F1x.0　　急性中毒

	.00	合併症がないもの
	.01	外傷あるいは他の身体損傷を伴うもの
	.02	他の医学的合併症を伴うもの
	.03	せん妄を伴うもの
	.04	知覚変容を伴うもの
	.05	昏睡を伴うもの
	.06	けいれんを伴うもの
	.07	病的中毒
F1x.1		有害な使用
F1x.2		依存症候群
	.20	現在節制中のもの
	.21	現在節制中だが,保護された環境にいるもの
	.22	現在臨床的管理下で維持療法あるいは置換療法中のもの(コントロールされた依存)
	.23	現在節制中だが,嫌悪剤あるいは阻止剤による治療下にあるもの
	.24	現在依存物質を使用中のもの(活動的依存)
	.25	持続的使用
	.26	挿間的使用(渴酒症)
F1x.3		離脱状態
	.30	併発症状がないもの
	.31	けいれんを伴うもの
F1x.4		せん妄を伴う離脱状態
	.40	けいれんを伴わないもの
	.41	けいれんを伴うもの
F1x.5		精神病性障害
	.50	統合失調症様のもの
	.51	主として妄想性のもの
	.52	主として幻覚性のもの
	.53	主として多形性のもの
	.54	主としてうつ病性症状のもの
	.55	主として躁病性症状のもの
	.56	混合性のもの
F1x.6		健忘症候群

F1x.7		残遺性および遅発性精神病性障害
	.70	フラッシュバック
	.71	パーソナリティあるいは行動の障害
	.72	残遺性感情障害
	.73	認知症
	.74	他の持続性認知障害
	.75	遅発性精神病性障害
F1x.8		他の精神および行動の障害
F1x.9		特定不能の精神および行動の障害

序論

この節には,(単純な中毒や有害な物質使用から,明らかな精神病性障害,認知症にいたるまでの)さまざまの程度の障害が含まれる.しかし,その障害はすべて,1つあるいは数種の精神作用物質(医学的に処方されたものであるか否かを問わない)の使用によって生じている.

関与する物質は第2桁と第3桁(すなわちFのあとの最初の2つの数字)で示され,第4桁と第5桁で状態像が特定される.スペースの節約のため,最初にすべての精神作用物質をあげ,次いで4桁のコードをあげる.これらのコードは必要に応じそれぞれの物質を特定するために使うべきであるが,4桁のコードがすべての物質に適用可能ではないことに注意しなくてはならない.

診断ガイドライン

使用された精神作用物質の同定は,本人からの陳述,尿や血液などの検体の客観的分析,その他の証拠(患者の持ち物の中に薬物が存在すること,臨床徴候と症状,あるいは情報を知っている第三者からの報告)などに基づいて行われる.常に望まれることは,2つ以上の情報源から物質使用に関連した確証を求めることである.

客観的な薬物の分析は,現在あるいは最近の薬物使用について最も有力な証拠を提供するものであるが,これらのデータから過去の使用や現在の使用量を知るには限界がある.

薬物常用者の多くは2種類以上の薬物を使用する.しかし,障害の診断は,可能な限り使用された中で最も重要な単一の物質(あるいは物質の属する分類)にしたがってなされるべきである.通常,現在の障害を引き起こしている特定の薬物あるいは薬物のタイプに関して診断する.はっきりしないとき,とくに持続的あるいは連日の薬物使用を伴う症例では,最も頻繁に乱用されている薬物あるいは薬物のタイプをコードする.

精神作用物質使用のパターンが混乱し無差別であったり,種々の異なる薬物が複雑に関与している症例にのみ,F19.-「多剤使用および他の精神作用物質使用による精神および行動の障害」の診断コードを使うべきである.

緩下薬,あるいはアスピリンなどのような,精神作用物質以外の乱用は,F55.-「依存を生じない物質の乱用」にコードして,関与する物質のタイプを第4桁で特定すべきである.

精神障害(とくに高齢者のせん妄)が精神作用物質によるものであっても,

この章の障害（たとえば，有害な使用あるいは依存症候群）のどれかが当てはまらない場合は，F00-F09にコードすべきである．この節の障害にせん妄状態が加わった場合は，F1x.3あるいはF1x.4にコードすべきである．

アルコール関与の程度はICD-10の第XX章の補遺コードで表すことができる．すなわち，Y90.-「血中のアルコール含有量より決定されるアルコール関与の証拠」，あるいはY91.-「中毒の程度によって決定されるアルコール関与の証拠」．

F1x.0　急性中毒　Acute intoxication

アルコールあるいは精神作用物質の投与に続いて，意識水準，認知，知覚，感情か行動，あるいは他の精神生理的な機能と反応の障害が一過性に生じた状態．

この診断は，アルコールあるいは薬物に関連した持続的問題を伴うことなく中毒が起きている症例においてのみ主診断とすべきである．持続的な問題を伴う場合は，有害な使用（F1x.1），依存症候群（F1x.2），あるいは精神病性障害（F1x.5）という診断を優先すべきである．

診断ガイドライン

急性中毒は通常，薬物使用量と密接に関連している（ICD-10，第XX章参照）．例外として，ある種の身体疾患（たとえば，腎あるいは肝機能不全）に罹患している場合，少量の物質でも，使用量に相応しない重度な中毒作用を生じることがある．社会的な状況からくる脱抑制もここに入れるべきである（例：パーティーやお祭りでの行動上の脱抑制）．急性中毒は，一過性の現象である．中毒の強さは時間の経過に伴い軽減し，物質の作用はそれ以上使用しなければ結局消失してしまう．したがって，組織損傷や他の合併症が起こってこない限り，完全に回復する．

中毒症状は使用された物質の一次的な作用を必ずしも反映するものではない．たとえば，精神抑制薬が焦燥感か多動を，精神刺激薬が社会的引きこもりと内向的な行動を引き起こすことがある．大麻や幻覚剤のような物質では予想できない作用が出現することがある．さらに，多くの精神作用物質は使用量が異なると生じる作用が異なることがある．たとえば，アルコールは少量では明らかに行動上の刺激作用をもち，量が増加するに伴い焦燥感と攻撃性が出現し，きわめて大量では明らかな鎮静を引き起こす．

〈含〉アルコール症における急性酩酊
　　　「バッド・トリップ」（幻覚剤による）

　　　　特定不能の酩酊

【鑑別診断】急性の頭部外傷と低血糖を考慮せよ．種々の物質の混合使用の結果生じた中毒の可能性も考慮せよ．

以下の5桁のコードは，急性中毒がどのような合併症を伴うかを示すために用いられる．

F1x.00　　合併症がないもの
　　症状の重症度はさまざまであり，通常は用量に依存し，とくに大量で生じる．
F1x.01　　外傷あるいは他の身体損傷を伴うもの
F1x.02　　他の医学的合併症を伴うもの
　　吐血，吐物の吸引のような合併症
F1x.03　　せん妄を伴うもの
F1x.04　　知覚変容を伴うもの
F1x.05　　昏睡を伴うもの
F1x.06　　けいれんを伴うもの
F1x.07　　病的中毒
　　アルコールのみに適用される．ほとんどの人で中毒を生じない量の飲酒直後に，酒を飲んでいないときには通常みられない攻撃性と，しばしば暴力的行動が突然出現する．

F1x.1　有害な使用　Harmful use

健康に害を及ぼす精神作用物質使用パターン．その障害は身体的なもの（自らの注射によって肝炎になる場合のように）であったり，精神的なもの（たとえば，大量飲酒後の二次的なうつ病性障害のエピソード）であったりする．

診断ガイドライン

診断には，使用者の精神的あるいは身体的な健康に実際に害が起きていることが必要である．

有害な使用パターンはしばしば他人から批判され，またしばしばさまざまな種類の社会的に不運な結果に結びつく．物質使用パターンや特定の物質が，他人あるいはその文化から容認されないものであっても，あるいは逮捕や夫婦関係の破綻といった社会的に不幸な結果に結びついたものであっても，それだけでは有害な使用の証拠とはならない．

急性中毒（F1x.0を参照），あるいは「二日酔い」だけでは，有害な使用とコードするに必要な健康への害の十分な証拠とはならない．

有害な使用という診断は、依存症候群（F1x.2）、精神病性障害（F1x.5）、あるいは薬物とアルコールに関連した他の特定の障害がある場合はくだすべきではない。

F1x.2　依存症候群　Dependence syndrome

ある物質あるいはある種の物質使用が、その人にとって以前にはより大きな価値をもっていた他の行動より、はるかに優先するようになる一群の生理的、行動的、認知的現象。依存症候群の中心となる記述的特徴は、精神作用物質（医学的に処方されたものであってもなくても）、アルコールあるいはタバコを使用したいという欲望（しばしば強く、時に抵抗できない）である。ある期間物質を禁断したあと再使用すると、非依存者よりも早くこの症候群の他の特徴が再出現するという証拠がある。

診断ガイドライン

依存の確定診断は、通常過去1年間のある期間、次の項目のうち3つ以上がともに存在した場合にのみくだすべきである。

(a) 物質を摂取したいという強い欲望あるいは強迫感。
(b) 物質使用の開始、終了、あるいは使用量に関して、その物質摂取行動を統制することが困難。
(c) 物質使用を中止もしくは減量したときの生理学的離脱状態（F1x.3とF1x.4を参照）。その物質に特徴的な離脱症候群の出現や、離脱症状を軽減するか避ける意図で同じ物質（もしくは近縁の物質）を使用することが証拠となる。
(d) はじめはより少量で得られたその精神作用物質の効果を得るために、使用量を増やさなければならないような耐性の証拠（この顕著な例は、アルコールとアヘンの依存者に認められる。彼らは、耐性のない使用者には耐えられないか、あるいは致死的な量を毎日摂取することがある）。
(e) 精神作用物質使用のために、それに代わる楽しみや興味を次第に無視するようになり、その物質を摂取せざるをえない時間や、その効果からの回復に要する時間が延長する。
(f) 明らかに有害な結果が起きているにもかかわらず、依然として物質を使用する。たとえば、過度の飲酒による肝臓障害、ある期間物質を大量使用した結果としての抑うつ気分状態、薬物に関連した認知機能の障害などの害。使用者がその害の性質と大きさに実際に気づいていることを（予測にしろ）確定するよう努力しなければならない。

精神作用物質使用のパターンの個人的な幅が狭くなることが特徴として記述されている（たとえば，適切な飲酒行動を求める社会的束縛を無視して，平日でも週末でも飲酒する傾向）．

精神作用物質を使用していること，あるいは特定の物質使用の欲求が存在することが依存症候群の本質的な特徴である．薬物使用への衝動に対する自覚は，物質の使用をやめようとしたり制御しようとするときに最も一般的に認められるものである．以下の場合はこの診断は除外される．たとえば，鎮痛のためにアヘン類薬剤を投与され，それが投与されないとアヘン類離脱状態の徴候を示すが，しかし薬物を使用し続けたいという欲求はもたない外科患者．

依存症候群は特別な物質（たとえば，タバコやジアゼパム），ある種の物質（たとえば，アヘンおよびアヘン様物質），あるいは広い範囲のさまざまな物質によって起こりうる（入手可能な薬物ならどのようなものでも使用したいという衝動を常に感じ，禁断の際には苦悩，激越，および/または離脱状態の身体的徴候を示す人びとにみられるように）．

〈含〉慢性アルコール症

　　　渇酒症（dipsomania）

　　　薬物嗜癖

依存症候群の診断は，さらに以下のような5桁のコードによって特定することができる．

F1x.20　　現在節制中のもの

F1x.21　　現在節制中だが，保護された環境にいるもの（たとえば，病院，治療共同体，刑務所など）

F1x.22　　現在臨床的管理下で維持療法あるいは置換療法中のもの（コントロールされた依存）（たとえば，メサドン，ニコチンガムあるいはニコチンパッチ）

F1x.23　　現在節制中だが，嫌悪剤あるいは阻止剤による治療下にあるもの（たとえば，ナルトレキソンあるいはジスルフィラム）

F1x.24　　現在依存物質を使用中のもの（活動的依存）

F1x.25　　持続的使用

F1x.26　　挿間的使用（渇酒症）

F1x.3　離脱状態　Withdrawal state

ある物質を，反復し，通常は長期に，および/または大量に使用したあと

で，その物質から完全あるいは不完全に離脱することによって生じた，さまざまな症状と重症度から成る症候群である．離脱状態の発現と経過は時間的に規定されており，中断直前に使用された物質の種類と量に関連する．離脱状態はけいれんを伴うことがある．

診断ガイドライン

離脱症状は依存症候群（F1x.2 を参照）の1つの指標であり，依存症候群の診断も同時に考慮すべきである．

離脱状態は，それが受診の理由でありかつそれ自体が医療を要するほど重症であるならば，主診断としてコードすべきである．

使用された物質により身体症状はさまざまである．心理的障害（たとえば，不安，抑うつ，睡眠障害）も離脱に共通した症状である．典型的には，患者は物質を続けて用いることによって離脱症状が軽減すると述べることが多い．

直前には物質を使用していなくても，条件づけられた/学習された刺激によって離脱症状が引き起こされうることを忘れてはならない．このような場合，離脱状態という診断は重症であることが確認された場合にのみくだすべきである．

【鑑別診断】薬物離脱状態において生じる症状の多くは，他の精神医学的な状態によっても引き起こされる．たとえば，不安状態やうつ病性障害．他の条件による単なる「二日酔い（hangover）」あるいは振戦を，離脱状態の症状と混同してはならない．

離脱状態の診断は，さらに以下の5桁のコードを用いて特定することができる．

F1x.30　　併発症状がないもの
F1x.31　　けいれんを伴うもの

F1x.4　せん妄を伴う離脱状態　Withdrawal state with delirium

この状態はせん妄（F05.-の診断基準を参照）を伴う離脱状態（F1x.3を参照）である．

アルコールによる振戦せん妄はここにコードすべきである．振戦せん妄は，身体的な障害を伴う，短期間だが時には生命を脅かす中毒性錯乱状態である．すなわち，振戦せん妄は通常長期間の飲酒歴をもつ重度のアルコール依存症者が，完全にあるいは不完全に離脱した結果として生じる．通常はアルコールの離脱後に発症する．大量の飲酒期間中にこの状態が出現することがある

が，その場合もここにコードすべきである．

典型的な前駆症状は，不眠，振戦そして恐怖である．離脱けいれんが発症に先行することもある．症状の古典的な三主徴は，意識混濁と錯乱，どの種類の知覚にも認められる生き生きとした幻覚と錯覚，そして著明な振戦から成る．妄想，激越，不眠あるいは睡眠サイクルの逆転，そして自律神経の過剰な活動も通常存在する．

〈除〉せん妄，アルコールあるいは他の精神作用物質によらないもの（F05.-）．

せん妄を伴う離脱状態の診断は，さらに以下の5桁のコードを用いて特定される．

F1x.40　　けいれんを伴わないもの
F1x.41　　けいれんを伴うもの

F1x.5　精神病性障害　Psychotic disorder

通常は物質の使用中あるいは使用直後に起こり，生き生きとした幻覚（典型的には幻聴，しばしば2種類以上の知覚に生ずる），人物誤認，関係妄想および/または関係念慮（しばしばパラノイドあるいは迫害的な性質のもの），精神運動障害（興奮あるいは昏迷），激しい恐怖から恍惚にまで及ぶ異常な感情などによって特徴づけられる精神病性症状の一群である．知覚は通常明瞭であるが，激しい錯乱へはいたらないものの，ある程度の意識混濁は存在することがある．典型的な場合この障害は，少なくとも部分的には1カ月以内に，そして完全には6カ月以内に消失する．

診断ガイドライン

薬物使用中あるいは中止直後（通常48時間以内）に生じる精神病性障害は，せん妄を伴う薬物離脱状態（F1x.4を参照）でなかったり，あるいは中止から遅れた発症でなければ，ここにコードすべきである．遅発性精神病性障害（薬物使用を中止して2週間以降の発症）は起こりうるが，その場合はF1x.75にコードすべきである．

精神作用物質による精神病性障害は多様なパターンの症状を呈しうる．それらは使用された物質のタイプと使用者の人格に影響されるであろう．コカインやアンフェタミンのような刺激性の薬物の場合，薬物惹起性の精神病性障害は，一般にそうした薬物の大量使用および/または物質の長期使用と密接に関連している．

精神病性障害の診断は，使用された物質が一次的に幻覚惹起作用をもつ場

合（たとえば，LSD，メスカリン，大量の大麻）には，単に知覚のゆがみや幻覚体験に基づいてくだすべきではない．そのような場合，そしてまた錯乱状態に対しても，急性中毒（F1x.0）という診断の可能性を考慮すべきである．

精神作用物質による精神病性障害という診断が適切であるのに，誤ってより重篤な状態（たとえば統合失調症）と診断しないようにとくに注意をしなければならない．精神作用物質による精神病状態の多くは，アンフェタミン精神病とコカイン精神病の場合のように，それ以上薬物を摂取しない限り持続期間は短い．そのような場合，誤診は患者と医療サービスにとって苦痛と高い代償をもたらすものになることがある．

〈含〉アルコール幻覚症
    アルコール性嫉妬
    アルコール性パラノイア
    特定不能のアルコール精神病

【鑑別診断】他の精神障害が精神作用物質使用によって悪化あるいは促進された可能性を考慮せよ〔たとえば，統合失調症（F20.-），気分（感情）障害（F30−F39），妄想性あるいは統合失調質パーソナリティ障害（F60.0, F60.1）〕．そのような場合，精神作用物質による精神病状態という診断は不適切であろう．

精神病状態の診断は，さらに以下の5桁のコードによって特定することができる．

F1x.50　統合失調症様のもの
F1x.51　主として妄想性のもの
F1x.52　主として幻覚性のもの（アルコール幻覚症を含む）
F1x.53　主として多形性のもの
F1x.54　主としてうつ病症状のもの
F1x.55　主として躁病症状のもの
F1x.56　混合性のもの

F1x.6　健忘症候群　Amnesic syndrome

短期記憶の障害が慢性的で顕著な症候群であり，時に長期記憶は障害されるが即時の想起能力は保たれている．時間感覚と出来事の順序づけの障害が通常明らかであり，同様に新しい事柄を学習するのが困難である．作話が顕著になることもあるが，必ずしも存在するとは限らない．他の認知機能は通

常比較的よく保たれており，健忘性の欠陥が他の障害と比べて著しい．

診断ガイドライン

ここにコードされるアルコールあるいは他の精神作用物質による健忘症候群は，器質性健忘症候群の一般的な診断基準（F04を参照）を満たさなければならない．この診断の基本的な条件は以下のとおりである．

(a) 短期記憶（新しい事柄の学習）の障害として示される記憶障害．時間感覚（出来事の時間経過にそった再配列，反復する出来事を1つであるとみなすこと，など）の障害．

(b) 即時の想起能力に欠陥がないこと，意識障害がないこと，広汎な認知障害がないこと．

(c) アルコールあるいは薬物の慢性的（そしてとくに大量の）使用の病歴あるいは客観的証拠．

しばしば無感情と自発性欠如を伴ったパーソナリティの変化，さらに自己否認の傾向もまた存在することがあるが，これらを診断の必要条件とみなすべきではない．

作話は顕著なこともあるが，この診断に必要な前提条件とみなすべきではない．

〈含〉コルサコフ精神病あるいは症候群，アルコールあるいは他の精神作用物質によるもの

【鑑別診断】考慮せよ：器質性健忘症候群（非アルコール性）（F04を参照），他の顕著な記憶障害を伴う器質性症候群（たとえば，認知症あるいはせん妄）（F00–F03, F05.-），うつ病性障害（F31–F33）．

F1x.7 残遺性および遅発性精神病性障害 Residual and late-onset psychotic disorder

認知，感情，パーソナリティ，あるいは行動などの面で，アルコールあるいは精神作用物質による変化が，その精神作用物質が直接影響していると合理的に想定される期間を超えて持続している障害．

診断ガイドライン

この障害の発症はアルコールあるいは精神作用物質の使用と直接関連していなければならない．初発が物質使用のエピソード（数回の場合もある）から時間的に遅れた場合，この状態を物質の残遺的効果に帰すことができるような明白で強力な証拠があるときに限り，ここにコードすべきである．この障害は，以前の正常な機能状態から変化しているか，あるいはその機能状態

が著しく病的に過剰となっていなければならない.

この障害は薬物の直接的な効果が作用していると想定される期間を超えて持続していなければならない (F1x.0: 急性中毒を参照). アルコールあるいは精神作用物質による認知症は必ずしも不可逆的ではない. アルコールあるいは精神作用物質を長期にわたって完全に絶ったあとで, 知的機能と記憶が改善することがある.

この障害は離脱に関連した状態 (F1x.3 と F1x.4 を参照) から注意深く鑑別されなければならない. ある種の状況では, あるいはある種の物質によっては, 離脱状態の現象が, その物質の中断後, 何日もあるいは何週間も存在しうることを忘れてはならない.

精神作用物質により惹起され, その使用終了後にも持続している状態で, 精神病性障害の診断基準を満たす場合には, この診断をくだすべきではない (F1x.5「精神病性障害」を用いる). コルサコフ症候群の慢性的末期状態を示す患者は F1x.6 にコードすべきである.

【鑑別診断】考慮せよ: 物質使用によって隠蔽され, 精神作用物質に関連した効果の消失に伴って再出現してきた, 既存の精神障害 (たとえば, 恐怖症性不安, うつ病性障害, 統合失調症あるいは統合失調型障害). フラッシュバックの場合は急性一過性精神病性障害 (F23.-). 精神作用物質の誤用を伴うことのある脳器質性損傷, および軽度あるいは中等度の精神遅滞 (F70-F71).

この診断項目は, さらに以下の 5 桁のコードを用いることによって特定することができる.

F1x.70　　フラッシュバック
　ある程度挿間的な性質をもち, しばしば持続期間がきわめて短く (たとえば, 数秒あるいは数分), そして以前の薬物にかかわる体験の反復であること (時にはまったく同じである) によって, 精神病性障害から鑑別することができる.

F1x.71　　パーソナリティあるいは行動の障害
　器質性パーソナリティ障害 (F07.0) の診断基準を満たすこと.

F1x.72　　残遺性感情障害
　器質性気分 (感情) 障害 (F06.3) の診断基準を満たすこと.

F1x.73　　認知症
　F00-F09 の序論に示したような認知症の一般的診断基準を満たす.

F1x.74　　他の持続性認知障害

認知障害は持続するが,精神作用物質による健忘症候群(F1x.6)あるいは認知症(F1x.73)の診断基準を満たさない障害のための残遺カテゴリー.

F1x.75　遅発性精神病性障害

F1x.8　他の精神および行動の障害　Other mental and behavioural disorders

その状態の直接的な原因となる物質の使用を確認できるものの,上記のいかなる障害の診断基準も満たさない他のすべての障害はここにコードする.

F1x.9　特定不能の精神および行動の障害　Unspecified mental and behavioural disorder

F2 統合失調症，統合失調型障害および妄想性障害

Schizophrenia, schizotypal and delusional disorders

概　要

- **F20**　統合失調症
  - F20.0　　妄想型統合失調症
  - F20.1　　破瓜型統合失調症
  - F20.2　　緊張型統合失調症
  - F20.3　　鑑別不能型統合失調症
  - F20.4　　統合失調症後抑うつ
  - F20.5　　残遺［型］統合失調症
  - F20.6　　単純型統合失調症
  - F20.8　　他の統合失調症
  - F20.9　　統合失調症，特定不能のもの

  第5桁の数字は，経過分類に用いる：
  - F20.x0　　持続性
  - F20.x1　　エピソード性，欠損は進行性のもの
  - F20.x2　　エピソード性，欠損は安定しているもの
  - F20.x3　　エピソード性，寛解するもの
  - F20.x4　　不完全寛解
  - F20.x5　　完全寛解
  - F20.x8　　その他
  - F20.x9　　経過は未確定，観察期間があまりに短い

- **F21**　統合失調型障害

F22 持続性妄想性障害
    F22.0   妄想性障害
    F22.8   他の持続性妄想性障害
    F22.9   持続性妄想性障害,特定不能のもの

F23 急性一過性精神病性障害
    F23.0   統合失調症状を伴わない急性多形性精神病性障害
    F23.1   統合失調症状を伴う急性多形性精神病性障害
    F23.2   急性統合失調症様精神病性障害
    F23.3   妄想を主とする他の急性精神病性障害
    F23.8   他の急性一過性精神病性障害
    F23.9   急性一過性精神病性障害,特定不能のもの

第5桁の数字は,関連する急性ストレスの有無を同定するのに用いることができる.
    F23.x0   関連する急性ストレスを伴わないもの
    F23.x1   関連する急性ストレスを伴うもの

F24 感応性妄想性障害

F25 統合失調感情障害
    F25.0   統合失調感情障害,躁病型
    F25.1   統合失調感情障害,うつ病型
    F25.2   統合失調感情障害,混合型
    F25.8   他の統合失調感情障害
    F25.9   統合失調感情障害,特定不能のもの

F28 他の非器質性精神病性障害

F29 特定不能の非器質性精神病

序　論

　統合失調症は，このグループの中で最も多くかつ重要な障害である．統合失調型障害は，統合失調症性の障害に特徴的な症状の多くを備えており，おそらく統合失調症との間に遺伝的関連があるであろう．しかし，統合失調症そのものにみられるような幻覚や妄想，および著しい行動障害を示さず，いつも医療の対象になるとは限らない．妄想性障害の大部分は統合失調症とおそらく無関係であろう．ただこの両者を，とくに発症時に臨床的に鑑別するのは困難なことがある．妄想性障害は異質な，十分には解明されていない障害の集まりであり，便宜的に，典型的な症状の持続期間によって，持続性妄想性障害の一群と，もっと大きい急性一過性精神病性障害の一群とに分けることができる．後者は，とくに発展途上国に多くみられる．ここにあげられている下位分類は，まだ暫定的なものとみなしておくべきである．統合失調感情障害については，種々議論があったが，この節に残すことになった．

F20　統合失調症　Schizophrenia

　統合失調症性の障害は，一般的には，思考と知覚の根本的で独特な歪み，および状況にそぐわないか鈍麻した感情によって特徴づけられる．ある程度の認知障害が経過中に進行することはあるが，意識の清明さと知的能力は通常保たれる．この障害には，人に個性・独自性・志向性といった感覚を与える最も根本的な諸機能の障害が含まれる．きわめて個人的な思考，感覚および行為が，他者に知られたり共有されたりしているように感じることがしばしばあり，自然的あるいは超自然的力が，しばしば奇妙な方法で患者の思考や行為に影響を及ぼすという説明的妄想が生じることがある．患者は自分中心にすべてのことが起こると考えていることもある．幻覚，とりわけ幻聴がよくみられ，患者の行動や思考に注釈を加えることがある．知覚障害もしばしばみられる．色彩や音が過度に生々しく感じられたり，質的に変化して感じられたり，日常的な物事のささいなことが，物事や状況の全体よりも重要に思えたりする．発病初期には困惑も多くみられ，そのために患者は日常的な状況にすぎないことを，自分に向けられた，たいていは悪意のある意味をもっていると確信するようになる．特徴的な統合失調症性思考障害では，正常な心的活動では抑制されているはずの概念全体の中の末梢的でささいなこ

とが，前面に出て，その状況にふさわしいものに取って代わる．そのために思考は漠然として不可解であいまいなものとなり，言葉で表現されても理解できないことがある．思考の流れが途切れたり，それてしまうことがしばしばあり，さらに思考が何か外部の力により奪い取られると感じられることもある．気分は特有の浅薄さ，気まぐれさや状況へのそぐわなさを示す．両価性と意欲障害が緩慢さや拒絶や昏迷として現れることがある．緊張病性症候群も出現する．発病は急性で，重篤な行動障害を伴っていたり，潜行性で，奇妙な考えやふるまいが徐々に進行したりする．障害の経過も，同じくきわめて多様であり，決して慢性化や荒廃が避けられないわけではない（経過は第5桁の数字で特定される）．症例のうち，文化圏や母集団の違いに応じてさまざまでありうるが，ある割合で完全寛解，あるいはほぼ完全寛解といった転帰にいたる．男女とも，ほぼ同程度に罹患するが，女性は発病が遅い傾向がある．

厳密な意味での病態特異的な症状は確認できないが，実際的な目的から，上記の諸症状を，診断上特別な重要性をもち，しばしば同時に生じるものとして，以下のようなグループに分けると有用である．

(a) 考想化声，考想吹入あるいは考想奪取，考想伝播．
(b) 支配される，影響される，あるいは抵抗できないという妄想で，身体や四肢の運動や特定の思考，行動あるいは感覚に関するものである．それに加えて妄想知覚．
(c) 患者の行動を実況解説する幻声，患者のことを話し合う幻声，あるいは身体のある部分から聞こえる他のタイプの幻声．
(d) 宗教的あるいは政治的身分，超人的力や能力などの文化的にそぐわないまったくありえない他のタイプの持続的妄想（たとえば，天候をコントロールできるとか宇宙人と交信しているなど）．
(e) どのような種類であれ，持続的な幻覚が，感情症状ではない浮動性や部分的妄想あるいは持続的な支配観念を伴って生じる．あるいは数週間か数カ月間毎日持続的に生じる．
(f) 思考の流れに途絶や挿入があるために，まとまりのない，あるいは関連性を欠いた話し方になり，言語新作がみられたりする．
(g) 興奮，常同姿勢あるいはろう屈症，拒絶症，緘黙，および昏迷などの緊張病性行動．
(h) 著しい無気力，会話の貧困，および情動的反応の鈍麻あるいは状況へのそぐわなさなど，通常社会的引きこもりや社会的能力低下をもたらす

「陰性症状」．それは抑うつや向精神薬によるものでないこと．
(i) 関心喪失，目的欠如，無為，自己没頭，および社会的引きこもりとしてあらわれる，個人的行動のいくつかの側面の質が全般的に，著明で一貫して変化する．

診断ガイドライン

統合失調症の診断のために通常必要とされるのは，上記 (a) から (d) のいずれか1つに属する症状のうち少なくとも1つの明らかな症状（十分に明らかでなければ，ふつう2つ以上），あるいは (e) から (h) の少なくとも2つの症状が，1カ月以上，ほとんどいつも明らかに存在していなければならない．以上のような症状面での必要条件は満たすが，（治療の有無とは関係なく）持続期間が1カ月に満たないものは，まず急性統合失調症様精神病性障害（F23.2）と診断しておき，さらに症状が長く続くならば統合失調症と再分類すべきである．上記の症状 (i) は単純型統合失調症（F20.6）の診断にだけ用い，少なくとも1年間の持続が必要である．

仕事や社会的活動，身なりと身体衛生に対する関心の喪失といった症状や行動が，全般性不安，軽度の抑うつおよび物事へのとらわれなどとともに認められる前駆期が，精神病症状の発現に数週または数カ月先行していることが，明らかになる場合もある．発病の時点を決めることは困難であるので，1カ月間の持続という基準は，上記の特定の症状にだけ適用し，非精神病的な前駆期症状にはどのようなものであっても適用しない．

明らかな抑うつあるいは躁症状があり，統合失調症性の症状が感情障害に先行したことが明らかでないような場合は，統合失調症と診断すべきでない．統合失調症状と感情障害の症状の両方が同時に進展し，いずれが優勢ともいえないならば，たとえ統合失調症状それ自体が統合失調症の診断に該当するものであっても，統合失調感情障害（F25.-）と診断すべきである．明らかな脳疾患が存在したり，薬物中毒あるいは薬物からの離脱状態にある場合も，統合失調症と診断すべきではない．てんかんや他の脳疾患が存在するときに生じた統合失調症類似の障害は F06.2 に，薬物によって惹起されたものは F1x.5 に，分類すべきである．

経過類型

統合失調症の経過は，以下のような第5桁の数字によって分類することができる．

F20.x0 　　持続性
F20.x1 　　エピソード性，欠損は進行性のもの

F20.x2　エピソード性，欠損は安定しているもの
F20.x3　エピソード性，寛解するもの
F20.x4　不完全寛解
F20.x5　完全寛解
F20.x8　その他
F20.x9　経過は未確定，観察期間があまりに短い

F20.0　妄想型統合失調症　Paranoid schizophrenia

これは世界中のほとんどの国で最も多い統合失調症の亜型である．臨床像は比較的固定した妄想が優勢であり，通常，幻覚とりわけ幻聴を伴う．感情，意欲，会話の障害，および緊張病性症状は顕著でない．

最も多い妄想型の症状の例は以下のものである．

(a) 被害妄想，関係妄想，高貴な生まれである，特別な使命をおびている，身体が変化したという妄想，あるいは嫉妬妄想．

(b) 患者を脅したり患者に命令したりする幻声，または口笛の音，ハミングや笑い声という言語的形態でない幻聴．

(c) 幻嗅や幻味，あるいは性的か他の身体感覚的な幻覚．幻視が出現することはあるが，優勢となることはまれである．

思考障害が急性状態で明らかになることはあるが，その場合も，典型的な妄想や幻覚は明瞭に陳述される．感情は，通常他の統合失調症亜型ほど鈍麻していないが，軽度の不調和はふつうにみられ，易刺激性，易怒性，恐怖感，猜疑といった気分の異常として出現する．感情鈍麻や意欲減退のような「陰性」症状もしばしば現れるが，臨床像を支配することはない．

妄想型統合失調症の経過は，部分寛解や完全寛解を伴うエピソード性のこともあれば，慢性のこともある．慢性の例では，多彩な症状は年余にわたって持続しており，はっきりとしたエピソードを区別するのは困難である．発病は破瓜型や緊張型より遅い傾向にある．

診断ガイドライン

統合失調症の診断のための一般的な診断基準（F20の序論を参照）を満たさなければならない．さらに幻覚および/または妄想が顕著であるが，感情，意欲，会話の障害，緊張病性の症状は比較的目立たないものでなければならない．幻覚は通常，上記の(b)，(c)にあげた種類のものである．妄想はどのような種類のものでもありうるが，支配され，影響され抵抗できないという妄想，およびさまざまな種類の迫害を受けているという確信が最も特徴的で

ある．

〈含〉パラフレニー型統合失調症

【鑑別診断】てんかん性精神病と薬物起因性精神病を除外することが重要である．また被害妄想については，いくつかの国あるいは文化圏から移住した人びとの間には，ほとんど診断的な価値がないことを念頭に置くことも大切である．

〈除〉退行期妄想状態（F22.8）
　　　パラノイア（F22.0）

F20.1　破瓜型統合失調症　Hebephrenic schizophrenia

この型の統合失調症は，感情の変化が顕著であり，妄想や幻覚は一時的，断片的で，行動は一般に気まぐれで予測し難く，わざとらしい．気分は浅薄で場にそぐわず，しばしばくすくす笑いや自己満足的・自己陶酔的な笑いであり，高慢な態度，しかめ顔，わざとらしさ，悪ふざけ，心気的な訴え，そして同じ言葉の繰り返しなどを伴っている．思考は解体しており，会話は一貫性を欠き，まとまりがない．孤立傾向があり，行動は目的と感情を伴わないようにみえる．この型の統合失調症は，通常15歳から25歳までの間に発病し，「陰性」症状，とりわけ感情の平板化と意欲低下の急速な進行のため，予後不良となりがちである．

さらに感情と意欲の障害，および思考障害が通常顕著である．幻覚と妄想は存在するにしても，ふつう顕著ではない．欲動と決断力が失われ，目標が放棄されるため，患者の行動は目標のない動機を欠いた独特なものとなる．宗教，哲学，他の抽象的な主題に表面的，衒奇的に没頭していて，聞き手にとって患者の思考の流れを追うことがひどく困難になることがある．

診断ガイドライン

統合失調症の診断のための一般的な診断基準（F20の序論を参照）を満たさなければならない．破瓜型統合失調症の診断をはじめてくだす場合，通常思春期あるいは成人初期にあるときに限るべきである．病前性格は，多少内気で孤立しがちなところを特徴とするが，常にそうであるとは限らない．破瓜型統合失調症を確定診断するには，上記の特徴的な行動が持続することを確認するために，通常2，3カ月にわたる継続的な観察が必要である．

〈含〉解体型統合失調症
　　　破瓜病

F20.2　緊張型統合失調症　Catatonic schizophrenia

顕著な精神運動性障害が本質的で支配的な病像であり，多動と昏迷，あるいは命令自動症と拒絶症のように極端から極端へと交替することがある．他動的な態度や姿勢が，長時間保持されることがある．暴力的な興奮が，この状態の際立った特徴であることもある．

理由は十分明らかではないが，緊張型統合失調症は工業国では今やまれなものとなっているのに，それ以外の国々では依然としてよくみられる．これらの緊張病性の現象は，生き生きとした情景的な幻覚を伴った夢幻様（オネイロイド）状態と結びつくことがある．

診断ガイドライン

統合失調症の診断のための一般的な診断基準（F20 の序論を参照）を満たさなければならない．一過性に個々の緊張病性症状が，統合失調症の他のどの亜型でも生じることがある．しかし緊張型統合失調症の診断のためには，以下の行動のうち1つ以上のものが臨床像を支配していなければならない．

(a) 昏迷（周囲に対する反応性の著明な低下，および自発運動や活動の減退），あるいは緘黙．
(b) 興奮（明らかに無目的な活動で外的刺激に影響されたものではない）．
(c) 保持（不適切あるいは奇異な姿勢を自発的にとり，保持すること）．
(d) 拒絶症（患者を動かそうとするあらゆる指示や意図に対して，明らかに動機を欠いた抵抗を示したり，逆の方向に動いたりすること）．
(e) 硬直（患者を動かそうとする努力に抗して固い姿勢を保持すること）．
(f) ろう屈症（外的にとらされた位置に手足や身体を保持すること）．
(g) 命令自動症（指示への自動的な服従），および単語や語句の保続といった，他の症状．

緊張病性障害の行動面の症状を示しながらも言語的交流ができない患者では，他の症状が存在するという十分な証拠が得られるまでは，統合失調症の診断は暫定的としなければならない場合がある．緊張病性症状が統合失調症の診断を確定するものではないことを知っておくことも重要である．緊張病性症状は，また脳疾患あるいは代謝障害あるいはアルコールや薬物によっても惹起されうるし，気分障害にすら生じることがある．

〈含〉緊張病性昏迷
　　　統合失調症性カタレプシー
　　　統合失調症性緊張病
　　　統合失調症性ろう屈症

F20.3　鑑別不能型統合失調症　Undifferentiated schizophrenia

統合失調症の診断のための一般的な診断基準（F20の序論を参照）を満たすが，上記のどの亜型（F20.0 – F20.2）にも合致しないか，あるいは診断的特徴のある特定の組合せがはっきりと優位に立つことなく，2つ以上の亜型の特徴を示す状態である．この亜型診断は精神病状態にのみ用いるべきであり〔すなわち，残遺［型］統合失調症（F20.5）と統合失調症後抑うつ（F20.4）は除外される〕，また前記の3亜型区分のいずれかに分類できるかどうかを検討したあとにはじめて用いるべきである．

診断ガイドライン

このカテゴリーは，以下のような患者に対するものでなければならない．
(a) 統合失調症の全般的診断基準を満たす．
(b) F20.1, F20.2, F20.4, あるいは F20.5 の，いずれの亜型の診断基準を満たすほどの症状がないか，または，妄想型（F20.0），破瓜型（F20.1），緊張型（F20.2）の亜型の2つ以上の診断基準を満たすほどに症状が多彩である．

〈含〉非定型統合失調症

F20.4　統合失調症後抑うつ　Post-schizophrenic depression

これは統合失調症性疾患のあとに生ずる抑うつ性のエピソードであり，遷延することもある．統合失調症状が，いくつか残存していなければならないが，もはや臨床像を支配することはない．これらの持続している統合失調症状は，「陽性」症状のことも「陰性」症状のこともあるが，後者のほうがよりふつうである．どの程度まで，抑うつ症状が（新たに発生したというよりは）早期にあった精神病症状が消退したために明らかになったにすぎないのか，あるいは統合失調症に対する心理的反応というより統合失調症本来の部分症状なのかということは，まだはっきりしていないし，診断的にも重要なことではない．重症うつ病エピソード（F32.2 および F32.3）の診断基準を満たすほどに，重篤であったり多彩であることはまれである．患者の症状のどれが，抑うつに由来するのか，抗精神病薬投与によるのか，あるいは統合失調症そのものの意欲減退や感情の平板化によるのかを決定することは困難である．この抑うつ性障害は自殺の危険性を増大させる．

診断ガイドライン

この診断は，以下の場合にのみくだすべきである．
(a) 過去12カ月の間に，統合失調症の診断のための一般的な診断基準

(F20 の序論を参照) を満たす統合失調症性疾患に罹患していた.
(b) 統合失調症状がいくつか残存している.
(c) 抑うつ症状が支配的で患者を悩ませており，少なくともうつ病エピソードの診断基準 (F32.-) を満たし，少なくとも 2 週間は続く．

統合失調症状がもはやまったく存在しないならばうつ病エピソード (F32.-) と診断すべきである．統合失調症状が依然として多彩で支配的であれば，該当する統合失調症亜型 (F20.0, F20.1, F20.2, あるいは F20.3) の診断にとどめるべきである．

F20.5 残遺［型］統合失調症　Residual schizophrenia

統合失調症性障害が進展していく中の慢性段階であり，初期の段階（上記の統合失調症の診断のための一般的な診断基準を満たす精神病症状をもった 1 回以上のエピソードから成るもの）から，必ずしも非可逆性ではないが，長期間続く「陰性」症状を特徴とする後期段階へとはっきりした進行がすでにあったもの．

診断ガイドライン

確定診断のためには，以下の条件が満たされなければならない．

(a) 統合失調症の「陰性」症状が支配的であること．すなわち，精神運動の緩慢，活動性の低下，感情鈍麻，受動性と自発性欠如，会話量とその内容の貧困，表情，視線，声の抑揚そして身振りによる非言語的なコミュニケーションの乏しさ，自己管理と社会的遂行能力の低下．
(b) 統合失調症の診断基準を満たすような，はっきりした精神病エピソードが過去に少なくとも 1 回は存在した証拠があること．
(c) 少なくとも 1 年間は，妄想や幻覚のような多彩な症状が，その頻度や重症度においてきわめて軽微であるか，かなり減弱しており，かつ「陰性」の統合失調症症候群も存在していること．
(d) 認知症や他の脳器質性疾患および障害が存在せず，陰性の障害を説明するのに十分なほどの慢性の抑うつや施設症 (institutionalism) が認められないこと．

患者の以前の病歴に関する十分な情報が得られず，それゆえ過去のある時期に統合失調症の診断基準を満たしたか否かが確定できない場合には，残遺統合失調症の診断は，暫定的なものとしなければならない．

〈含〉慢性鑑別不能型統合失調症
　　　「残遺状態 (Restzustand)」

統合失調症性の残遺状態

F20.6　単純型統合失調症　Simple schizophrenia

これは行動の奇妙さ，社会的な要請に応じる能力のなさ，そして全般的な遂行能力の低下が，潜行性だが進行性に発展するまれな障害である．妄想と幻覚ははっきりせず，破瓜型，妄想型および緊張型の統合失調症よりも，精神病的な面が明瞭でない．明らかな精神病性症状の先行をみることなく，残遺統合失調症に特有な「陰性」症状（たとえば，感情鈍麻，意欲低下）が少なくとも1年以上にわたって進行する．社交（対人）機能低下が増大するにつれ，放浪することがあり，自分のことだけに没頭したり，怠惰で無目的になる．

診断ガイドライン

単純型統合失調症は，確信をもって診断することが困難である．なぜなら，先行する精神病性エピソードとしての幻覚，妄想，あるいは他の症状の病歴がなく，残遺統合失調症に特有な「陰性」症状（上記 F20.5 を参照）が緩徐に進行性に発展することを確認しなければならないからである．

〈含〉単純統合失調症（schizophrenia simplex）

F20.8　他の統合失調症　Other schizophrenia

〈含〉体感幻覚症性統合失調症（cenesthopathic schizophrenia）
　　　特定不能の統合失調症様障害
〈除〉急性統合失調症様障害（F23.2）
　　　循環性統合失調症（F25.2）
　　　潜伏性統合失調症（F21）

F20.9　統合失調症，特定不能のもの　Schizophrenia, unspecified

F21　統合失調型障害　Schizotypal disorder

これは統合失調症にみられるものに類似した奇異な行動と，思考，感情の異常を特徴とする障害であるが，いずれの段階においても明瞭で特有な統合失調症性の異常を認めないものである．とくに支配的な障害や典型的な障害はないが，場にそぐわない以下のいずれかが存在しうる．

(a) 不適切な，あるいはぎこちない感情（患者は冷たくよそよそしくみえる）．
(b) 異様な，奇異な，あるいは風変りな行動や容姿．
(c) 他者との疎通性の乏しさ，および引きこもって人付き合いしない傾向．
(d) 本人の所属する文化的規範にも矛盾し，行為に影響を与えるような奇妙な信念や神秘的考え．
(e) 猜疑的，妄想の観念．
(f) しばしば醜形恐怖的，性的，あるいは攻撃的内容を伴う，内的抵抗のない強迫的反復思考．
(g) 身体感覚的（身体的）錯覚などの諸錯覚，離人感あるいは現実感喪失を含む異常知覚体験．
(h) 奇妙な会話やその他の仕方で表現され，著しい滅裂はないが，あいまいで回りくどく比喩的で凝りすぎた常同的な思考．
(i) 強度の錯覚，幻聴等の幻覚，および妄想様観念を伴う精神病様エピソードが時折，一過性に通常外的誘発なくして生じる．

この障害は重症度が動揺しながら慢性の経過をとる．時には明らかな統合失調症に発展することもある．発病時期ははっきりせず，進行と経過は通常パーソナリティ障害のそれに類似する．これは統合失調症患者と遺伝的な関連をもつ者に多くみられるので，統合失調症の遺伝的「スペクトル」の一部を成すと考えられている．

診断ガイドライン

この診断は単純型統合失調症，統合失調質性あるいは妄想性のパーソナリティ障害から，明確には区別しがたいので，一般的な使用は勧められない．この用語を用いる場合には，上記の典型的な特徴の 3, 4 項が少なくとも 2 年間は持続的あるいはエピソード的に存在していなければならない．患者は統合失調症の診断基準を満たしてはならない．第一度親族に統合失調症の病歴があることは，この診断にとって補助的な重要性をもつが，必須条件ではない．

〈含〉境界型統合失調症
　　　潜伏性統合失調症
　　　潜伏性統合失調症様反応
　　　前精神病期統合失調症
　　　前駆期統合失調症
　　　偽神経症性統合失調症

偽精神病質性統合失調症
統合失調症型パーソナリティ障害
〈除〉アスペルガー症候群（F84.5）
統合失調質パーソナリティ障害（F60.1）

F22　持続性妄想性障害　Persistent delusional disorders

このグループは，長期にわたる妄想が唯一あるいは最も目立つ臨床的特徴となっており，かつ器質性，統合失調症性あるいは気分障害性のものとしては分類できない，さまざまな障害を含んでいる．それらはおそらく異質のものから成っており，統合失調症とは関連していないようにみえる．遺伝的要因，人格特性および生活環境がどのくらいの重要さで関連しているかは，まだ不明であり，おそらく多様であろう．

F22.0　妄想性障害　Delusional disorder

この群の障害は，単一の妄想あるいは相互に関連した一連の妄想が，通常は持続的に，時には生涯にわたって発展することを特徴とする．妄想の内容はきわめて多様である．迫害的，心気的，あるいは誇大的なものであることが多いが，訴訟や嫉妬に関連するものであったり，自分の身体が醜いとか，他者から自分が臭いとか，同性愛であると思われているという確信が表明されたりすることもある．他の精神病理現象を欠くのが特徴であるが，抑うつ症状が時折現れたり，幻嗅や幻触が出現する症例もある．明瞭で持続的な幻聴（声），させられ体験，著明な感情鈍麻というような統合失調症状，および明白な脳疾患がある場合，この診断は除外される．しかしながら，時折あるいは一過性の幻聴があっても，とくに高齢者の患者であれば，それらが統合失調症様の典型的なものではなく，かつ臨床像全体の小部分にすぎないような場合，この診断は排除されない．発病はふつう中年期であるが，時に，とりわけ自分の身体が醜いという信念を抱くような症例では，成人早期のこともある．妄想の内容とその出現の時期は，患者の生活環境と関連することが多く，たとえば，少数集団の成員にみられる迫害妄想があげられる．妄想や妄想体系に直接関連するような行動や態度を除くと，感情，会話および行動は正常である．

診断ガイドライン

　妄想が最も顕著な,あるいは唯一の臨床的な特徴である.妄想あるいは妄想群は少なくとも3カ月間存在し,かつ所属する文化集団に共有されるものではなく,明らかに個人的なものでなければならない.気分の障害が存在しない時に妄想が持続していれば,抑うつ症状あるいは完全なうつ病エピソード(F32.-)が時々出現してもかまわない.脳疾患の所見はなく,幻聴はないか,あってもただ一時的なものであり,統合失調症状(被支配妄想や考想伝播など)の既往もあってはならない.

　〈含〉パラノイア
　　　　妄想性精神病
　　　　妄想状態
　　　　(遅発性)パラフレニー
　　　　敏感関係妄想
　〈除〉妄想性パーソナリティ障害(F60.0)
　　　　心因性妄想性精神病(F23.3)
　　　　妄想反応(F23.3)
　　　　妄想型統合失調症(F20.0)

F22.8　他の持続性妄想性障害　Other persistent delusional disorders

　これは妄想性障害(F22.0)の診断基準を満たさない持続性妄想性障害のための残遺カテゴリーである.妄想が,持続性の幻声,あるいは統合失調症(F20.-)の診断基準を満たすほどではない統合失調症状を伴っている場合は,ここに分類すべきである.しかしながら,病状の持続が3カ月に満たない妄想性障害は,少なくとも一時的にはF23.-に分類すべきである.

　〈含〉妄想性醜形恐怖
　　　　退行性妄想状態
　　　　好訴パラノイア

F22.9　持続性妄想性障害,特定不能のもの　Persistent delusional disorder, unspecified

F23　急性一過性精神病性障害　Acute and transient psychotic disorders

　急性精神病性障害の分類にとって決定的な指針となるような体系的臨床的情報は，まだ得られていない．それゆえその代用として用いざるをえない限定されたデータや臨床的慣例も，それぞれを明確に定義し，他と区別しうるような概念を提供していない．十分に検討された多軸診断システムは存在しないので，診断の混乱を避けるために，ここでは，この障害の鍵となる選抜された特徴の優先順位を反映するように，診断的序列をつくった．ここで用いる優先順位は，以下のとおりである．

(a) このグループ全体を決定づける特徴である急性発症（2週間以内）．
(b) 典型的な症候群の存在．
(c) 関連する急性ストレスの存在．

　しかしこの分類は，この優先順位に同意しない人でも，ここにあげた特徴のいずれかをもって，急性精神病性障害と診断できるものとされている．

　また，より細かい下位分類を，このグループのすべての障害に適応しうるならば，できるかぎり用いることが望ましい．急性発症は，精神病的な特徴を欠いた状態から明らかに異常な精神医学的状態へと，2週間以内に変化することと定義される．急性発症は，良性の転帰と結びついているという証拠がいくつかあり，発症が突発性であればあるほど，転帰もより良好であろう．したがって，突発性発症（48時間以内）が該当する場合は，すべて特定しておくことが望ましい．

　これまでに選抜されてきた典型的症候群とは，ここではまずいくつかの国で急性精神病状態において顕著であるとされた「多形性（polymorphic）」と呼ばれる急速に変化する多彩な状態の存在であり，次に典型的統合失調症状の存在である．

　また関連する急性ストレスは，急性精神病との慣例的な結びつきを考慮に入れて，必要な場合は第5桁の数字で特定することができる．しかしながら，急性精神病性障害のかなりの部分がストレスとは関連なく発症するという証拠も，限られてはいるが得られているので，但し書きとしてストレスの有無を記録するようにした．関連する急性ストレスが意味するところは，その人が所属する文化圏において，類似の状況の中では大部分の人びとにとってストレスだとみなされるような1つ以上の出来事のあと，ほぼ2週間以内に，最初の精神病性症状が生じるということである．典型的な出来事には，死別，

配偶者や職を不意に失うこと，結婚，戦闘，テロおよび拷問による心理的外傷などがあろう．長期間続く苦悩や困難は，ここでいうストレスの起源として含めるべきではない．

通常は2，3カ月以内，しばしば数週間か数日以内に，完全に回復し，これらの障害に罹患した患者の中で持続的に能力の低下した状態に陥るものはきわめてわずかである．残念なことに，早急な回復を望めないわずかな患者を早期に予見することは，現在のところ不可能である．

この障害の発症から数日あるいは数週間以内の患者について，それがどれだけ長く持続するかわからないまま，評価し治療しなければならないときに，診断をくだす必要がある臨床医によって利用されることを想定して，この臨床記述と診断ガイドラインは書かれている．それゆえ時間の期限や，ある障害から他の障害への移行に関して数多くの注意書きがあるのは，診断を記録する人にそれを最新のものにする必要があることを注意するためである．

これらの急性障害の名称は，その疾病分類上の位置づけと同様に不明確なものであるが，簡潔で使い慣れた用語を用いるように試みた．「精神病性障害」（精神病性という用語については，3ページの全体への序で定義してある）は，このグループのすべてのカテゴリーのための便宜的な用語として使用され，これに，上記の診断手続きにしたがって順に下位分類を決定する際の，その主要な特徴を示す用語が付加される．

診断ガイドライン

このグループの障害はいずれも，時折情動の変化や個々の感情障害の症状が顕著になることはあっても，躁病（F30.-）あるいはうつ病エピソード（F32.-）の診断基準を満たすことはない．

これらの障害はまた脳震盪，せん妄あるいは認知症の状態のような器質性の原因が存在しないことからも定義される．困惑，放心状態，および即答すべき問いかけへの注意欠如をみることはしばしばあるが，もしそれが器質的原因によるせん妄や認知症を疑わせるほどに顕著で持続的であれば，検査や観察によってその点が明らかになるまで診断を保留すべきである．同様に，薬物あるいはアルコールによる明らかな中毒が存在する場合も，F23.-に含まれる障害の診断をくだしてはならない．しかしながら，たとえばアルコールあるいはマリファナ（大麻）の使用量が最近になって多少増えていても，重症の中毒や失見当識の証拠がみられなければ，これらの急性精神病性障害の1つであるとの診断を除外してはならない．

48時間以内および2週間以内という診断基準について重要な点は，それら

の障害が最も重症になった時間としてではなく，精神病性の症状が明らかになり，少なくとも日常生活や仕事上の場面に何らかの支障が出てきた時間として考えられていることである．いずれの場合も，そのあとに障害の極期を迎えることがあるが，通常患者が何らかの援助機関や医療機関と接触をもつようになったという意味で，症状や障害が所定の時間までに明らかになっていさえすればよい．不安，抑うつ，社会的引きこもりあるいは軽度の異常行動といった前駆期を，これらの期間に含めるのは適切でない．

第5桁の数字を，急性精神病性障害が急性ストレスと関連しているかどうかを示すのに，用いることができる．

F23.x0　関連する急性ストレスを伴わないもの
F23.x1　関連する急性ストレスを伴うもの

F23.0　統合失調症状を伴わない急性多形性精神病性障害　Acute polymorphic psychotic disorder without symptoms of schizophrenia

幻覚，妄想，および知覚障害が明らかであるが，きわめて変わりやすく日々あるいは時々刻々と変化する急性精神病性障害である．一過性の強度な多幸感と恍惚感あるいは不安と過敏性を伴う情動の混乱も，頻繁に出現する．この多形性で不安定な，変化する病像は特徴的なものであり，たとえ時には個々の感情障害の症状や精神病症状が顕著になっても，躁病エピソード（F30.-），うつ病エピソード（F32.-）あるいは統合失調症（F20.-）の診断基準を満たすことはない．この障害はとくに突発性（48時間以内）に発症して症状が急速に消退しやすく，明らかな誘因となるストレスをみない例が多い．

症状が3カ月以上持続するならば，診断は変更しなければならない〔持続性妄想性障害（F22.-），あるいは他の非器質性精神病性障害（F28）が最も適切であろう〕．

診断ガイドライン

確定診断のためには，以下のことが必要である．

(a) 発症は急性（非精神病状態から明らかな精神病状態にいたるまでの期間が2週間以内）でなければならない．
(b) 型と強度のいずれにおいても日々あるいは同じ日の中でも変化する，いくつかのタイプの幻覚や妄想が存在しなければならない．
(c) 同様に変化しやすい情動状態が存在しなくてはならない．
(d) 症状が多様であっても，統合失調症（F20.-）や躁病やうつ病エピソード（F30.-あるいはF32.-）の診断基準を十分な確実さをもって満たすも

のは何も存在してはならない．

〈含〉統合失調症状を伴わない，または特定不能の急性錯乱（bouffée délirante）

統合失調症状を伴わない，または特定不能の類循環精神病（cycloid psychosis）

F23.1 統合失調症状を伴う急性多形性精神病性障害　Acute polymorphic psychotic disorder with symptoms of schizophrenia

急性精神病性障害で，急性多形性精神病性障害（F23.0）の記述的な診断基準を満たし，典型的な統合失調症状（F20.-）もまた一貫して認める．

診断ガイドライン

確定診断のためには，急性多形性精神病性障害（F23.0）のために特定された診断基準の（a），（b），（c）を満たし，さらに統合失調症（F20.-）の診断基準を満たす症状が，明らかに臨床像が完成した時点からほとんどの期間存在していなければならない．

統合失調症の症状が1カ月以上持続するならば，統合失調症（F20.-）の診断に変更すべきである．

〈含〉統合失調症状を伴う急性錯乱（bouffée délirante）

統合失調症状を伴う類循環精神病（cycloid psychosis）

F23.2 急性統合失調症様精神病性障害　Acute schizophrenia-like psychotic disorder

精神病症状が，比較的安定し，統合失調症（F20.-）の診断基準を満たしているが，1カ月未満しか持続しない急性精神病性障害である．情動の多様性や不安定性がある程度存在することはあるが，急性多形性精神病性障害（F23.0）に記述されているほどにはいたらない．

診断ガイドライン

確定診断のためには，以下のことが必要である．

（a）発症は急性（非精神病状態から明らかな精神病状態にいたるまでの期間は2週間以内）でなければならない．

（b）統合失調症の診断基準（F20.-）を満たす症状が，明らかに精神病的な臨床像が完成した時点からほとんどの期間存在していなければならない．

（c）急性多形性精神病性障害（F23.0）の診断基準を満たさない．

統合失調症の症状が1カ月間以上持続するならば，統合失調症（F20.-）の診断に変更すべきである．

〈含〉急性（鑑別不能型）統合失調症
　　　短期統合失調症様障害
　　　短期統合失調症様精神病
　　　夢幻統合失調症
　　　統合失調症性反応

〈除〉器質性妄想性（統合失調症様）精神病（F06.2）
　　　特定不能の統合失調症様障害（F20.8）

F23.3　妄想を主とする他の急性精神病性障害　Other acute predominantly delusional psychotic disorders

比較的安定した妄想あるいは幻覚が主な臨床像であるが，統合失調症（F20.-）の診断基準を満たさない急性精神病性障害である．被害妄想や関係妄想が多く，幻覚は通常幻聴（患者に直接話しかけてくる声）である．

診断ガイドライン

確定診断のためには，以下のことが必要である．

(a) 発症は急性（非精神病状態から明らかな精神病状態にいたるまでの期間は2週間以内）でなければならない．
(b) 妄想あるいは幻覚が，明らかに精神病的な臨床像が完成した時点からほとんどの期間存在していなければならない．
(c) 統合失調症（F20.-）の診断基準も急性多形性精神病性障害（F23.0）の診断基準も満たさない．

妄想が3カ月以上持続するならば持続性妄想性障害（F22.-）と診断を変えるべきであり，幻覚だけが3カ月以上持続するならば他の非器質性精神病性障害（F28）に診断を変えるべきである．

〈含〉妄想反応
　　　心因性妄想性精神病

F23.8　他の急性一過性精神病性障害　Other acute and transient psychotic disorders

F23の他のいずれのカテゴリーにも分類されない急性精神病性障害のすべて（たとえば，はっきりした妄想や幻覚がみられるが，持続期間がわずかである急性精神病状態など）がここに分類されるべきである．鑑別困難な興奮

状態も，患者の精神病的状態に関するより詳細な情報が得られないならば，器質性の原因が明らかに存在しない限り，ここに分類すべきである．

F23.9 急性一過性精神病性障害，特定不能のもの Acute and transient psychotic disorder, unspecified
〈含〉特定不能の（短期）反応性精神病

F24 感応性妄想性障害 Induced delusional disorder

親密な情緒的つながりのある2人の，ときには，それ以上の人物によって共有される，まれな妄想性障害である．それらの人物のうち1人だけが，真の精神病性障害に罹患しており，もう1人には妄想は感応されて生じ，通常は2人が分離されると消退する．支配的な人物が罹患している精神病は，統合失調症性のものであることがきわめてふつうであるが，いつもそうであるとは限らない．支配的な人物にみられる本来の妄想も，感応的に生じた妄想も，通常慢性であり，迫害的か誇大的な内容である．妄想的な確信は異常な環境のもとでのみ，このような形で伝えられる．当の人物たちはほとんど常に親密な関係にあり，言語的，文化的あるいは地理的に，他者から孤立している．妄想に感応したほうの人物は，通常真の精神病に罹患している人物に依存的であったり，献身的であったりする．

診断ガイドライン

感応性妄想性障害の診断は，以下の場合にのみくだすべきである．
(a) 2人以上の人物が同一の妄想あるいは妄想体系を共有し，その信念でお互いを支え合っている．
(b) 彼らは上記の性質をもった異常に親密な関係にある．
(c) 当の2人あるいはグループのうち妄想を受け取る者が，妄想を与える能動的な一員と接触することによって，妄想に感応したという時間的な，あるいは他の前後関係上の証拠がある．

感応性の幻覚というのはまれであるが，それによって診断が否定されることはない．しかしながら，一緒に生活している2人の人物が別々の精神病性障害に罹患していると信ずべき根拠があれば，たとえ妄想がいくらか共有されるところがあっても，ここに分類すべきではない．

〈含〉二人組精神病（folie à deux）

感応性妄想性あるいは精神病性障害
共生精神病（symbiotic psychosis）
〈除〉共時精神病（folie simultanée）

F25 統合失調感情障害　Schizoaffective disorders

　感情障害症状と統合失調症状の両方が，病気の同一エピソード中に，できれば同時に，そうでなくてもお互いが少なくとも数日以上のずれがなく，ともに顕著となるエピソード性の障害である．この障害と典型的な気分（感情）障害（F30-F39）との関係，および統合失調症性の障害（F20-F24）との関連は明確でない．この障害は無視できないほどよくみられるため，独立したカテゴリーが与えられた．感情症状が，それ以前に存在する統合失調症に重なったり，その一部を成していたり，あるいは他の型の持続性妄想性障害と共存したり交替したりする他の病態は，F20-F29の中の適切なカテゴリーのもとに分類される．感情障害（F30.2, F31.2, F31.5, F32.3, あるいはF33.3）に，気分と一致しない妄想や幻覚があっても，それだけで統合失調感情障害の診断をくだすことは妥当でない．

　統合失調感情障害のエピソードを繰り返す患者，とくにその症状がうつ病型よりも躁病型のものである患者では，通常完全寛解し，欠陥状態になるのはきわめてまれである．

診断ガイドライン

　統合失調感情障害の診断は，病気の同一エピソード中に，明確な統合失調症状と明確な感情症状の両者が同時に，あるいはお互いが数日以上のずれがなく顕著となるが，その結果として病気のエピソードが統合失調症の診断基準もうつ病あるいは躁病エピソードの診断基準も満たさないときにのみくだされる．この用語は，病気の別々のエピソードに，統合失調症状だけ，あるいは感情障害症状だけを呈する患者には適用されない．たとえば，統合失調症患者が精神病性エピソードのあとに抑うつ症状を現すことはよくみられる〔統合失調症後抑うつ（F20.4）を参照〕．躁病型あるいはうつ病型の一方，あるいは両者が混合した統合失調感情障害のエピソードを繰り返す患者もいれば，典型的な躁病あるいはうつ病のエピソードの間に存在する1, 2回の統合失調感性エピソードを示す患者もいる．前者の場合は，統合失調感情障害が適切な診断である．後者の場合は，統合失調感情障害のエピソードがあっ

ても，その他の点で臨床像が典型的ならば，双極性感情障害あるいは反復性うつ病性障害と診断してさしつかえない．

F25.0　統合失調感情障害，躁病型　Schizoaffective disorder, manic type

病気の同一エピソードにおいて，統合失調症状と躁病症状の双方が顕著な障害である．気分の異常は通常自尊心の高まりと誇大観念を伴った高揚という形をとるが，時に興奮や易刺激性がより明らかで，攻撃的行為や被害観念を伴うことがある．いずれの場合も，活力の増大，過活動性，集中困難，正常な社会的抑制の欠如がみられる．関係妄想，誇大妄想，あるいは被害妄想が存在することもあるが，この診断を確定するにはほかにさらに典型的な統合失調症状が必要である．患者はたとえば，自分の考えが伝播される，干渉される，あるいは外力が自分を支配しようとしていると主張したり，さまざまな種類の声が聞こえると陳述したり，単に誇大的とか被害的だけではない奇異な妄想観念を表明したりすることがある．患者が単に冗談や比喩的に話しているのではなく，実際にこうした病の現象を体験しているということを確認するためには，注意深い問診がしばしば必要となる．躁病型統合失調感情障害は通常，急性に発症する多彩な精神病であり，行動もしばしばひどく障害されるが，数週間以内に完全寛解するのがふつうである．

診断ガイドライン

顕著な気分の高揚，あるいはそれほど明瞭でない気分の高揚に易刺激性や興奮性が結びついたものがなければならない．同一エピソード中に，少なくとも1つ，できれば2つの典型的な統合失調症状〔統合失調症（F20.-）の診断ガイドライン (a)-(d) に特定されているようなもの〕が，明らかに存在しなければならない．

このカテゴリーは単一エピソードの躁病型統合失調感情障害，および大多数のエピソードが躁病型である反復性の障害の両方に使用すべきである．

〈含〉統合失調感情精神病，躁病型
　　　統合失調症様精神病，躁病型

F25.1　統合失調感情障害，うつ病型　Schizoaffective disorder, depressive type

病気の同一エピソードにおいて，統合失調症状とうつ病症状のいずれもが顕著な障害である．気分の抑うつは通常，制止，不眠，活力や食欲あるいは体重の減少，平常の興味の減退，集中困難，自責感，絶望感および自殺観念

などの，いくつかの特徴的な抑うつ症状や行動異常を伴う．同時にあるいは同一エピソード中に，他のより典型的な統合失調症状が存在する．たとえば，患者は，自分の考えが伝播される，干渉される，あるいは外力が自分を支配しようとしていると主張することがある．自分はスパイされたり狙われたりするが，そうされる理由は自分自身の行動にはない，などと確信していることもある．単にけなしたり非難したりする声だけでなく，仲間同士で自分を殺そうと話したり，殺し方を相談したりする声が聞こえるということもある．統合失調感情障害のうつ病型エピソードは，通常躁病型エピソードに比べてはなばなしさに欠け，不安にさせるものではないが，より長期化したり，予後が悪かったりする傾向がある．大多数のものは完全寛解するが，時に統合失調症性の欠陥にいたるものもある．

診断ガイドライン

少なくとも2つの特徴的なうつ病症状，あるいは，うつ病エピソード（F32.-）にあげるような関連する行動異常を伴う，顕著なうつ病が存在していなければならない．同一エピソード中に，少なくとも1つ，できれば2つの典型的な統合失調症状〔統合失調症（F20.-）の診断ガイドライン（a）-（d）に特定されているようなもの〕が明らかに存在しなければならない．

このカテゴリーは単一エピソードのうつ病型統合失調感情障害，あるいは大多数のエピソードがうつ病型統合失調感情障害である反復性障害のどちらにも使用する．

〈含〉統合失調感情精神病，うつ病型
　　　統合失調症様精神病，うつ病型

F25.2　**統合失調感情障害，混合型**　Schizoaffective disorder, mixed type

統合失調症状（F20.-）が，混合型双極性感情障害（F31.6）の症状と共存している障害は，ここに分類すべきである．

〈含〉循環性統合失調症
　　　統合失調症性および感情性の混合精神病

F25.8　**他の統合失調感情障害**　Other schizoaffective disorders

F25.9　**統合失調感情障害，特定不能のもの**　Schizoaffective disorder, unspecified

〈含〉特定不能の統合失調感情精神病

F28 他の非器質性精神病性障害　Other nonorganic psychotic disorders

　統合失調症（F20.-）あるいは気分（感情）障害の精神病型（F30-F39）の診断基準を満たさない精神障害，および持続性妄想性障害（F22.-）の症状基準を満たさない精神病性障害は，ここに分類すべきである．
〈含〉特定不能の慢性幻覚性精神病

F29 特定不能の非器質性精神病　Unspecified nonorganic psychosis

　このカテゴリーは病因不明の精神病にも使われる．
〈含〉特定不能の精神病
〈除〉特定不能の精神障害（F99）
　　　特定不能の器質性あるいは症状性精神病（F09）

F3 気分（感情）障害
Mood (affective) disorders

概　要

- **F30**　躁病エピソード
  - F30.0　軽躁病
  - F30.1　精神病症状を伴わない躁病
  - F30.2　精神病症状を伴う躁病
  - F30.8　他の躁病エピソード
  - F30.9　躁病エピソード，特定不能のもの

- **F31**　双極性感情障害［躁うつ病］
  - F31.0　双極性感情障害，現在軽躁病エピソード
  - F31.1　双極性感情障害，現在精神病症状を伴わない躁病エピソード
  - F31.2　双極性感情障害，現在精神病症状を伴う躁病エピソード
  - F31.3　双極性感情障害，現在軽症あるいは中等症うつ病エピソード
    - .30　身体性症候群を伴わないもの
    - .31　身体性症候群を伴うもの
  - F31.4　双極性感情障害，現在精神病症状を伴わない重症うつ病エピソード
  - F31.5　双極性感情障害，現在精神病症状を伴う重症うつ病エピソード
  - F31.6　双極性感情障害，現在混合性エピソード
  - F31.7　双極性感情障害，現在寛解状態にあるもの
  - F31.8　他の双極性感情障害
  - F31.9　双極性感情障害，特定不能のもの

- **F32** うつ病エピソード
  - F32.0 軽症うつ病エピソード
    - .00 身体性症候群を伴わないもの
    - .01 身体性症候群を伴うもの
  - F32.1 中等症うつ病エピソード
    - .10 身体性症候群を伴わないもの
    - .11 身体性症候群を伴うもの
  - F32.2 精神病症状を伴わない重症うつ病エピソード
  - F32.3 精神病症状を伴う重症うつ病エピソード
  - F32.8 他のうつ病エピソード
  - F32.9 うつ病エピソード,特定不能のもの

- **F33** 反復性うつ病性障害
  - F33.0 反復性うつ病性障害,現在軽症エピソード
    - .00 身体性症候群を伴わないもの
    - .01 身体性症候群を伴うもの
  - F33.1 反復性うつ病性障害,現在中等症エピソード
    - .10 身体性症候群を伴わないもの
    - .11 身体性症候群を伴うもの
  - F33.2 反復性うつ病性障害,現在精神病症状を伴わない重症エピソード
  - F33.3 反復性うつ病性障害,現在精神病症状を伴う重症エピソード
  - F33.4 反復性うつ病性障害,現在寛解状態にあるもの
  - F33.8 他の反復性うつ病性障害
  - F33.9 反復性うつ病性障害,特定不能のもの

- **F34** 持続性気分(感情)障害
  - F34.0 気分循環症
  - F34.1 気分変調症
  - F34.8 他の持続性気分(感情)障害
  - F34.9 持続性気分(感情)障害,特定不能のもの

F38 他の気分（感情）障害
    F38.0　　他の単一［単発性］気分（感情）障害
    　.00　　混合性感情性エピソード
    F38.1　　他の反復性気分（感情）障害
    　.10　　反復性短期うつ病性障害
    F38.8　　他の特定の気分（感情）障害

F39 特定不能の気分（感情）障害

序　論

　気分（感情）障害の病因，症状，基盤にある生化学的過程，治療への反応，および転帰との間の関連はまだ十分わかってはいないので，この疾患を誰もが十分納得するような形で分類することはできない．しかし，分類を試みることは必要であり，ここにあげた分類は，幅広い意見を取り入れた結果であるから，受け入れるに値しないものではないことを期待して提案した．

　この障害における基本障害は気分あるいは感情の変化であり，ふつう抑うつへ変化したり（不安を伴うことも，伴わないこともある），あるいは躁/高揚気分へ変化したりする．この気分の変化は，通常全般的な活動性の変化を伴い，その他の症状は多くがその変化から二次的に生じたものか，あるいはそれとの関連から容易に理解できるものである．この障害のほとんどは再発傾向があり，個々のエピソードの発症はストレスとなる出来事や状況と関連していることが多い．本節ではすべての年代に生じた気分障害を扱う．それゆえ小児期や青年期に発症したものも，ここで分類しなければならない．

　気分障害を分類する主要な基準は，ふつうにみられる臨床像を容易に同定できるようにするという実際的な理由から選ばれている．すなわち，単一エピソードは双極性や他のエピソードが数回繰り返される障害とは区別されている．なぜなら，かなりの患者では，疾患のエピソードが1回しかみられないからである．また重症度が目立つのは，治療やさまざまなレベルの援助サービスと密接に関係しているからである．ここで「身体性（somatic）」と呼ばれている症状は，「メランコリー性（melancholic）」，「生気的（vital）」，「生物学的（biological）」，「内因性（endogenomorphic）」などとも呼ばれるものであるが，いずれにせよ，この症候群は科学的にみるといくぶん疑問が残るものである．今後これらを取り入れることにした結果，この分類の有用性についての広く批判的な評価がなされることが望まれる．この分類では，この身体性症候群は，望むなら記載することができるが，この用語を無視しても他の情報は失われることのないように取り決められている．

　重症度レベルの区別については，まだ問題がある．軽症，中等症，重症の三段階がここでは特定されているが，これは多くの臨床家がそのように望んでいるからである．

　「躁病」と「重症うつ病」という用語は，この分類の中では感情障害スペクトルの両極を示すものとして用いられている．「軽躁病」は妄想や幻覚あるいは日常活動の完全な崩壊を伴わない，中間的な状態を表すために用いら

れており，躁病へと発展したり，あるいは躁病から回復する患者にみられることが多いものである（しかし必ずしもそうとは限らない）．

F30 躁病エピソード Manic episode

ここでは三段階の重症度が特定されており，高揚した気分，および身体的，精神的活動性の量と速度の増加が共通した特徴である．このカテゴリーのすべての下位分類は，単一の躁病エピソードに限って用いるべきである．気分障害のエピソード（うつ病と躁病あるいは軽躁病）が連続して起こった場合は，双極性感情障害（F31.-）と診断すべきである．

〈含〉双極性感情障害，単一躁病エピソード

F30.0 軽躁病 Hypomania

これは躁病（F30.1）の程度の軽いもので，気分の異常と行動上の異常があまりに持続的で顕著であるため気分循環症（F34.0）に含めることはできないが，幻覚や妄想を伴わないものである．持続的な軽度の気分高揚（少なくとも数日間は続く），気力と活動性の亢進，そして通常著しい健康感と心身両面の好調感が存在する．社交性の増大，多弁，過度の慣れ慣れしさ，性的活動の亢進，睡眠欲求の減少をみることが多い．しかし，そのために仕事がはなはだしく障害されたり，社会的に拒絶されたりするまでにはいたらない．いらいら，気まぐれおよび粗野な行動が，専らふだんみられる上機嫌な社交性の代わりに認められることがある．

注意力と集中力が障害され，そのために仕事をしたり，くつろいで暇を楽しんだりすることが難しくなるものの，まったく新しい投機や活動に興味を示さないようになったり，軽度の浪費がなくなったりすることはない．

診断ガイドライン

高揚した気分や変化した気分と活動性の増大と一致する上記の症状のうちいくつかが，少なくとも数日間持続し，気分循環症（F34.0）に記載されている症状より程度が重症で，長く持続しなければならない．軽躁病の診断は，仕事や社会的活動のかなりの程度の障害がなければならないが，その障害が重症で完全なものであれば，躁病（F30.1あるいはF30.2）と診断すべきである．

【鑑別診断】軽躁病は気分循環症（F34.0）と躁病（F30.1とF30.2）の間に

位置する気分と活動水準の障害を含むものである．活動性の亢進と落着きのなさ（そしてしばしば体重の減少）は，甲状腺機能亢進症や神経性無食欲症でみられる同様の症状と鑑別しなければならない．とくに中年後期における「激越うつ病」の早期の状態は，表面的には易刺激性を示す軽躁病に類似することがある．重症の強迫症状を示す患者では，夜間に家中の掃除を儀式的にやりとげるという活動的な面もあるが，通常彼らの感情はここに記載されたものとは逆のものである．

短期間の軽躁病が躁病（F30.1 と F30.2）の前駆期あるいは残遺症として生じた場合，軽躁病として別に特定する必要はない．

F30.1　精神病症状を伴わない躁病　Mania without psychotic symptoms

気分は患者の置かれた状況にそぐわないほど高揚し，愉快で陽気な気分からほとんど制御できない興奮にいたるまで，さまざまに変わりうる．気分高揚は活動の増大を伴い，活動性の過多，談話促迫，睡眠欲求の減少をもたらす．通常の社会的抑制は失われ，注意を保持できず，著しい転導性の亢進をみることが多い．自尊心は肥大し，誇大的あるいは過度に楽観的な考えが気軽に表明される．

色彩がとくに鮮やかに（通常は美しく）見えたり，物の表面やきめの細かさに心を奪われたり，主観的に聴覚が過敏であったりするような知覚の異常が生じることがある．患者は実現不可能な途方もない計画に熱中したり，浪費を重ねたり，攻撃的となったり，好色になったり，あるいはふさわしくない場面でおどけたりすることもある．気分が高揚するというより，むしろいらいらしたり疑い深くなる躁病エピソードもある．発症は 15 歳から 30 歳までのことが最も多いが，小児期後期から 60, 70 歳代までのどの年齢にも発症する可能性がある．

診断ガイドライン

エピソードは少なくとも 1 週間は続き，日常の仕事や社会的活動性が多かれ少なかれ，完全に妨げられるほどに重症でなければならない．気分の変化は活動の増大と上記の症状のいくつか（とくに，談話促迫，睡眠欲求の減少，誇大性と過度の楽観主義）を伴っていなければならない．

F30.2　精神病症状を伴う躁病　Mania with psychotic symptoms

臨床像は，F30.1 に記載した躁病より重症である．肥大した自尊心と誇大観念が誇大妄想へ，易刺激性と疑い深さが被害妄想へと発展することがある．

重症の場合では，自己同一性あるいは役割に関する誇大妄想や宗教妄想が顕著になったり，観念奔逸や談話促迫のために患者の言っていることが了解不能になることがある．重篤で持続的な身体的活動性と興奮は，攻撃や暴力にいたることがあり，摂食や飲水および健康の無視は脱水状態および自己を顧みない危険な状態に陥ることがある．もし必要であれば，妄想や幻覚が気分と一致するかどうかを特定してよい．感情的に中立な妄想や幻覚は「気分と一致しないもの」に含めるべきである．たとえば，罪責的内容や非難する内容を含まない関係妄想，あるいは特別な情緒的意味をもたない出来事について患者に話しかけてくる幻声などである．

【鑑別診断】この障害の最もありふれた問題の1つは，統合失調症との鑑別であり，とりわけ軽躁病を経て展開していく段階が見逃されていたり，患者が疾患の極期にだけ診察される場合がそうである．そのようなときの患者では，広がった妄想，了解不能な会話および激しい興奮のために，基盤にある感情障害がはっきりしないことがある．抗精神病薬療法に反応する躁病患者で，心身の活動性の水準が正常にもどったときに，まだ妄想や幻覚が残っている場合にも，同様の診断上の問題が起こりうる．統合失調症（F20.-）に特異的とされる幻覚や妄想が気分と一致しないで認められることが時にあるが，もしこれらの症状が優勢で持続的ならば，統合失調感情障害（F25.-）の診断がより適切である（12ページも参照）．

〈含〉躁病性昏迷

F30.8　他の躁病エピソード　Other manic episodes

F30.9　躁病エピソード，特定不能のもの　Manic episode, unspecified
〈含〉特定不能の躁病

F31　双極性感情障害［躁うつ病］　Bipolar affective disorder

この障害は，患者の気分と活動水準が著しく乱されるエピソードを繰り返すこと（少なくとも2回）が特徴であり，気分の高揚，エネルギーと活動性の増大を示す場合（躁病または軽躁病）と，気分の低下，エネルギーと活動性の減少を示す場合（うつ病）がある．エピソードはふつう完全に回復することが特徴であり，性別の発病率は他の感情障害よりも同率に近くなる．躁

病エピソードだけを繰り返す患者は比較的まれであるが,家族歴,病前性格,発病年齢および長期予後において,少なくとも時にうつ病エピソードも示す患者に類似しているので,このような患者は双極性(F31.8)に分類される.

躁病エピソードはふつう突然に始まり,2週間から4,5カ月間(持続期間の中央値は約4カ月)持続する.うつ病はより長く続く傾向がある(持続期間の中央値は約6カ月)が,高齢者を除いて1年以上も続くことはまれである.躁とうつの両方のエピソードとも,強いストレスとなる生活上の出来事や他の心的外傷に引き続いて発症することがしばしばあるが,そのようなストレスの有無は診断にとって本質的ではない.初回のエピソードは,小児期から老年期まで,いずれの年齢でも生じうる.エピソードの頻度および寛解と再発のパターンはいずれも実にさまざまであるが,寛解期は年がたつにつれて短くなり,中年期以降になるとうつ病が起こりやすく,長引くようになる傾向がある.

躁うつ病(manic-depressive psychosis)の本来の概念には,うつ病だけに罹患する患者も含まれていたが,現在では躁うつ病性障害ないし躁うつ病という用語は,主として双極性障害と同義語として使用されている.

〈含〉躁うつ病,躁うつ病性精神病あるいは躁うつ病性反応
〈除〉双極性障害,単一躁病エピソード(F30.-)
気分循環症(F34.0)

F31.0 双極性感情障害,現在軽躁病エピソード　Bipolar affective disorder, current episode hypomanic

診断ガイドライン

確定診断のためには:

(a) 現在の軽躁病エピソードは軽躁病(F30.0)の診断基準を満たさなければならない.

(b) 過去に少なくとも1回の感情障害のエピソード(軽躁病性,躁病性,うつ病性あるいは混合性)がなければならない.

F31.1 双極性感情障害,現在精神病症状を伴わない躁病エピソード
Bipolar affective disorder, current episode manic without psychotic symptoms

診断ガイドライン

確定診断のためには:

(a) 現在のエピソードは精神病症状を伴わない躁病（F30.1）の診断基準を満たさなければならない．
(b) 過去に少なくとも1回の感情障害のエピソード（軽躁病性，躁病性，うつ病性あるいは混合性）がなければならない．

F31.2 双極性感情障害，現在精神病症状を伴う躁病エピソード Bipolar affective disorder, current episode manic with psychotic symptoms

診断ガイドライン

確定診断のためには：
(a) 現在のエピソードは精神病症状を伴う躁病（F30.2）の診断基準を満たさなければならない．
(b) 過去に少なくとも1回の感情障害のエピソード（軽躁病性，躁病性，うつ病性あるいは混合性）がなければならない．

もし必要ならば，妄想あるいは幻覚が気分に一致するかどうかを特定してよい（F30.2を参照）．

F31.3 双極性感情障害，現在軽症あるいは中等症うつ病エピソード Bipolar affective disorder, current episode mild or moderate depression

診断ガイドライン

確定診断のためには：
(a) 現在のエピソードは軽症うつ病エピソード（F32.0）あるいは中等症うつ病エピソード（F32.1）の診断基準を満たさなければならない．
(b) 過去に少なくとも1回の軽躁病性，躁病性，あるいは混合性の感情障害エピソードがなければならない．

第5桁の数字は，現在のうつ病エピソードにおいて身体性症候群の有無を特定するために用いることができる．

F31.30　　身体性症候群を伴わないもの
F31.31　　身体性症候群を伴うもの

F31.4 双極性感情障害，現在精神病症状を伴わない重症うつ病エピソード Bipolar affective disorder, current episode severe depression without psychotic symptoms

診断ガイドライン

確定診断のためには：

(a) 現在のエピソードは，精神病症状を伴わない重症うつ病（F32.2）の診断基準を満たさなければならない．
(b) 過去に少なくとも1回の軽躁病性，躁病性，あるいは混合性の感情障害エピソードがなければならない．

F31.5 双極性感情障害，現在精神病症状を伴う重症うつ病エピソード
Bipolar affective disorder, current episode severe depression with psychotic symptoms

診断ガイドライン

確定診断のためには：
(a) 現在のエピソードは，精神病症状を伴う重症うつ病（F32.3）の診断基準を満たさなければならない．
(b) 過去に少なくとも1回の軽躁病性，躁病性，あるいは混合性の感情障害エピソードがなければならない．

もし必要ならば，妄想あるいは幻覚が気分に一致するかどうかを特定してよい（F30.2を参照）．

F31.6 双極性感情障害，現在混合性エピソード　Bipolar affective disorder, current episode mixed

患者は過去に少なくとも1回の躁病性，軽躁病性あるいは混合性の感情障害エピソードがあり，現在は，軽躁病およびうつ病の症状の混在あるいは急速な交替を示す．

診断ガイドライン

双極性感情障害の最も典型的な形は，正常な気分の期間で分離される躁病とうつ病のエピソードが交替するというものであるが，抑うつ気分が数日から数週間続く過活動性や談話促迫を伴ったり，あるいは躁的気分と誇大性が激越や活動性と性欲の減退を伴ったりすることもまれでない．抑うつ症状と軽躁病あるいは躁病の症状が，日ごとにあるいは時間ごとに急速に交替することもある．混合性の双極性感情障害の診断は，両方の症候群がいずれも現在の病気のエピソードの大部分で顕著であり，しかもそのエピソードが少なくとも2週間続く場合にのみくだすべきである．

〈除〉単一混合性エピソード（F38.0）

F31.7 双極性感情障害，現在寛解状態にあるもの　Bipolar affective disorder, currently in remission

患者は過去に少なくとも1回の躁病性，軽躁病性あるいは混合性の感情障害エピソード，およびそれに加え過去に1回以上の軽躁病性，躁病性，うつ病性あるいは混合性の他の感情障害エピソードがある．しかし，明白な気分の障害を現在およびここ数カ月間に認めない．患者は将来の再発を予防するために治療を受けていてもよい．

F31.8 他の双極性感情障害　Other bipolar affective disorders
〈含〉 II型双極性障害
　　　 特定不能の反復性躁病エピソード

F31.9 双極性感情障害，特定不能のもの　Bipolar affective disorder, unspecified

F32 うつ病エピソード　Depressive episode

以下に記述される3種類すべての典型的な抑うつのエピソード〔軽症（F32.0），中等症（F32.1），および重症（F32.2とF32.3）〕では，患者は通常，抑うつ気分，興味と喜びの喪失，および活動性の減退による易疲労感の増大や活動性の減少に悩まされる．わずかに頑張ったあとでも，ひどく疲労を感じることがふつうである．他の一般的な症状には以下のものがある．
(a) 集中力と注意力の減退．
(b) 自己評価と自信の低下．
(c) 罪責感と無価値観（軽症エピソードにもみられる）．
(d) 将来に対する希望のない悲観的な見方．
(e) 自傷あるいは自殺の観念や行為．
(f) 睡眠障害．
(g) 食欲不振．

気分の落込みは日による変化が少なく，しばしば環境に対しても無反応であるが，しかし，日がたつにつれて特有な日内変動を示すことがある．躁病エピソードと同じように，臨床像には明らかな個人差があり，とくに思春期には非定型的な症状を示すことがふつうである．症例によっては，時に不安，

苦悩および精神運動性の激越が抑うつ症状よりも優勢であったり，易刺激性，過度の飲酒，演技的行動，そして以前から存在していた恐怖症や強迫症状の増悪，あるいは心気症的とらわれなどの症状が加わることによって，気分の変化が隠されたりすることがある．うつ病エピソードは，重症度の如何に関係なく，ふつう少なくとも2週間の持続が診断に必要とされるが，もし症状がきわめて重症で急激な発症であれば，より短い期間であってもかまわない．

上記症状のいくつかが際立っていたり，特別に臨床的な意義があると広く認められている特徴的な症状を現すようになることがある．このような「身体性」症状（122ページのこの節の序論を参照）の最も典型的な例は，次のものである．ふつうは楽しいと感じる活動に喜びや興味を失うこと．ふつうは楽しむことができる状況や出来事に対して情動的な反応性を欠くこと．朝の目覚めがふだんより2時間以上早いこと．午前中に抑うつが強いこと．明らかな精神運動制止あるいは焦燥が客観的に認められること（他人から気づかれたり報告されたりすること）．明らかな食欲の減退．体重減少（過去1カ月間で5%以上と定義されていることが多い）．明らかな性欲の減退．通常，この身体性症候群は，これらの症状のうちおよそ4項目が明らかに認められた場合，存在するとみなされる．

以下に詳しく記述される軽症うつ病エピソード（F32.0），中等症うつ病エピソード（F32.1）および重症うつ病エピソード（F32.2とF32.3）のカテゴリーは，単一（初回）のうつ病エピソードにのみ用いるべきである．その他のうつ病エピソードは，反復性うつ病性障害（F33.-）の亜型の1つに分類すべきである．

これらの重症度は，さまざまな形の精神科的実践において遭遇する広範囲な状態に及ぶように特定されている．軽症うつ病エピソードの患者はプライマリケアや一般診療科で多くみられ，一方精神科入院施設では主に重症な患者が扱われる．

気分（感情）障害に結びついた自傷行為は，たいていは処方された薬物による服薬自殺企図であるが，ICD-10の第XX章（X60-X84）における付加コードを利用して記載すべきである．これらのコードは，自殺企図と「偽装自殺（parasuicide）」との区別を含んでいない．というのは，それらは自傷という全般的なカテゴリーの中に含まれているからである．

軽症，中等症，重症うつ病のエピソードの区別は，現在の症状の数とタイプおよび重症度を含む複合的な臨床判断に基づく．日常の社会的，職業的活動の幅は，しばしばエピソードがどのくらいの重症度であるかを知るために

有用な一般的指標となる．しかし，個人的，社会的，文化的な影響により，症状の重症度と社会的活動とは必ずしも並行しない．そのような影響はふつうにみられ，かつ強力なので，社会的活動を重症度の必須基準に含めることは賢明ではない．

認知症（F00–F03）あるいは精神遅滞（F70–F79）があっても，治療可能なうつ病エピソードの診断は除外されないが，言語的交流が困難であるから，精神運動制止，食欲と体重の減少，睡眠障害などの客観的に観察できる身体性症状に，より多く頼ることが必要になってくる．

〈含〉以下の単一エピソード：抑うつ反応，大うつ病（精神病症状を伴わない），心因性うつ病あるいは反応性うつ病（F32.0，F32.1，あるいは F32.2）

F32.0　軽症うつ病エピソード　Mild depressive episode
診断ガイドライン

抑うつ気分，興味と喜びの喪失，および易疲労性が通常うつ病にとって最も典型的な症状とみなされており，これらのうちの少なくとも2つ，さらに129ページ（F32.-）に記載された他の症状のうちの少なくとも2つが，診断を確定するために存在しなければならない．いかなる症状も著しい程度であってはならず，エピソード全体の最短の持続期間は約2週間である．

軽症うつ病エピソードの患者は，通常，症状に悩まされて日常の仕事や社会的活動を続けるのにいくぶん困難を感じるが，完全に機能できなくなるまでのことはない．

第5桁の数字は，身体性症候群の有無を特定するために用いることができる．

F32.00　　身体性症候群を伴わないもの
　軽症うつ病エピソードの診断基準を満たし，身体性症候群はほとんどないかまったくないもの

F32.01　　身体性症候群を伴うもの
　軽症うつ病エピソードの診断基準を満たし，かつ身体性症候群が4つ以上存在するもの（もし2つか3つの身体性症候群であっても，それが非常に重いものであれば，このカテゴリーを使ってよい）．

F32.1　中等症うつ病エピソード　Moderate depressive episode
診断ガイドライン

上記の軽症うつ病エピソード（F32.0）にあげた最も典型的な3症状のうち少なくとも2つ，さらに他の症状のうちの少なくとも3つ（4つが望ましい）が存在しなければならない．そのうちの一部の症状は著しい程度にまでなることがあるが，もし全般的で広汎な症状が存在するならば，このことは必須ではない．エピソード全体の最短の持続期間は約2週間である．

中等症うつ病エピソードの患者は，通常社会的，職業的あるいは家庭的活動を続けていくのがかなり困難になるであろう．

第5桁の数字は身体性症候群の有無を特定するために用いることができる．

F32.10　　身体性症候群を伴わないもの
　　中等症うつ病エピソードの診断基準を満たし，身体性症候群はたとえあってもごくわずかなもの．

F32.11　　身体性症候群を伴うもの
　　中等症うつ病エピソードの診断基準を満たし，身体性症候群が4つ以上存在するもの（もし2つか3つの身体性症候群であっても，それらが非常に重症のものであれば，このカテゴリーを使ってよい）．

F32.2　精神病症状を伴わない重症うつ病エピソード　Severe depressive episode without psychotic symptoms

重症うつ病エピソードでは，抑制が顕著でなければ，患者は通常かなりの苦悩と激越を示す．自尊心の喪失や無価値観や罪責感をもちやすく，とくに重症な症例では際立って自殺の危険が大きい．重症うつ病エピソードでは身体症状はほとんど常に存在すると推定される．

診断ガイドライン

軽症および中等症うつ病エピソード（F32.0，F32.1）について述べた典型的な3症状のすべて，さらに少なくとも他の症状のうちの4つ，そのうちのいくつかが重症でなければならない．しかしながら，もし激越や精神運動抑制などの重要な症状が顕著であれば，患者は多くの症状を詳細に述べることをすすんでしようとしないか，あるいはできないかもしれない．このような場合でも一般的には，重症エピソードとするのが妥当であろう．うつ病エピソードは通常，少なくとも約2週間持続しなければならないが，もし症状がきわめて重く急激な発症であれば，2週間未満でもこの診断をつけてよい．

重症うつ病エピソードの期間中，患者はごく限られた範囲のものを除いて，社会的，職業的あるいは家庭的な活動を続けることがほとんどできない．

このカテゴリーは精神病症状のない単一の重症うつ病エピソードだけに用いるべきである．2回目以降のエピソードには，反復性うつ病性障害（F33.-）の下位分類を用いるべきである．

〈含〉以下の単一エピソード：激越うつ病，メランコリー，または精神病症状を伴わない生気うつ病

F32.3 精神病症状を伴う重症うつ病エピソード　Severe depressive episode with psychotic symptoms

診断ガイドライン

上記の F32.2 の診断基準を満たす重症うつ病エピソードに加えて，妄想，幻覚あるいはうつ病性昏迷が存在する．妄想は通常，罪業，貧困，切迫した災難，自責に関するものである．幻聴や幻嗅は通常，中傷や非難の声，汚物や肉の腐った臭いのようなものである．重い精神運動抑制は昏迷にいたることがある．もし必要ならば，妄想や幻覚が気分に一致するかどうかを特定することができる（F30.2 を参照）．

【鑑別診断】うつ病性昏迷は，緊張型統合失調症（F20.2），解離性昏迷（F44.2），および脳器質性昏迷と鑑別しなければならない．このカテゴリーは精神病症状を伴う重症うつ病の単一エピソードだけに用いるべきである．2回目以降のエピソードには，反復性うつ病性障害（F33.-）の下位分類を用いるべきである．

〈含〉以下の単一エピソード：精神病症状を伴う大うつ病，精神病性うつ病，心因性抑うつ精神病，反応性抑うつ精神病

F32.8 他のうつ病エピソード　Other depressive episodes

F32.0 - F32.3 のうつ病エピソードの記述に適合しないが，全般的な診断的印象からその本質において抑うつ的と示唆されるエピソードはここに含めるべきである．例としては，緊張，困惑，苦悩といった診断を決定づけない症状を伴う抑うつ症状（とくにさまざまな身体症状）が動揺性で混合しているものや，器質的原因にはよらない頑固な痛みや，疲労を伴う身体性抑うつ症状が混合しているもの（時に総合病院の医療でみられることがある）などである．

〈含〉非定型うつ病

特定不能の「仮面」うつ病の単一エピソード

F32.9　うつ病エピソード，特定不能のもの　Depressive episode, unspecified
〈含〉特定不能のうつ病
　　　特定不能のうつ病性障害

F33　反復性うつ病性障害　Recurrent depressive disorder

　この障害は，軽症（F32.0），中等症（F32.1），または重症（F32.2 と F32.3）のエピソードに特定されるうつ病のエピソードが反復し，躁病（F30.1 と F30.2）の診断基準を満たす気分高揚と過活動性の独立したエピソードの病歴を欠くことによって特徴づけられる．しかしながら，このカテゴリーは，軽躁病（F30.0）の診断基準を満たす程度の短期間の気分高揚と過活動性が，うつ病エピソードの直後に（時には明らかにうつ病の治療によって誘発されて）起こったという証拠がある場合でもなお使用すべきである．うつ病エピソードの発症年齢や重症度，持続期間や頻度は，いずれもさまざまである．一般に，初回エピソードは双極性障害の場合よりも遅く，平均発症年齢は 40 歳代である．各エピソードはまた，3 カ月から 12 カ月間持続する（持続期間の中央値は約 6 カ月）が，双極性障害に比べて反復の頻度は少ない．エピソードの間は通常完全に回復するが，少数の患者では，主として老人において，うつ病が長引くこともある（このような場合でも，このカテゴリーを用いるべきである）．重症度の如何にかかわらず，個々のエピソードはしばしばストレスフルな生活上の出来事によって誘発される．多くの文化圏において，個々のエピソードも持続性うつ病も，男性より女性に 2 倍多くみられる．

　反復性うつ病性障害の患者に躁病エピソードが出現する危険性は，うつ病エピソードが何回経験されても完全に消えることはない．躁病エピソードが生じれば，双極性感情障害に診断を変更すべきである．

　反復性うつ病性障害は，まず現在のエピソードの型を特定し，それから（十分な情報が得られるなら）すべてのエピソードにおいて優勢な型を特定することによって，以下のように下位分類することができる．
　　〈含〉抑うつ反応，心因性うつ病，反応性うつ病，季節性感情障害の反復
　　　　　エピソード（F33.0 あるいは F33.1）．あるいは内因性うつ病，大
　　　　　うつ病，躁うつ病（抑うつ型），心因性あるいは反応性抑うつ精

神病，精神病性うつ病，生気うつ病の反復エピソード（F33.2 あるいは F33.3）．

〈除〉反復性短期うつ病性エピソード（F38.1）

F33.0 反復性うつ病性障害，現在軽症エピソード　Recurrent depressive disorder, current episode mild

診断ガイドライン

確定診断のためには：

(a) 反復性うつ病性障害（F33.-）の診断基準を満たし，現在のエピソードが軽症うつ病エピソード（F32.0）の診断基準を満たさなければならない．
(b) 少なくとも2回のエピソードが，短くとも2週間続き，はっきりした気分障害のない数カ月間で隔てられていなければならない．

そうでなければ，診断としては他の反復性気分障害（F38.1）を用いるべきである．

第5桁の数字は，現在のうつ病エピソードにおける身体性症候群の有無を特定するために用いることができる．

F33.00　　身体性症候群を伴わないもの（F32.00 を参照）
F33.01　　身体性症候群を伴うもの（F32.01 を参照）

もし必要ならば，以前のエピソードで優勢であった型（軽症あるいは中等症，重症，不詳）を特定してもよい．

F33.1 反復性うつ病性障害，現在中等症エピソード　Recurrent depressive disorder, current episode moderate

診断ガイドライン

確定診断のためには：

(a) 反復性うつ病性障害（F33.-）の診断基準を満たし，現在のエピソードが中等症うつ病エピソード（F32.1）の診断基準を満たさなければならない．
(b) 少なくとも2回のエピソードが，短くとも2週間続き，はっきりした気分障害のない数カ月間で隔てられていなければならない．

そうでなければ，診断としては他の反復性気分障害（F38.1）を用いるべきである．

第5桁の数字は，現在のうつ病エピソードにおける身体性症候群の有無を特定するために用いることができる．

F33.10 身体性症候群を伴わないもの（F32.10 を参照）
F33.11 身体性症候群を伴うもの（F32.11 を参照）

もし必要ならば，以前のエピソードで優勢であった型（軽症あるいは中等症，重症，不詳）を特定してもよい．

F33.2　反復性うつ病性障害，現在精神病症状を伴わない重症エピソード　Recurrent depressive disorder, current episode severe without psychotic symptoms

診断ガイドライン

確定診断のためには：

(a) 反復性うつ病性障害（F33.-）の診断基準を満たし，現在のエピソードが精神病症状を伴わない重症うつ病エピソード（F32.2）の診断基準を満たさなければならず，さらに，

(b) 少なくとも 2 回のエピソードが，短くとも 2 週間続き，はっきりした気分障害のない数カ月間で隔てられていなければならない．

そうでなければ，診断としては他の反復性気分障害（F38.1）を用いるべきである．

もし必要ならば，以前のエピソードで優勢であった型（軽症，あるいは中等症，重症，不詳）を特定してもよい．

F33.3　反復性うつ病性障害，現在精神病症状を伴う重症エピソード
Recurrent depressive disorder, current episode severe with psychotic symptoms

診断ガイドライン

確定診断のためには：

(a) 反復性うつ病性障害（F33.-）の診断基準を満たし，現在のエピソードが精神病症状を伴う重症うつ病エピソード（F32.3）の診断基準を満たさなければならない．

(b) 少なくとも 2 回のエピソードが，短くとも 2 週間続き，はっきりした気分障害のない数カ月間で隔てられていなければならない．

そうでなければ，診断としては他の反復性気分障害（F38.1）とするべきである．

もし必要ならば，妄想あるいは幻覚が気分に一致するか，または気分に一致しないかを特定することができる（F30.2 を参照）．

もし必要ならば，以前のエピソードで優勢であった型（軽症，中等症，重症，不詳）を特定してもよい．

F33.4　反復性うつ病性障害，現在寛解状態にあるもの　Recurrent depressive disorder, currently in remission

診断ガイドライン

確定診断のためには：

(a) 過去に反復性うつ病性障害（F33.-）の診断基準を満たし，現在の状態はいかなる重症度のうつ病エピソードあるいはF30-F39にある他のどの障害の診断基準も満たしてはならない．
(b) 少なくとも2回のエピソードが短くとも2週間続き，はっきりとした気分障害のない数ヵ月間で隔てられていなければならない．

そうでなければ，診断としては他の反復性気分障害（F38.1）とするべきである．

このカテゴリーは，患者が再発を予防するために治療を受けている場合でも用いてよい．

F33.8　他の反復性うつ病性障害　Other recurrent depressive disorders

F33.9　反復性うつ病性障害，特定不能のもの　Recurrent depressive disorder, unspecified

〈含〉特定不能の単極性うつ病

F34　持続性気分（感情）障害　Persistent mood (affective) disorders

持続性で，かつ通常波動性の気分障害であり，個々のエピソードは軽躁病エピソードあるいは軽症うつ病エピソードと記述されるほど重症になることは，たとえあったとしてもまれである．何年にもわたって，時には患者の成人期の大部分にわたって持続するので，かなりの主観的な苦悩と無能力感をもたらす．しかしながら場合によっては，躁病，あるいは軽症か重症のうつ病の反復性あるいは単一エピソードが，持続性感情障害に重なることがある．この持続性感情障害がパーソナリティ障害でなく，ここに分類されるのは，遺伝的に気分障害と関連するという家系研究による証拠があること，気分障

害と同様の治療が有効であるからである．気分循環症と気分変調症に早発性のものと遅発性のものがあり，必要ならばそれらを特定してもよい．

F34.0　気分循環症　Cyclothymia

これは持続的な気分の不安定さであり，軽い抑うつや軽い高揚の期間が何回も認められる．この不安定さは，通常，成人期早期に始まり慢性経過をとるが，時には気分が正常となり，安定した状態が数カ月続くことがある．この気分の動揺は通常，患者から生活上の出来事と無関係だと感じられる．長期間の観察や患者の過去の行動に関するきわめて詳細な報告なしに，診断することは難しい．気分の動揺は比較的穏やかで，高揚気分の時期は楽しいものであるためか，気分循環症では医療の対象とならないことが多い．場合によっては，気分の変化がたとえあるにしても，活動性，自信，社会性，食行動における通常の周期的な変化よりも目立たないためかもしれない．もし必要ならば，発症年齢を早発性（10歳代後半か20歳代）あるいは遅発性として特定してもよい．

診断ガイドライン

本質的な特徴は持続的な気分の不安定さであり，軽い抑うつや軽い高揚の期間が何回もみられるが，いずれも双極性感情障害（F31.-）や反復性うつ病性障害（F33.-）の診断基準を満たすほど重症であったり遷延したりしない．このことは，個々の気分変動のエピソードが躁病エピソード（F30.-）あるいはうつ病エピソード（F32.-）の項に記述されたいずれのカテゴリーの診断基準も満たさないことを意味している．

　〈含〉感情性パーソナリティ障害
　　　　循環病質性パーソナリティ
　　　　循環気質性パーソナリティ

【鑑別診断】この障害は，双極性感情障害（F31.-）の患者の近親者によくみられるもので，気分循環症からいつかは双極性感情障害に発展する者もいる．これは成人期を通して持続するが，一時的あるいは永続的に停止したり，双極性感情障害（F31.-）や反復性うつ病性障害（F33.-）の診断基準を満たすほど重症な気分変動へと発展することがある．

F34.1　気分変調症　Dysthymia

この障害の特徴は，個々のエピソードの重症度あるいは持続期間において，現在のところ軽症あるいは中等症の反復性うつ病性障害（F33.0または

F33.1）の診断基準を満たさない程度の慢性的抑うつ気分である．しかし過去に，とくにこの障害の発症時には，軽症うつ病エピソードの診断基準を満たすことがあってもよい．軽症うつ病の個々の病相期と比較的正常である中間期との比率は，さまざまである．患者は通常，自分で調子がよいといえる時期を数日か数週間もつが，ほとんどの期間（しばしば数カ月続く）は，疲れと抑うつを感じる．何ごとにも努力を要し，楽しいことは何もない．彼らは考えこみ不平を述べ，不眠がちで不全感をもつが，日常生活で必要なことは何とかやっていける．気分変調症は抑うつ神経症や神経症性うつ病の概念と共通する点が多い．もし必要ならば，発症年齢を早発性（10歳代後半か20歳代）か遅発性として特定してもよい．

診断ガイドライン

軽症あるいは中等症の反復性うつ病性障害（F33.0またはF33.1）の診断を満たすほどに重症であることはまったくないか，あるいはごくまれであり，きわめて長期にわたる抑うつ気分が本質的な特徴である．通常は成人期早期に始まり，少なくとも数年間，時には終生続く．発症が晩年であれば，しばしばそれ以前のうつ病エピソード（F32.-）の結果であることがあり，死別または他の明らかなストレスに関連したものである．

〈含〉抑うつ神経症
　　　抑うつパーソナリティ障害
　　　神経症性うつ病（持続期間が2年以上のもの）
　　　持続性不安うつ病

〈除〉不安うつ病（軽症または持続性でないもの）（F41.2）
　　　死別反応，持続期間が2年以内のもの（F43.21：遷延性抑うつ反応）
　　　残遺［型］統合失調症（F20.5）

F34.8　他の持続性気分（感情）障害　Other persistent mood (affective) disorders

これは，気分循環症（F34.0）あるいは気分変調症（F34.1）の診断基準を満たすほど重症でないか長く持続しないが，臨床的には重要である持続性感情障害のための残遺カテゴリーである．以前に「神経症性」と呼ばれていたうつ病のある型のものがここに含まれるが，それらは気分循環症（F34.0）か気分変調症（F34.1）のどちらの診断基準も，あるいは軽症（F32.0）か中等症（F32.1）のうつ病エピソードの診断基準も満たさないものもある．

F34.9 持続性気分（感情）障害，特定不能のもの Persistent mood (affective) disorder, unspecified

F38 他の気分（感情）障害 Other mood (affective) disorders

F38.0 他の単一[単発性]気分（感情）障害 Other single mood (affective) disorders

F38.00　　混合性感情性エピソード（mixed affective episode）
　少なくとも2週間は続き，混合性あるいは軽躁病性，躁病性およびうつ病性症状への急激な変化（通常数時間以内）によって特徴づけられる感情性のエピソード．

F38.1 他の反復性気分（感情）障害 Other recurrent mood (affective) disorders

F38.10　　反復性短期うつ病性障害（recurrent brief depressive disorder）
　反復性で短期間のうつ病エピソードで，過去1年において1カ月に約1回の割合で出現したものである．個々のうつ病エピソードは，すべて2週間以内に終わるが（典型的には2〜3日であり，完全に回復する），軽症，中等症あるいは重症のうつ病エピソード（F32.0，F32.1，F32.2）の診断基準症状を満たす．
【鑑別診断】気分変調症（F34.1）とは対照的に，ほとんどの期間を通して抑うつ的であるというわけではない．もし，うつ病エピソードが月経周期に関連してのみ起こるのであれば，その基礎にある原因のための二次コード（N94.8「女性の生殖期と月経周期に関連した他の特殊な状態」）とともに，次のF38.8を用いるべきである．

F38.8 他の特定の気分（感情）障害 Other specified mood (affective) disorders

　これは，上記のF30−F38.1のカテゴリーの診断基準を満たさない感情障害のための残遺カテゴリーである．

F39 特定不能の気分(感情)障害　Unspecified mood (affective) disorder

使用できる用語が他にない場合に，最後の手段としてのみ用いられる．
〈含〉特定不能の感情精神病
〈除〉特定不能の精神障害 (F99)

F4 神経症性障害，ストレス関連障害および身体表現性障害
Neurotic, stress-related and somatoform disorders

概　要

F40　恐怖症性不安障害
- F40.0　　広場恐怖［症］
  - .00　パニック障害を伴わないもの
  - .01　パニック障害を伴うもの
- F40.1　　社会［社交］恐怖［症］
- F40.2　　特異的（個別的）恐怖症
- F40.8　　他の恐怖症性不安障害
- F40.9　　恐怖症性不安障害，特定不能のもの

F41　他の不安障害
- F41.0　　パニック障害（エピソード［挿間］性発作性不安）
- F41.1　　全般性不安障害
- F41.2　　混合性不安抑うつ障害
- F41.3　　他の混合性不安障害
- F41.8　　他の特定の不安障害
- F41.9　　不安障害，特定不能のもの

F42　強迫性障害
- F42.0　　強迫思考あるいは反復思考を主とするもの
- F42.1　　強迫行為（強迫儀式）を主とするもの
- F42.2　　強迫思考と強迫行為が混合するもの
- F42.8　　他の強迫性障害
- F42.9　　強迫性障害，特定不能のもの

F43 重度ストレス反応［重度ストレスへの反応］および適応障害
- F43.0 急性ストレス反応
- F43.1 心的外傷後ストレス障害
- F43.2 適応障害
  - .20 短期抑うつ反応
  - .21 遷延性抑うつ反応
  - .22 混合性不安抑うつ反応
  - .23 主として他の情緒の障害を伴うもの
  - .24 主として行為の障害を伴うもの
  - .25 情緒および行為の混合性の障害を伴うもの
  - .28 他に特定の症状が優勢なもの
- F43.8 他の重度ストレス反応［重度ストレスへの反応］
- F43.9 重度ストレス反応［重度ストレスへの反応］，特定不能のもの

F44 解離性（転換性）障害
- F44.0 解離性健忘
- F44.1 解離性遁走［フーグ］
- F44.2 解離性昏迷
- F44.3 トランスおよび憑依障害
- F44.4 解離性運動障害
- F44.5 解離性けいれん
- F44.6 解離性知覚麻痺および感覚脱失
- F44.7 混合性解離性（転換性）障害
- F44.8 他の解離性（転換性）障害
  - .80 ガンザー症候群
  - .81 多重人格障害
  - .82 小児期あるいは青年期にみられる一過性解離性（転換性）障害
  - .88 他の特定の解離性（転換性）障害
- F44.9 解離性（転換性）障害，特定不能のもの

F45 身体表現性障害
- F45.0 身体化障害

	F45.1	鑑別不能型［分類困難な］身体表現性障害
	F45.2	心気障害
	F45.3	身体表現性自律神経機能不全
	.30	心臓および心血管系
	.31	上部消化管
	.32	下部消化管
	.33	呼吸器系
	.34	泌尿生殖器系
	.38	他の器官あるいは系
	F45.4	持続性身体表現性疼痛障害
	F45.8	他の身体表現性障害
	F45.9	身体表現性障害，特定不能のもの
F48		**他の神経症性障害**
	F48.0	神経衰弱
	F48.1	離人・現実感喪失症候群
	F48.8	他の特定の神経症性障害
	F48.9	神経症性障害，特定不能のもの

序論

　神経症性障害，ストレス関連障害，身体表現性障害を1つの大きな包括群にまとめた．なぜなら，これらは神経症概念と歴史的に関連しており，その大部分（どのくらいかは不明だが）が心理的原因と関連しているからである．ICD-10の全般的な序論で述べたように，神経症概念は主な構成原理として残したのではなく，なお本書の使用者自身の用語法で神経症とみなしたいような障害の同定が容易にできるよう配慮したのである〔全般的な序論（3ページ）にある神経症に関する注釈を参照〕．

　これらの障害，とくにプライマリケアでよくみられるあまり重症でない症例では，複数の症状が混在しているのがふつうである（抑うつと不安の共存が最多）．どちらが優勢な症状であるかを決める努力をすべきであるが，そうすることが不自然であるような抑うつと不安が混在する症例のためのカテゴリーが用意されている（F41.2）．

F40　恐怖症性不安障害　Phobic anxiety disorders

　これらの障害では通常危険でない，（患者の外部の）ある明確な状況あるいは対象によってのみ，あるいは主としてそれによって不安が誘発される．その結果，これらの状況あるいは対象は特徴的な仕方で回避される．恐怖症性不安は他の型の不安から主観的にも，生理的にも，そして行動的にも区別することはできず，軽い落着きのなさから著しい恐怖まで重症度はさまざまである．患者の関心は，動悸あるいはめまいのような個々の症状に集中することもあり，しばしば，死ぬこと，自制を失うこと，あるいは気が狂ってしまうことへの二次的な恐怖と関連している．他の人びとが問題となっている状況を危険とも脅威ともみなさないことを知っても，その不安は軽減しない．恐怖症を生じる状況に入ることを考えただけでも通常，予期不安を生じる．

　恐怖症の対象あるいは状況が患者にとって外部のものであるという基準の採用は，疾病（疾病恐怖）と醜形（醜形恐怖）の存在に関連した恐怖の多くがF45.2「心気障害」に分類されることを意味する．しかしながら，疾患に対する恐怖が，感染や汚染にさらされる可能性によって，主としてかつ反復して生じるか，あるいは恐怖が単に医学的処置（注射，手術など）か医療施設（歯科医院，病院など）に対するものならば，F40.-のカテゴリーが適切で

あろう（通常は F40.2「特異的（個別的）恐怖症」）．

恐怖症性不安はしばしば抑うつと合併する．恐怖症性不安がすでに存在する場合は，ほとんど常にうつ病エピソードの併発中さらに増悪する．ある種のうつ病エピソードは，一過性の恐怖症性不安を伴っており，抑うつ気分はしばしばある種の恐怖，とくに広場恐怖を伴っている．恐怖症性不安とうつ病エピソードの 2 つの診断が必要か，あるいは 1 つでよいかは，一方の障害が明らかに他に先行しているかどうかと，診断の際に一方が明らかに優勢であるかどうかによって決定される．もし恐怖症状がはじめて現れる前に，うつ病性障害の診断基準が満たされているならば，後者と診断すべきである（6 ページの序論を参照）．

社会恐怖以外の大部分の恐怖症性障害は，男性におけるよりも女性でより多くみられる．

この分類では，特定の恐怖状況で起きるパニック発作（F41.0）は恐怖症の重篤さの表現とみなされ，診断的優先権は後者に与えられるべきである．主診断としてのパニック障害は，F40.-にあげられたいかなる恐怖症も認められない場合にのみ診断すべきである．

F40.0 広場恐怖［症］ Agoraphobia

「広場恐怖」という用語はここでは，はじめて紹介された当時よりも，そして現在でもなおいくつかの国で使われているよりも，より広い意味で用いられている．現時点では，単に開放空間に対する恐怖ばかりでなく，群衆がいるとか，安全な場所（通常は家庭）にすぐ容易に逃げ出すことが困難であるなど，空間に関連する状況に対する恐怖も包括されている．したがってこの用語は，家を離れること，店，雑踏および公衆の場所に入ること，あるいは列車かバスか飛行機で一人で旅行することに対する恐れなどを含む，相互に関連し，しばしば重複する恐怖症の一群に当てはまる．不安の重症度や回避行動の程度は一定しないが，これは恐怖症性障害の中で最も無力化をもたらすもので，完全に家にこもってしまう患者もいる．多くの患者は，公衆の面前で倒れ，孤立無援となることを考えて恐怖におそわれる．ただちに利用できる出口のないことが，これら多くの広場恐怖の状況の鍵となる特徴である．患者はたいてい女性であり，発症は通常成人早期である．抑うつ症状，強迫症状，および社会恐怖があってもよいが，臨床像を支配するものではない．効果的な治療が行われないと，広場恐怖は通常動揺性を示すもののしばしば慢性となる．

診断ガイドライン

確定診断のためには,以下のすべての基準が満たされなければならない.

(a) 心理的症状あるいは自律神経症状は,不安の一次的発現でなければならず,妄想あるいは強迫思考のような他の症状に対する二次的なものであってはならない.

(b) 不安は,以下の状況のうち少なくとも2つに限定され(あるいは主に生じ)なければならない —— 雑踏,公衆の場所,家から離れての旅行,および一人旅.

(c) 恐怖症的な状況の回避が現に,あるいは以前から際立った特徴でなければならない.

【鑑別診断】広場恐怖患者の中には一貫して彼らの恐怖症的な状況を回避することができるので,ほとんど不安を体験しない者もいることに留意しなければならない.抑うつ,離人症,強迫症状および社会恐怖などの他の症状が存在しても,それらが臨床像を支配するものでなければ,広場恐怖の診断は無効ではない.しかしながら,最初に恐怖症状が現れたときに患者がすでに著しく抑うつ的であったなら,うつ病エピソードを主診断とする.これは遅発性の症例でより一般的である.

広場恐怖的な状況にある際は多くの場合,パニック障害(F41.0)の有無が,第5桁のコードによって記録される.

F40.00 パニック障害を伴わないもの
F40.01 パニック障害を伴うもの
〈含〉広場恐怖を伴うパニック障害

F40.1 社会[社交]恐怖[症] Social phobias

社会恐怖は青年期に好発し,比較的少人数の集団内で(雑踏とは対照的に)他の人びとから注視される恐れを中核とし,社交場面をふつう回避するようになる.他のほとんどの恐怖と異なり,社会恐怖は男女同程度にみられる.これらは,限定していることも(すなわち,人前での食事,あるいは人前での発言,あるいは異性と出会うこと),あるいは拡散して家族以外のほとんどすべての社交状況を含んでいることもある.人前での嘔吐の恐れが重要なこともある.ある文化内では直接目と目が合うことが,とくにストレスとなることがある.社会恐怖は通常,低い自己評価と批判されることに対する恐れと関連している.赤面,手の振え,悪心あるいは尿意頻回を訴えとすることもあり,時として,自分の不安の二次的な発現の1つにすぎないものを,

一次的な問題と確信している．症状はパニック発作へと発展する可能性もある．回避はしばしば顕著であり，極端な場合はほとんど完全な社会的孤立にいたることがある．

診断ガイドライン

確定診断のためには，以下のすべての基準が満たされなければならない．
(a) 心理的症状，行動的症状あるいは自律神経症状は，不安の一次的発現であり，妄想あるいは強迫思考のような他の症状に対する二次的なものであってはならない．
(b) 不安は，特定の社会的状況に限定されるか，あるいはそこで優勢でなければならない．
(c) 恐怖症的状況を常に可能な限り回避しようとする．
〈含〉対人恐怖（anthropophobia）
　　　社会神経症

【鑑別診断】広場恐怖やうつ病性障害は，しばしば顕著となり，両者とも患者を「家にこもりきり」にすることがある．社会恐怖と広場恐怖の鑑別が非常に難しい場合は，広場恐怖を優先すべきである．完全な抑うつ症状が明確に同定できなければ，うつ病の診断をくだすべきではない．

F40.2　特異的（個別的）恐怖症　Specific (isolated) phobias

これらは特定の動物への接近，高所，雷，暗闇，飛行，閉所，公衆便所での排尿あるいは排便，特定の食物の摂取，血液あるいは外傷の目撃，特定の疾患の罹患に対する恐れなどのように，きわめて特異的な状況に限定してみられる恐怖症である．誘発状況ははっきりしているが，広場恐怖あるいは社会恐怖の場合と同様に，その状況に接するとパニック状態が誘発されることもある．特異的な恐怖症は通常小児期あるいは成人早期に生じ，治療を受けないでいると，何十年も持続することがある．その結果生ずる社会的不利の程度は，患者がその恐怖状況をどの程度回避できるかに依存する．恐怖症的な状況への恐れは，広場恐怖とは対照的に，動揺する傾向はない．放射線による病気と性病感染が疾病恐怖の一般的な対象であり，より最近ではエイズである．

診断ガイドライン

確定診断のためには，以下のすべてが満たされなければならない．
(a) 心理的症状あるいは自律神経症状は，不安の一次的発現であり，妄想あるいは強迫思考のような他の症状に対する二次的なものであってはな

らない.
(b) 不安は,特定の恐怖症の対象や状況の存在に限定して生じなければならない.
(c) 恐怖症的状況は可能な限り回避される.
〈含〉高所恐怖(acrophobia)
　　　動物恐怖(animal phobia)
　　　閉所恐怖(claustrophobia)
　　　試験恐怖(examination phobia)
　　　単一恐怖(simple phobia)

【鑑別診断】広場恐怖や社会恐怖とは対照的に,通常他の精神医学的症状を欠いている.血液・外傷恐怖は頻脈よりはむしろ徐脈と時折失神を起こすことで,他の恐怖から区別される.癌,心疾患あるいは性病感染のような特定の疾患に対する恐れは,これらの疾患に罹患するかもしれない特定の状況と関連しなければ,心気障害(F45.2)に分類されるべきである.疾患に対する確信が妄想的な強さに達すれば,診断は妄想性障害(F22.0)である.他者には客観的に気づかれない,身体の特定の一部(しばしば顔面)あるいは複数の部位に異常あるいは醜形があると確信している患者は,確信の強度と持続に応じて,心気障害(F45.2)か妄想性障害(F22.0)に分類すべきである.

F40.8　他の恐怖症性不安障害　Other phobic anxiety disorders

F40.9　恐怖症性不安障害,特定不能のもの　Phobic anxiety disorder, unspecified
〈含〉特定不能の恐怖症
　　　特定不能の恐怖症性状態

F41　他の不安障害　Other anxiety disorders

不安の発現がこれらの障害の主な症状であり,何らかの特別の周囲状況に限定されない.明らかに二次性のものであるか,あるいは重篤でないならば,抑うつ症状と強迫症状,さらに若干の恐怖症性不安の要素すら認められることもある.

F41.0　パニック障害（エピソード［挿間］性発作性不安）
Panic disorder（episodic paroxysmal anxiety）

　本質的な病像は，いかなる特別な状況あるいは環境的背景にも限定されず，したがって予知できない，反復性の重篤な不安（パニック）発作である．他の不安障害と同様に，主要症状は患者ごとに異なるが，動悸，胸痛，窒息感，めまいおよび非現実感（離人感あるいは現実感喪失）の突発が共通している．そこでほとんど必ず，死，自制心の喪失あるいは発狂への二次的な恐怖が存在する．時に長引くことはあるが，個々の発作は通常数分間しか続かない．発作の頻度と障害の経過はいずれもかなりさまざまである．パニック発作におそわれた患者は，恐怖と自律神経症状が次第に高まっていくのを体験し，その結果，どこにいようと，通常は急いでその場から立ち去る．これがバスや雑踏などの特定の状況で起こると，その後患者はそのような状況を避けるようになることがある．同様に，頻回に起こる予見不能なパニック発作は，一人になることや公衆の場に赴くことへの恐れを生み出す．また発作が起こるのではないかという持続的な恐れが，しばしばパニック発作の後に生じる．

診断ガイドライン

　この分類では，一定の恐怖症的状況で起こるパニック発作は，恐怖症の重篤さの表現とみなされ，診断的優先権は後者に与えるべきである．パニック障害それ自体は，F40.-のいかなる恐怖症も存在しない場合にのみ診断すべきである．確定診断のためには，自律神経性不安の重篤な発作が，ほぼ1カ月の間に数回起きていなければならない：

(a) 客観的危険が存在しない環境において起きる．
(b) 既知の，あるいは予見できる状況に限定されない．
(c) 発作と発作の間は，不安症状は比較的欠いている（しかし，予期不安は通常認められる）．

　〈含〉パニック発作
　　　　パニック状態

【鑑別診断】すでに指摘したように，パニック障害は，確定した恐怖症性障害の部分症状として起きるパニック発作から区別されなければならない．パニック発作は，とりわけ男性において，うつ病性障害から二次的に生じることがあり，うつ病性障害の診断基準が同時に満たされるならば，パニック障害を主診断とすべきではない．

F41.1　全般性不安障害　Generalized anxiety disorder

本質的な病像は全般的かつ持続的であるが,きわめて優勢であっても,いかなる特殊な周囲の状況にも限定されない(すなわち「自由に浮動する」)不安である.他の不安障害と同様に,主要症状はきわめてさまざまであるが,たえずいらいらしている,振戦,筋緊張,発汗,頭のふらつき,動悸,めまいと心窩部の不快などの訴えがよく認められる.患者か身内がすぐにでも病気になるのではないか,あるいは事故にあうのではないかという恐怖がさまざまな他の心配事や不吉な予感とともに,しばしば口にされる.この障害は女性により多く,しばしば慢性の環境的ストレスと関連している.その経過はさまざまであるが,動揺し,慢性化する傾向を示す.

診断ガイドライン

患者は,少なくとも数週,通常は数カ月,連続してほとんど毎日,不安の一次症状を示さなければならない.それらの症状は通常,以下の要素を含んでいなければならない.

(a) 心配(将来の不幸に関する気がかり,「いらいら感」,集中困難など).
(b) 運動性緊張(そわそわした落着きのなさ,筋緊張性頭痛,振戦,身震い,くつろげないこと).
(c) 自律神経性過活動(頭のふらつき,発汗,頻脈あるいは呼吸促迫,心窩部不快,めまい,口渇など).

小児では頻回に安心させる必要があったり,繰り返し身体的訴えをすることがあるかもしれない.

他の症状,とりわけ抑うつが一過性に(一度につき2,3日間)出現しても,主診断として全般性不安障害を除外することにはならないが,患者はうつ病エピソード(F32.-),恐怖症性不安障害(F40.-),パニック障害(F41.0),あるいは強迫性障害(F42.-)の診断基準を完全に満たしてはならない.

〈含〉不安神経症
　　　不安反応
　　　不安状態

〈除〉神経衰弱(F48.0)

F41.2　混合性不安抑うつ障害　Mixed anxiety and depressive disorder

このカテゴリーは,不安症状と抑うつ症状がともに存在するが,どちらのタイプの症状も別々に診断することを正当化するほど重症でないときに用いるべきである.重篤な不安が軽い抑うつと同時に認められる場合は,不安あ

るいは恐怖症性障害の中の，これとは別のカテゴリーが用いられるべきである．抑うつ症状と不安症状の両方が存在し，かつ別個の診断を正当化するほど重篤であるならば，両障害を記録するべきで，このカテゴリーを用いるべきではない．記録する際の実用的な理由から，ただ1つの診断しか許されないならば，抑うつの診断を優先するべきである．いくつかの自律神経症状（振戦，動悸，口渇，胃の激しい動きなど）は，たとえ間欠的にせよ必ず存在する．単に心配や過度の気づかいが自律神経症状なしに存在するならば，このカテゴリーを使用するべきではない．この障害の基準を満たす症状が，著しい生活文化やストレスとなる生活上の出来事と密接に関連して出現するならば，F43.2「適応障害」のカテゴリーを用いるべきである．

　比較的軽い症状がこのように混合している患者は，プライマリケアでしばしば認められるが，もっと多くの患者が住民一般の中に存在し，医学的または精神科的注意を引くにいたっていない．

〈含〉不安うつ病（軽度のものあるいは持続性でないもの）
〈除〉持続性不安うつ病（気分変調症）（F34.1）

F41.3　他の混合性不安障害　Other mixed anxiety disorders

　このカテゴリーは，全般性不安障害（F41.1）の基準を満たし，かつF40-F49の他の障害の主要な特徴（しばしば短期間しか続かないが）をもつが，その基準を完全には満たさないものに対して使用すべきである．他の障害の最も一般的な例は，強迫性障害（F42.-），解離性障害（F44.-），身体化障害（F45.0），鑑別不能型身体表現性障害（F45.1），心気障害（F45.2）である．もしこの障害の基準を完全に満たす症状が，著しい生活変化あるいはストレスの強い生活上の出来事に密接な関連をもって生じるならば，F43.2「適応障害」のカテゴリーを用いるべきである．

F41.8　他の特定の不安障害　Other specified anxiety disorders
〈含〉不安ヒステリー

F41.9　不安障害，特定不能のもの　Anxiety disorder, unspecified
〈含〉特定不能の不安

F42　強迫性障害　Obsessive-compulsive disorder

　この障害の本質的病像は反復する強迫思考あるいは強迫行為である〔簡潔にするために，症状に言及する際は「強迫性-制縛性（obsessive-compulsive）」の代わりに「強迫性（obsessional）」を用いることにする〕．強迫思考は常同的な形で，繰り返し患者の心に浮かぶ観念，表象あるいは衝動である．強迫思考はほぼ常に苦悩をもたらすものであり（なぜなら，それらは暴力的であるか，わいせつであるか，あるいは単に無意味なものと認識されるからである），患者はしばしばその思考に抵抗を試みるが成功しない．しかしながら，強迫思考は，本人の意志に反した，そしてしばしば嫌なものであるにもかかわらず，自分自身の思考として認識される．強迫行為あるいは強迫儀式は何度も繰り返される常同行為である．それらは本来愉快なものではなく，また本質的に有用な課題の達成に終ることもない．

　患者は，客観的にはありそうもない出来事を，しばしば自分に有害であったり自分が原因で起こったと考えているが，それを防止しているのだと思っている．必ずではないが，通常患者はこの行為を無意味で効果がないと認識し，繰り返し抵抗しようとする．ひどく長期化した症例では，抵抗がごくわずかのこともある．自律神経性の不安症状はしばしば存在するが，しかし明らかな自律神経興奮はなく内的あるいは精神的に緊張した苦痛もよく認められる．強迫症状，とりわけ強迫思考はうつ病と密接に関連している．強迫性障害の患者はしばしば抑うつ症状を有し，反復性うつ病性障害（F33.-）の患者は，うつ病エピソードの間に強迫思考を発展することがある．いずれの場合でも，一般的に抑うつ症状の重症度の変化は，強迫症状の重症度の変化と並行している．

　強迫性障害は，男女で同頻度にみられ，その基礎となっている人格にはしばしば顕著な制縛的な特徴が存在する．発症は通常小児期か成人早期である．経過はさまざまであり，著しい抑うつ症状なしに慢性化しがちである．

診断ガイドライン

　確定診断のためには，強迫症状あるいは強迫行為，あるいはその両方が，少なくとも2週間連続してほとんど毎日存在し，生活する上での苦痛か妨げの原因でなければならない．強迫症状は以下の特徴をもっているべきである．

　(a) 強迫症状は患者自身の思考あるいは衝動として認識されなければならない．

(b) もはや抵抗しなくなったものがほかにあるとしても、患者が依然として抵抗する思考あるいは行為が少なくとも1つなければならない。
(c) 思考あるいは行為の遂行は、それ自体楽しいものであってはならない（緊張や不安の単なる軽減は、この意味では楽しいとはみなされない）。
(d) 思考、表象あるいは衝動は、不快で反復性でなければならない。

〈含〉制縛神経症（anankastic neurosis）
　　　強迫神経症（obsessional neurosis）
　　　強迫性神経症（obsessive-compulsive neurosis）

【鑑別診断】強迫性障害とうつ病性障害の鑑別診断は、これらの2つの症状が頻繁に同時に起こるので困難なことがある。急性エピソードの障害では、最初に出現した症状に優先権を与えるべきである。両方が認められるが、どちらも優勢ではない場合、通常はうつ病を一次性とみなすのがよい。慢性障害では、他方の症状なしに持続する症状を優先すべきである。

時に起きるパニック発作や軽い恐怖症性症状は、診断の妨げとはならない。しかしながら、統合失調症、トゥレット症候群、あるいは器質性精神障害において発展する強迫症状は、それらの病態の一部とみなすべきである。

強迫思考と強迫行為はふつう共存するものであるが、反応する治療が異なることがあるので、患者によってはどちらが優位か特定できれば有益である。

F42.0　強迫思考あるいは反復思考を主とするもの　Predominantly obsessional thoughts or ruminations

これらは、観念、心像あるいは行動への衝動の形をとることがある。その内容は非常に変化に富むが、ほとんど常に患者に苦悩を与えるものである。たとえば女性が、愛する子どもを殺す衝動についにはうち勝つことができなくなるかもしれないという恐怖や、反復する心像の、わいせつであったり、冒瀆的であったりする自我異和的な性質に悩まされることもある。時折その観念は、考える価値もない二者択一に対する際限のないえせ哲学的な熟考を含み、まったく無益なものにすぎない。このように二者択一に対する優柔不断の熟考は、他の多くの強迫反芻の重要な要素であり、しばしばそれに伴い日々の生活における些細であるが必要な決定を行うことができなくなる。

強迫反芻とうつ病の関係はとりわけ密接である。強迫性障害の診断は、反芻がうつ病性障害のないときに生じるか持続する場合にのみ選ぶべきである。

F42.1 強迫行為（強迫儀式）を主とするもの　Predominantly compulsive acts (obsessional rituals)

大多数の強迫行為は，清潔にすること（とくに手洗い），潜在的に危険な状況が発展することがなくなったことを保証するための確認，あるいは整理整頓に関連している．表面に現れた行動の基底には，通常患者への，あるいは患者が引き起こす危険に対する恐怖が存在し，儀式行為はこの危険を避けるための無効な，あるいは象徴的な試みである．患者は強迫儀式行為に毎日何時間も費やし，時折顕著な決断不能と緩慢さとが結びつく．全体として強迫行為は男女同頻度にみられるが，手洗いの儀式は女性に，反復のない緩慢さは男性に多い．

強迫儀式行為は，強迫思考ほどうつ病と密接に関連しておらず，行動療法により反応しやすい．

F42.2 強迫思考と強迫行為が混合するもの　Mixed obsessional thoughts and acts

大多数の強迫患者は，強迫思考と強迫行為の両者の要素をもつ．この下位カテゴリーは，両者が同等に顕著である場合に用いるべきであり，そのことが多いが，思考と行為とは反応する治療が異なることもあるので，一方が明らかに優勢な場合は一方のみを特定することが有益である．

F42.8 他の強迫性障害　Other obsessive-compulsive disorders

F42.9 強迫性障害，特定不能のもの　Obsessive-compulsive disorder, unspecified

F43 重度ストレス反応［重度ストレスへの反応］および適応障害
Reaction to severe stress, and adjustment disorders

このカテゴリーは，症候学と経過を根拠に同定しうるだけでなく，急性ストレス反応を引き起こすストレスの非常に多い生活上の出来事，あるいは適応障害にいたる持続的で不快な境遇をもたらす著しい生活変化，という2つの原因となる影響のどちらかを根拠にしても同定できる障害を含む点で，他のカテゴリーから区別される．あまり強くない心理社会的ストレス（「生活

上の出来事」）は，本書の他の部分に分類されている非常に広汎な障害の発症を促進したり，発症の一因となるかもしれない．しかしストレスの病因としての重要性は必ずしも明らかではなく，個々の症例をみれば，しばしば特異体質的な脆弱性に依存していることがわかるだろう．いいかえるならば，ストレスは障害の発症と形態を説明するのに必要でもなければ十分でもない．それとは対照的に，このカテゴリーに集められた障害は，急性のストレスあるいは持続的な外傷の直接的結果として常に生じると考えられるものである．ストレスの多い出来事あるいは持続する不快な境遇は一次的かつ決定的な因果的要因であり，その衝撃なしには障害は起こらなかっただろうと考えられるものである．小児期，青年期を含むあらゆる年齢層でみられる重度ストレスへの反応と適応障害が，このカテゴリーに含まれる．

　急性ストレス反応と適応反応を構成する個別的な症状のそれぞれは他の障害でも認めうるが，症状の発現の仕方には，いくつかの固有の特徴がこれらの状態を臨床的な単位として包括することを正当化している．この節の三番目の状態—心的外傷後ストレス障害—は，比較的特異的かつ特徴的な臨床的病像を示す．

　したがってこれらの障害は，重度のあるいは持続的なストレスに対する不適応反応とみなすことができるもので，その際適切な対処機制を妨げるために，社会機能の問題が生じる．

　ストレス反応あるいは適応障害の発症と時間的に密接な関連がある，処方薬物の大量服用に代表される自傷行為は，ICD-10・第XX章の付加コードによって記録すべきである．これらのコードは自殺か「偽装自殺」かの鑑別を必要とせず，いずれも自傷という一般的なカテゴリーに含まれる．

F43.0　急性ストレス反応　Acute stress reaction

　他に明らかな精神障害を認めない個人において，例外的に強い身体的および/または精神的ストレスに反応して発現し，通常数時間か数日以内でおさまる著しく重篤な一過性の障害である．ストレスの原因は，患者あるいは愛する人（びと）の安全あるいは身体的健康に対する重大な脅威（たとえば自然災害，事故，戦闘，暴行，強姦）を含む圧倒的な外傷体験である場合もあり，肉親との死別が重なること，あるいは自宅の火災のような，患者の社会的立場や人間関係の非常に突然かつ脅威的な変化である場合もある．身体的消耗あるいは器質的要因（たとえば老齢）があると，この障害を起こす危険が高まる．

　個人の脆弱性と対処能力が急性ストレス反応の発生と重篤度に関連してお

り，非常に強いストレスにさらされたすべての人びとがこの障害を起こすわけではないという事実によって，それが立証される．症状は著しい変異を示すが，典型的な例では意識野のある種の狭窄と注意の狭小化，刺激を理解することができないこと，および失見当識を伴った，「困惑（daze）」という初期状態を含んでいる．この状態のあとに，周囲の状況からの引きこもりの増強（解離性昏迷にまでいたる—F44.2参照）．あるいは激越と過活動（逃避反応あるいは遁走）が続くことがある．パニック不安の自律神経徴候（頻脈，発汗，紅潮）が認められるのがふつうである．症状は通常，ストレスの強い刺激や出来事の衝撃から数分以内に出現し，2，3日以内（しばしば数時間以内）に消失する．そのエピソードの部分的あるいは完全な健忘（F44.0を参照）を認めることがある．

診断ガイドライン

例外的に強いストレス因の衝撃と発症との間に，即座で明らかな時間的関連がなければならない．発症は通常，直後ではないにしても，数分以内である．それに加え，症状は，

(a) 混合した，しじゅう変動する病像を呈する．初期「困惑」状態に加えて，抑うつ，不安，激怒，絶望，過活動，および引きこもりのすべてがみられることはあるが，1つのタイプの症状が長い間優勢であることはない．

(b) ストレスの多い環境からの撤退が可能な場合，急速に（せいぜい数時間以内で）消失する．ストレスが持続するか，その性質上取り消すことができない場合，症状は通常24〜48時間後に軽減し始め，通常約3日後に最小限となる．

この診断は，F60.-「特定のパーソナリティ障害」を除く他の精神科的障害の診断基準を満たす症状をすでに示している個人においては，症状の突然の増悪に当てはめるために用いてはならない．しかしながら，精神科的障害の既往があっても，この診断の使用は許される．

〈含〉急性危機反応
　　　戦闘疲労
　　　危機状態
　　　精神的ショック

F43.1　心的外傷後ストレス障害　Post-traumatic stress disorder

ほとんど誰にでも大きな苦悩を引き起こすような，例外的に著しく脅威を

与えたり破局的な性質をもった，ストレス性の出来事あるいは状況（短期間もしくは長期間持続するもの))に対する遅延したおよび/または遷延した反応として生ずる（すなわち，自然災害または人工災害，激しい事故，他人の変死の目撃，あるいは拷問，テロリズム，強姦あるいは他の犯罪の犠牲になること）．パーソナリティ傾向（すなわち強迫性，無力性）や神経症性障害の既往などの素因は，症状の発展に対する閾値を低くするか，あるいは経過を悪化させるものかもしれないが，その発症を説明するのに必要でもなければ十分でもない．

典型的な諸症状には，無感覚と情動鈍麻，他者からの孤立，周囲への鈍感さ，アンヘドニア，トラウマを想起させる活動や状況の回避が持続し，そのような背景があるにもかかわらず生ずる侵入的回想（フラッシュバック）あるいは夢の中で，反復して外傷を再体験するエピソードが含まれる．一般に，患者にもとのトラウマを思い起こさせるきっかけとなるものへの恐れや回避がある．まれには，トラウマあるいはそれに対するもとの反応を突然想起させるおよび/または再現させる刺激に誘発されて，恐怖，パニックあるいは攻撃性が，劇的に急激に生じることがある．通常，過剰な覚醒を伴う自律神経の過覚醒状態，強い驚愕反応，および不眠が認められる．不安と抑うつは通常，上記の症状および徴候に伴い，自殺念慮もまれではない．アルコールあるいは薬物の過度の服用が合併する要因となることがある．

トラウマ後，数週から数カ月にわたる潜伏期間（しかし6カ月を超えることはまれ）を経て発症する．経過は動揺するが，多数の症例で回復が期待できる．一部の患者では，状態が多年にわたり慢性の経過を示し，持続的パーソナリティ変化へ移行することがある（F62.0を参照）．

診断ガイドライン

例外的に強いトラウマとなる出来事から6カ月以内に起きたという証拠がなければ，一般にはこの診断をくだすべきではない．臨床症状が典型的であり，他にいかなる障害（たとえば不安，強迫性障害，あるいはうつ病エピソード）も同定できなければ，出来事から発症までの遅れが6カ月以上であっても，依然として「推定」診断は可能であろう．トラウマの証拠に加え，回想，白日夢，あるいは夢における出来事の反復的，侵入的な回想あるいは再現がなければならない．顕著な情動的分離，感情の鈍麻，およびトラウマの回想を呼び起こすような刺激の回避がしばしば認められるが，診断にとって本質的ではない．自律神経障害，気分障害，および行動異常はすべて診断の一助となるが，根本的な重要性はない．

破滅的ストレスの遅発性で慢性的な結果，すなわちストレスの多い体験から数十年経て発症するものは，F62.0 に分類すべきである．

〈含〉外傷（トラウマ）神経症

F43.2 適応障害 Adjustment disorders

主観的な苦悩と情緒障害の状態であり，通常社会的な機能と行為を妨げ，重大な生活の変化に対して，あるいはストレス性の生活上の出来事（重篤な身体疾患の存在あるいはその可能性を含む）の結果に対して順応が生ずる時期に発生する．ストレス因は（死別，分離体験によって）個人の人間関係網が乱されたり，あるいは社会的援助や価値のより広汎な体系を侵したり（移住，亡命）することがある．ストレス因は個人ばかりでなく，その集団あるいは地域社会を巻き込むこともある．

個人的素質あるいは脆弱性はF43.-の他のカテゴリーにおけるよりも，適応障害の発症の危険性と症状の形成に大きな役割を演じている．しかしながら，ストレス因がなければこの状態は起こらなかっただろうと考えられる．症状は多彩であり，抑うつ気分，不安，心配（あるいはこれらの混合），現状の中で対処し，計画したり続けることができないという感じ，および日課の遂行が少なからず障害されることが含まれる．患者は劇的な行動や突発的な暴力を起こしてしまいそうだと感じるが，そうなることはめったにない．しかしながら，行為障害（たとえば攻撃的あるいは非社会的行動）が，とくに青年期には，適応障害に関連する症状となることがある．いずれの症状もそれ自体では，より特異的診断を正当化するほど重症であったり顕著ではない．小児例では夜尿症，幼稚な話し方，指しゃぶりのような退行現象が，症状パターンの1つとなることがしばしばある．これらの病像が優勢なときには，F43.23 が用いられるべきである．

発症は通常ストレス性の出来事，あるいは生活の変化が生じてから1カ月以内であり，症状の持続は遷延性抑うつ反応（F43.21）の場合を除いて通常6カ月を超えない．症状が6カ月以上持続するならば，診断は現在の臨床病像により変更すべきであり，どのような持続性のストレスもICD-10・第XXI章のZコードの1つを用いてコード化することができる．

当の個人の属する文化にふさわしい程度の，そして通常6カ月を超えない期間の正常な死別反応のために医学的あるいは精神医学的なサービスを受けても，この書のコードを用いるべきではなく，ICD-10・第XXI章のコード，たとえば，Z63.4「家族の失踪あるいは死」に加えてZ71.9「カウンセリング」

あるいは Z73.3「分類不能のストレス」などのように記録すべきである．いかなる持続期間の悲嘆反応であっても，その形式や内容から異常と考えられる場合は，F43.22，F43.23，F43.24，あるいは F43.25 のコードを用いるべきであり，6 カ月以上経過しても依然強度で持続しているものは，F43.21「遷延性抑うつ反応」とするべきである．

診断ガイドライン

診断は，以下の諸項目間の関連の注意深い評価に基づく．

(a) 症状と形式，内容および重症度．

(b) 病歴と人格．

(c) ストレス性の出来事，状況，あるいは生活上の危機．

第三の項目の存在は明確に確認されるべきであり，強力な，推定的であるかもしれないが，それなしに障害は起こらなかったという証拠がなければならない．ストレスが相対的に小さいか，あるいは時間的結合（3 カ月未満）を立証することができないならば，現症に応じて他のどこかに分類すべきである．

〈含〉カルチャーショック

　　　悲嘆反応

　　　小児のホスピタリズム

〈除〉小児期の分離不安障害（F93.0）

適応障害の診断基準が満たされるならば，臨床形態あるいは支配的な病像は第 5 桁の数字を用いて特定することができる．

F43.20　　短期抑うつ反応（brief depressive reaction）

1 カ月を超えない一過性の軽症抑うつ状態．

F43.21　　遷延性抑うつ反応（prolonged depressive reaction）

ストレスの多い状況に長い間さらされたことへの反応として起こるが，持続は 2 年を超えない軽症抑うつ状態．

F43.22　　混合性不安抑うつ反応

不安と抑うつ症状の両方が顕著だが，混合性不安抑うつ障害（F41.2）や他の混合性不安障害（F41.3）に分類されるほど重くない．

F43.23　　主として他の情緒の障害を伴うもの

症状は通常，不安，抑うつ，苦悩，緊張そして怒りというように，いくつかの型の情緒変化である．不安と抑うつの症状は混合性不安抑うつ障害（F41.2）あるいは他の混合性不安障害（F41.3）の診断基準を満たすかもしれないが，他のより特定のうつ病性障害あるいは不安障害と診断

されるほどには優位ではない．このカテゴリーは，夜尿症や指しゃぶりのような退行行動をも認める小児の反応に対しても用いるべきである．

F43.24　主として行為の障害を伴うもの
主な障害が，たとえば攻撃的あるいは反社会的行動にいたる青年期の悲哀反応のように，行為を含むもの．

F43.25　情緒および行為の混合性障害を伴うもの
情緒面の症状と行動障害の両者が顕著である．

F43.28　他の特定の症状が優勢なもの

F43.8　他の重度ストレス反応［重度ストレスへの反応］　Other reactions to severe stress

F43.9　重度ストレス反応［重度ストレスへの反応］，特定不能のもの
Reaction to severe stress, unspecified

F44　解離性（転換性）障害　Dissociative (conversion) disorders

　解離性（あるいは転換性）障害が共有する共通の主題は，過去の記憶，同一性と直接的感覚，および身体運動のコントロールの間の正常な統合が部分的あるいは完全に失われることである．直接的注意の対象としてどのような記憶と感覚が選択されるか，そしてどのような運動が遂行されるかについて，正常ではかなりの程度の意識的コントロールが行われる．解離性障害においては，意識的で選択的コントロールを行う能力が，日ごとにあるいは時間ごとにすら変化するほど損なわれていると推定できる．ある機能の喪失がどの程度随意的コントロールのもとにあるかを評価するのは，通常非常に困難である．

　これらの障害は以前からさまざまなタイプの「転換ヒステリー」として分類されてきたが，「ヒステリー」という言葉は，さまざまな意味をもつために，現在では可能な限り使用を避けることが最良と思われる．ここに記述した解離性障害は，起源において心因性であり，トラウマ的な出来事，解決しがたく耐えがたい問題，あるいは障害された対人関係と時期的に密接に関連していると推定される．したがって，耐えがたいストレスに対処する患者のやり方に関して解釈したり仮定したりすることがしばしば可能であるが，「無

意識的な動機」や「二次的利得」のような，何か1つの特別の理論から得られた概念は診断のためのガイドラインや基準には含まれない．

「転換」という言葉は，これらの障害のいくつかに広く使われており，患者が解決できない問題と葛藤により生じた不快な感情がどのようにであれ，その症状に置き換わることを意味する．

解離状態の発症と終了は突然であるとしばしば報告されるが，催眠術や除反応のような意図された相互作用ないし処置の間を除いては，そのような観察がなされることはまれである．解離状態の変化や消失が，このような処置の際に限られることもある．解離状態のすべてのタイプは数週間ないし数カ月後には寛解する傾向があり，とくに発症がトラウマ的な生活上の出来事と関連しているならばそうである．解決不能な問題や対人関係上の困難と関連しているならば，より慢性的な状態，とくに麻痺や知覚脱失が（時に非常に緩徐に）発展することがある．精神科的な診療を受ける以前に1～2年以上持続した解離状態は，しばしば治療に抵抗する．

解離性障害の患者は，他人には明らかにわかる問題や困難をしばしば強く否認する．患者が自分自身で問題を認めたとしても，すべてそれを解離症状のせいにすることもある．

離人症状と現実感喪失はここには含まれ<u>ない</u>．なぜなら，これらの症状においては人格的同一性の限られた側面しか通常は障害されず，感覚，記憶，運動の遂行に関する損失はないからである．

診断ガイドライン

確定診断のためには，以下のことが存在しなければならない．

(a) F44.-の個々の障害を特定する臨床的病像．
(b) 症状を説明する身体的障害の証拠がないこと．
(c) ストレス性の出来事や問題，あるいは障害された対人関係と時期的に明らかに関連する心理的原因の証拠（たとえ患者によって否定されても）．

強く疑われることはあっても，心理的原因の確証を見出すのは難しいこともある．中枢あるいは末梢神経系の既知の障害がある場合，解離性障害の診断は十分に用心してくださらなければならない．心理的原因の証拠がない場合，診断は暫定的なものにとどまるべきで，身体的および心理的な両側面の検索を続けるべきである．

〈含〉転換ヒステリー
　　　転換反応

ヒステリー
ヒステリー性精神病
〈除〉詐病（意識的な模倣）（Z76.5）

F44.0　解離性健忘　Dissociative amnesia

　主要な病像は通常，最近の重要な出来事の記憶喪失であり，器質的な精神障害に起因せず，通常の物忘れや疲労では説明できないほどに強い．健忘は，事故や予想外の死別などのようなトラウマ的出来事に関係し，通常は部分的かつ選択的である．健忘の範囲と完全さは日ごとに，また診察者間でしばしば異なるが，覚醒している状態では想起できない持続的な共通の核が存在する．完全で全般化した健忘はまれである．通常，遁走（F44.1）の部分症状であり，もしそうであるなら，そこに分類するべきである．

　健忘に伴う感情の状態はきわめて多様であるが，重症の抑うつはまれである．困惑，苦悩，さまざまな程度の人の注意を引く行動がはっきりと認められることもあるが，時には落着いた対応も目立つ．若年成人に最も高頻度に起こり，最も極端な例は通常戦闘上のストレスにさらされた人に起こるものである．非器質性の解離状態は老年者ではまれである．目的のない，狭い地域の徘徊が認められることがあるが，それは通常身なりをかまわない状態を伴い，1日ないし2日以上続くことはまれである．

診断ガイドライン

　確定診断には以下のことが必要である．

　（a）トラウマ的あるいはストレス性の最近の出来事（これらの点については患者以外の情報提供者がいるときにのみ明らかになることがある）に関する，部分的あるいは完全な健忘．

　（b）器質性脳障害，中毒，あるいは過度の疲労が存在しないこと．

【鑑別診断】器質性精神病では，通常神経系の障害を示す他の徴候があり，加えて明らかで持続的な意識障害，失見当識，動揺する意識水準などの徴候がある．考えられる何らかのトラウマ的出来事や問題とは無関係な，ごく最近の記憶の喪失は脳器質性状態により典型的である．アルコールあるいは薬物の乱用に基づく「ブラック・アウト」は乱用の時期に密接に関連し，失われた記憶は決して回復しない．即時想起は正常だが，たった2，3分後の想起ができない短期記憶障害という健忘状態（コルサコフ症候群）は解離性健忘においては認められない．

　脳震盪や重症の頭部外傷に続く健忘は通常逆向性だが，重症例では前向性

のこともある．解離性健忘では前向性がほとんどである．解離性健忘だけが催眠術あるいは除反応によって変化しうる．てんかんにおける発作後の健忘や，統合失調症やうつ病に時折みられる昏迷あるいは緘黙症のような他の状態は，通常は基礎にある疾患の他の特徴によって鑑別できる．

　最も鑑別が困難なのは健忘の意識的な模倣（詐病）であり，病前の人格と動機の評価を繰り返し詳細に行うことが要求される．健忘の意識的な模倣は，金銭，戦死の危険，あるいは禁固刑や死刑の宣言の可能性といった明確な問題と通常関連している．

　〈除〉アルコールあるいは他の精神作用物質による健忘性障害（F10 – F19
　　　の第 4 桁が.6 のもの）
　　　　特定不能の健忘（R41.3）
　　　　前向性健忘（R41.1）
　　　　非アルコール性器質性健忘症候群（F04）
　　　　てんかんの発作後健忘（G40.-）
　　　　逆向性健忘（R41.2）

F44.1　解離性遁走［フーグ］　Dissociative fugue

　解離性遁走は，解離性健忘のすべての病像を備え，それに加えて患者は明らかに意図的に，家庭や職場から離れる旅をし，その期間中は自らの身辺管理は保たれている．症例によっては，新たな同一性を獲得することもあり，通常は 2，3 日のみで終ることがほとんどだが，時には長期にわたり，かつその程度が驚くほど完璧なこともある．旅は以前に知っていて情緒的に意味をもつ場所を目的地とする場合がある．遁走期間中の健忘があるにもかかわらず，その間の患者の行動は第三者からみると完全に正常に映ることもある．

診断ガイドライン

　確定診断のためには，以下のことが存在しなければならない．

（a）解離性健忘の症状（F44.0）．
（b）通常の日常的な範囲を超えた意図的な旅（旅と徘徊の区別は，その地域に詳しい人によってなされるべきである）．
（c）基本的な自己管理（食事，入浴・清拭）と，見知らぬ人との簡単な社会的関係（乗車券やガソリンを買うこと，方角を尋ねること，食事を注文すること）が保たれていること．

【鑑別診断】側頭葉てんかんによくある発作後の遁走との鑑別は，発作後遁走がてんかんの病歴，ストレス性の出来事や問題を欠くこと，そして活動

と旅があまり意図的ではなく，より断片的であることから，通常明らかである．

解離性健忘の場合と同じく，遁走の意図的模倣との鑑別は非常に困難なことがある．

F44.2　解離性昏迷　Dissociative stupor

患者の行動は昏迷の診断基準を満たすが，検査や検索によって身体的原因の証拠が認められない．加えて，他の解離性障害と同様に，最近のストレス性の出来事，あるいは顕著な対人関係の問題ないし社会的問題での心因の積極的な証拠がある．

昏迷は，随意運動および光や音や接触のような外的刺激に対する，正常な反応性の著しい減弱あるいは欠如によって診断される．患者は長い時間，ほとんど動かないまま横たわっているか座っている．発語と自発的で意図的な運動は，完全に，あるいはほぼ完全に欠如している．ある程度の意識障害はありうるが，筋緊張，姿勢，呼吸，そして時には開眼や共同眼球運動があり，患者が眠っているのでも意識障害に陥っているのでもないことは明白である．

診断ガイドライン

確定診断のためには，以下のことが存在しなければならない．

(a) 上述したような昏迷．
(b) 昏迷を説明するような身体的障害あるいは他の精神障害がないこと．
(c) 最近のストレス性の出来事ないし現在の問題の証拠．

【鑑別診断】解離性昏迷は，緊張病性昏迷およびうつ病性ないし躁病性の昏迷から鑑別しなければならない．緊張病型統合失調症の昏迷では，統合失調症を示唆する症状や行動が先行することが多い．うつ病性および躁病性昏迷は通常比較的ゆっくりと発展するので，患者以外の情報提供者から病歴を聴取することで決定すべきである．うつ病性および躁病性昏迷はともに，感情障害の早期治療が普及するにつれて，多くの国でますますまれになっている．

F44.3　トランスおよび憑依障害　Trance and possession disorders

自己同一性の感覚と十分な状況認識の両者が，一時的に喪失する障害．症例によっては，あたかも他の人格，霊魂，神，あるいは「力」にとりつかれているかのように振舞う．注意と認識は直接的な環境の1つか2つの局面のみに制限されるか集中し，限られてはいるものの反復する運動，姿勢，発語の組合せがしばしば認められる．ここには，不随意的か意図しない，かつ宗

教的ないし他の文化的に受容される状況を逸脱して（あるいはそれらの状況の延長として）生じ，日常の生活行動の中に侵入するトランス状態のみを含めるべきである．

幻覚あるいは妄想を伴う統合失調症性あるいは急性の精神病，あるいは多重人格の経過中に起こるトランス状態をここに含めるべきではない．トランス状態が，何らかの身体的障害（側頭葉てんかんや頭部外傷のような），あるいは精神作用物質の中毒と密接に関連すると判断されるならば，このカテゴリーを使うべきではない．

F44.4－F44.7 運動および感覚の解離性障害 Dissociative disorders of movement and sensation

これらの障害では運動機能の喪失あるいは困難，あるいは（通常皮膚の）感覚の喪失が認められ，そのため患者は症状を説明できるものがないのに，身体的障害があるように訴える．症状は，患者が身体障害に対して抱いている概念を表していることがよくあり，生理学的あるいは解剖学的原理と一致しないこともある．そのうえ，患者の精神状態と社会的状況を調べてみると，機能喪失による能力の低下が，不快な葛藤から逃避すること，あるいは依存や憤慨を間接的に表現することに役立っていることが通常示唆される．問題あるいは葛藤が他人からみればはっきりしていても，患者はその存在を否定することがよくあり，どのような苦悩も，症状あるいはその結果としての能力の低下のせいにする．

この種のすべての症状による能力の低下の程度は，その場にいる他の人びととの数や種類や患者の感情の状態で変化することがある．すなわち，随意的な統制下にない，感覚あるいは運動の喪失という中心的で不変の核心に加えて，注意を引こうとする行動がさまざまな程度で認められることがある．

患者によっては，症状は心理的ストレスと密接に関連して発展することが多いが，別の患者では，この関連は明らかではないこともある．深刻な能力の低下を静かに受け入れること（「満ち足りた無関心」）が目立つこともあるが，一般的ではない．それは適応のよい人が明白で重篤な身体疾患に直面したときにも認められる．

病前の対人関係およびパーソナリティに異常が通常認められ，親しい親族や友人が患者の症状と類似した症状を伴う身体疾患に罹患していたということがある．このような障害のうち軽度で一過性のものは青年期，とりわけ少女によくみられるが，しかし慢性の例は通常，若年成人に認められる．少数

の患者ではこれらの障害を産出することで，ストレスへの反復する反応パターンを確立し，中年や老年においてもなおこの障害を現すことがある．

感覚の喪失のみを呈する障害はここに含める．それに加えて疼痛のような感覚および自律神経系を介する他の複雑な感覚を含めた障害は，身体表現性障害（F45.-）に含める．

診断ガイドライン

神経系の身体的障害が存在したり，あるいは以前はよく適応し，正常な家族的，社会的な関係をもっていた人の場合は，十分注意してこの診断をくださねばならない．

確定診断のためには，
(a) 身体的障害の証拠があってはならない．
(b) 障害の出現の理由を説得力をもって系統的に記述できるように，患者の心理的，社会的背景，対人関係が十分に明らかにされていなければならない．

もし現にある身体的障害あるいは潜在的身体障害の関与が少しでも疑われる，あるいは障害の発症した理由が不明ならば，診断は疑いないし暫定的としておかなければならない．疑問が残るかあるいは明確でない症例の場合，重篤な身体的ないし精神科的障害があとで現れる可能性に常に留意すべきである．

【鑑別診断】進行性の神経疾患の早期，とりわけ多発性硬化症や全身性エリテマトーデスが運動と感覚の解離性障害と混同されることがある．とくに鑑別が難しいのは，早期の多発性硬化症に対して苦悩と人の注意を引こうとする行動で反応する患者である．診断が明らかになるまで，比較的長期にわたる評価と観察が必要なこともある．

多彩で漠然とした身体的愁訴は，他の身体表現性障害（F45.-）あるいは神経衰弱（F48.0）に分類すべきである．

個別的な解離症状が統合失調症や重症うつ病のような重大な精神障害に起こることもあるが，これらの障害は通常明白であり，診断とコード化のためには解離性障害よりも優先すべきである．

運動と感覚の喪失の意図的な模倣を解離と区別することは，しばしば非常に困難である．決定は，詳細な観察と，患者の人格，障害の発症をめぐる事情，そして能力低下が持続した場合と比較して回復した場合の結果を理解することによって行われよう．

F44.4　解離性運動障害　Dissociative motor disorders

　解離性運動障害の最も一般的なものは，1つあるいはいくつかの四肢の全体あるいは一部を動かす能力の喪失である．麻痺は部分的で，弱く緩徐な運動を伴うこともあるし，完全なこともある．協調運動障害（失調）のさまざまな型や程度が，とりわけ下肢で明瞭になることがあり，その結果，奇妙な歩行を生じたり，あるいは介助なしには立つことができなくなる（失立-失歩）．四肢の1つまたはそれ以上や全身に，誇張された振戦や動揺が認められることもある．ほとんどどのような種類の運動失調，失行，無動，失声，構音障害，運動障害，けいれん，麻痺ともきわめて類似しうる．

〈含〉心因性失声
　　　心因性発声障害

F44.5　解離性けいれん　Dissociative convulsions

　解離性けいれん（偽発作）は，運動という点ではてんかん発作のきわめて精密な模倣でありうるが，咬舌，転倒による打撲傷，尿失禁はまれであり，意識消失はないか，あるいは昏迷かトランスの状態で置き換えられている．

F44.6　解離性知覚麻痺および感覚脱失　Dissociative anaesthesia and sensory loss

　皮膚の感覚脱失領域の境界はしばしば医学的知識よりも，患者の身体的機能に関する観念と関連していることが明らかである．神経学的損傷によることがありえないような感覚様式間識別の喪失が認められることもある．感覚脱失は知覚異常の訴えを伴うことがある．

　解離性障害においては視覚の完全な喪失はまれである．視覚障害は鋭敏さの消失か視野全体のぼやけ，あるいは「筒状視野」であることがより多い．視覚喪失の訴えにもかかわらず，患者の全般的な可動性と運動遂行はしばしば驚くほどに保たれている．

　解離性聾と嗅覚脱失は，感覚あるいは視覚の喪失に比べてほとんどみられないものである．

〈含〉心因性聴覚喪失

F44.7　混合性解離性（転換性）障害　Mixed dissociative (conversion) disorders

　上記に特定した障害（F44.0 - F44.6）が混合する場合は，ここにコードす

べきである.

F44.8　他の解離性(転換性)障害　Other dissociative (conversion) disorders

F44.80　　ガンザー症候群(Ganser's syndrome)

「的はずれ応答」によって特徴づけられ,通常いくつかの他の解離症状を伴い,しばしば心因の存在を示唆する環境において認められる.Ganser によって記述された複合した障害はここにコードするべきである.

F44.81　　多重人格障害(multiple personality disorder)

この障害はまれであり,どの程度医原性であるか,あるいは文化特異的であるかについて議論が分かれる.主な病像は,2つ以上の別個の人格が同一個人にはっきりと存在し,そのうち1つだけがある時点で明らかであるというものである.おのおのは独立した記憶,行動,好みをもった完全な人格である.それらは病前の単一の人格と著しく対照的なこともある.

二重人格の一般的な形では,一方の人格が通常優位であるが,一方が他方の記憶の中に入ることはなく,またほとんど常に互いの人格の存在に気づくこともない.1つの人格から他の人格への変化は最初の場合は通常突然に起こり,トラウマ的な出来事と密接な関連をもっている.その後の変化は劇的なあるいはストレス性の出来事にしばしば限られて起きるか,あるいはリラクセーション,催眠,あるいは除反応をもたらす治療者との面接中に起きる.

F44.82　　小児期あるいは青年期にみられる一過性解離性(転換性)障害

F44.88　　他の特定の解離性(転換性)障害

〈含〉心因性錯乱

　　　心因性もうろう状態

F44.9　解離性(転換性)障害,特定不能のもの　Dissociative (conversion) disorder, unspecified

F45　身体表現性障害　Somatoform disorders

身体表現性障害の主な病像は,診察や検査所見は繰り返し陰性で症状には身体的基盤はないという医師の保証にもかかわらず,さらなる医学的検索を

執拗に要求するとともに繰り返し身体症状を訴えるものである．もし何らかの身体的な障害があるにしても，それらは症状の性質や程度あるいは患者の苦悩やとらわれを説明するものではない．症状の発現と持続が不快な生活上の出来事あるいは困難や葛藤と密接な関係をもつときでさえ，通常，患者は心理的原因の可能性について話し合おうとすることに抵抗する．この点は，明白な抑うつ症状および不安症状が存在する例においてさえ同様のことがある．身体的であれ心理的であれ，症状の原因について達しうる理解の程度は，しばしば患者と医師の双方にとって期待はずれで不満足なものである．

これらの障害において，ある程度の注意を引こうとする（演技的な）行動がしばしば認められる．とくに，病気が本質的に身体的なものであり，さらに検索や検査が必要であることを，医師に説得できずに憤慨する患者に認められる．

【鑑別診断】心気妄想との鑑別は通常，患者をよく知ることによってできる．信念が長く続き，根拠がないようにみえても，話し合い，保証，別の検査や検索の実施によって，確信の強さは通常短期間，ある程度は影響を受ける．そのうえ，不快でおびやかされる身体感覚の存在は，身体疾患に違いないという確信が生じ持続する，文化的に受け入れられる理由づけとみなすことができる．

〈除〉解離性障害（F44.-）
　　　抜毛（hair plucking）（F98.4）
　　　舌たらず（lalling）（F80.0）
　　　舌もつれ（lisping）（F80.8）
　　　爪かみ（nail-biting）（F98.8）
　　　他に分類される障害あるいは疾患と関連した心理的あるいは行動的要因（F54）
　　　性機能不全，器質性の障害あるいは疾患によらないもの（F52.-）
　　　指しゃぶり（thumb-sucking）（F98.8）
　　　（小児期および青年期の）チック障害（F95.-）
　　　トゥレット症候群（F95.2）
　　　抜毛症（trichotillomania）（F63.3）

F45.0　身体化障害　Somatization disorder

主要な病像は多発性で繰り返し起こり，しばしば変化する身体症状であり，通常患者が精神科医を受診するまでに数年間かかる．ほとんどの患者には一

次医療と専門医療の両者を受診した長く複雑な病歴があり，その間に多くの検索が行われて所見が陰性であったり，多くの手術が行われて無効であったりすることがある．症状は身体のどのような部位や器官系統にも起こるが，消化器系の感覚（痛み，おくび，嘔吐，悪心など）および異常な皮膚感覚（搔痒感，灼熱感，うずき，しびれ，痛みなど），できものが最もよくみられる．性に関する訴えおよび月経に関する訴えもよくある．

顕著な抑うつと不安がしばしば存在し，特別な治療を要する場合がある．

この障害の経過は慢性的で動揺性であり，しばしば社会的，対人関係的，および家族的な行動の長期間にわたる崩壊に結びつく．障害は男性よりも女性にはるかに多く，通常は成人早期に始まる．

頻繁な薬物治療の結果，しばしば薬物（通常，鎮静薬と鎮痛薬）への依存と乱用が生じる．

診断ガイドライン

確定診断には，以下のものすべてが必要である．
(a) 適切な身体的説明が見出せない，多発性で変化しやすい身体症状が少なくとも2年間存在する．
(b) 症状を身体的に説明できる原因はないという，数人の医師の忠告あるいは保証を受け入れることを拒否しつづける．
(c) 症状の性質とその結果としての行動に由来する，社会的および家族的機能のある程度の障害．

〈含〉多訴性症候群
　　　多発性心身性障害

【鑑別診断】診断においては，以下の障害との鑑別が重要である．

ⓐ　身体疾患：身体化障害が長く続く患者では，その人と同年齢の人と同じ割合でそれとは別の身体疾患が発症する可能性がある．もしそのような身体疾患を示唆するような，身体的愁訴の焦点や恒常性の変化があるならば，追加の検索や診察を考慮しなければならない．

ⓑ　感情（うつ病性）および不安障害：一般にさまざまな程度の抑うつや不安は身体化障害に随伴するが，診断が妥当であるほどに症状が十分顕著でも持続的でもなければ，別個に特定する必要はない．40歳以降の多発性の身体症状の発症は，原発性うつ病性障害の早期徴候であることがある．

ⓒ　心気障害：身体化障害では，症状それ自体とそれらの個々の影響が強調されるが，心気障害においては，注意はより多く根底にある進行性で

深刻な疾患過程の存在と，それが結果としてもたらす障害に向けられる．心気障害では患者は基底にある疾患の性質を決定あるいは確証するための検索を求める傾向があるのに対し，身体化障害の患者は症状を取り除くための治療を求める．身体化障害では通常長期間にわたる非服薬と並んで過剰な服薬も認められるのに対し，心気障害の患者は薬物とその副作用をおそれ異なる医師を頻繁に受診することで安心を得ようとする．

ⓓ 妄想性障害（身体に関する妄想を伴う統合失調症および心気妄想を伴ううつ病性障害など）：より一定した性質のより数少ない身体症状をもった奇異な性質の信念が，妄想性障害の最も典型的なものである．

短期間の（たとえば2年未満）それほど目立たない症状パターンは鑑別不能型身体表現性障害（F45.1）に分類するほうがよい．

〈含〉ブリッケ（Briquet）障害

F45.1 鑑別不能型［分類困難な］身体表現性障害 Undifferentiated somatoform disorder

身体的愁訴が多発性で変化し持続的であるが，身体化障害の完全で典型的な臨床像を満たさないときに，このカテゴリーを考慮すべきである．たとえば，強烈で劇的な訴え方を欠き，訴えが比較的少なく，あるいは社会や家族の一員としての機能に支障がまったくないということがある．心理的原因を仮定する根拠がある場合もない場合もあるが，精神科的診断の根拠となる症状には身体的基礎があってはならない．

もし身体的障害が基礎にある明らかな可能性が依然として存在するか，あるいはもし診断的なコード化の時点で精神科的評価が完全でないならば，ICD-10の適切な章の中の他のカテゴリーを使用すべきである．

〈含〉鑑別不能な心身性障害

【鑑別診断】身体化障害（F45.0）の全症候群にとってのものと同様．

F45.2 心気障害 Hypochondriacal disorder

本質的な病像は，1つ以上の重篤で進行性の身体疾患に罹患している可能性への頑固なとらわれである．患者は執拗に身体的愁訴，あるいは彼らの身体的外見へのとらわれを示す．正常かふつうの感覚や外見が患者にとっては異常で，苦悩を与えるものと解釈されることがしばしばであり，通常身体の1つか2つの器官あるいは器官系統にのみ注意が集中する．おそれている身体疾患や醜形を患者が名ざすこともあるが，その場合でもその存在の確信の

程度とその疾患を他の疾患以上に強調する程度は、通常診察ごとに変化する．患者は、以前から目立っていた疾患に加えて、他のあるいは付加的な身体疾患が存在するかもしれないという可能性を，通常喜んで受け入れようとする．

顕著な抑うつと不安がしばしば存在し，そのため付加的な診断が必要なことがある．50歳以降にはじめてこの疾患が現れることはまれで，症状と障害の両者の経過は通常慢性かつ動揺性である．体の機能と形態に関する固定化した妄想が存在してはならない．1つ以上の疾患の存在への恐怖（疾病恐怖）はここに分類すべきである．

この症候群は男性と女性のどちらにも生じ，特別な家族的特徴はない（身体化障害とは対照的である）．

多くの患者，とくにこの疾患が軽症の患者ほどプライマリケアあるいは精神科以外の専門医療にとどまっている．精神科への紹介は，障害が発展する早い時期になされ，かつ内科医と精神科医の手際のよい協調がなければ，しばしば患者を憤慨させるものとなる．随伴する能力低下の程度は非常にさまざまである．ある患者は症状の結果として家族内や社会的な人間関係を支配したり操作したりするが，少数の患者はそれと対照的にほとんど正常な社会的機能を果たしている．

診断ガイドライン

確定診断のためには，以下の2つのものがなければならない．

(a) 繰り返される検索や検査により，何ら適切な身体的説明ができないにもかかわらず，現在の症状の基底に少なくとも1つの重篤な身体的疾病が存在するという頑固な信念，あるいは奇形や醜形があるだろうという頑固なとらわれ．

(b) 症状の基底に身体疾患や異常が存在しないという，数人の異なる医師の忠告や保証を受け入れることへの頑固な拒否．

〈含〉身体醜形障害
　　　醜形恐怖（dysmorphophobia）（非妄想性）
　　　心気神経症
　　　心気症
　　　疾病恐怖（nosophobia）

【鑑別診断】以下の障害からの鑑別が重要である．

ⓐ　身体化障害：身体化障害におけるような個々の症状についてよりも，むしろ障害それ自体の存在，およびその将来の転帰に焦点がある．また，身体化障害ではより多くの，しばしば変化する身体的障害の可能性を心

配するのに対し，心気障害では一貫してあげられる1つか2つの身体的疾患のみにとらわれていることが多い．心気障害においては明らかな性差も，家族に関連した事柄もない．
ⓑ うつ病性障害：もし抑うつ症状がとりわけ顕著であり，心気的考えの発展に先行するならば，うつ病性障害が一次性であろう．
ⓒ 妄想性障害：心気障害における確信は，身体的妄想を伴ううつ病性障害および統合失調症性障害における確信ほどには固定的なものではない．患者が不快な外見あるいは奇形的身体であると確信しているような障害は妄想性障害（F22.-）に分類すべきである．
ⓓ 不安およびパニック障害：不安の身体症状は時に重篤な身体的疾病の徴候として解釈されるが，これらの障害においては，患者は通常生理学的な説明によって安心し，身体的疾病の存在を確信するにはいたらない．

F45.3　身体表現性自律神経機能不全　Somatoform autonomic dysfunction

患者の示す症状は，あたかもそれらが大部分あるいは完全に自律神経の支配とコントロール下にある系統や器官，すなわち心血管系，消化器系，呼吸器系の身体疾患によるかのようである（生殖器泌尿器系のある面もまたここに含まれる）．最も一般的で目立つ例は心血管系（「心臓神経症」），呼吸器系（心因性過呼吸と吃逆），消化器系（「胃神経症」と「神経性下痢」）が障害される．症状には通常2つの型があり，そのどちらも関与する器官あるいは系統の身体疾患を示すものではない．第一の型は，この診断の大部分がこれによるが，動悸，発汗，紅潮，振戦のような他覚的な自律神経亢進徴候に基づく愁訴によって特徴づけられる．第二の型は，一過性の鈍痛や疼痛，灼熱感，重たい感じ，しめつけられる感じや，膨れ上がっている，あるいは拡張しているという感覚などの，より特異体質的な，主観的で非特異的な症状によって特徴づけられる．これらの症状は患者によって特定の器官ないし系統に関連づけられる（自律神経症状もまたそうであるように）．特徴的な臨床像を形成するのは，明らかな自律神経の関与，付加的で非特異的な主観的愁訴，そして特殊な器官あるいは系統が疾患の原因として執拗に言及されることである．

この疾患と関連するようにみえる心理的ストレス，あるいは現在の困難や問題も，多くの患者で認められるだろう．しかしながら，この状態の診断基準を明らかに満たしているにもかかわらず，そうでない患者も実際には多い．

これらの疾患では，吃逆，鼓腸，過呼吸のような生理学的機能のわずかな

障害が存在することもあるが，それ自体で当該の器官や系統の本質的な生理学的機能を乱すことはない．

診断ガイドライン

確定診断のためには，以下のすべてが必要である．

(a) 動悸，発汗，紅潮のような持続的で苦痛を伴う自律神経亢進症状．
(b) 特定の器官あるいは系統に関連づけられる付加的な主観的症状．
(c) 訴えのある器官あるいは系統の重篤な（しかししばしば特定不能の）障害の可能性に関するとらわれと苦悩で，医師が説明と保証を繰り返しても反応しないもの．
(d) 訴えのある系統あるいは器官の構造あるいは機能に明らかな障害の証拠がないこと．

【鑑別診断】全般性不安障害との鑑別は，全般性不安障害では自律神経亢進は，恐怖や不安な予感のような心理的構成要素が優勢であること，そしてその他の症状については固定した身体的焦点がないことによって可能である．身体化障害では自律神経症状は生じるが，それらは他の多くの感覚や感情と比べて優勢でも持続的でもなく，それほど持続的に1つの器官や系統に所属する症状ではない．

〈除〉他に分類される障害あるいは疾患と関連した心理的あるいは行動的
　　　要因（F54）

第5桁の数字は，このグループの個々の障害を分類するために使用することができ，患者が症状の起源とみなす器官あるいは系統を示す．

F45.30　　心臓および心血管系
　〈含〉心臓神経症
　　　　ダ・コスタ症候群（Da Costa's syndrome）
　　　　神経循環性無力症

F45.31　　上部消化管
　〈含〉胃神経症
　　　　心因性空気嚥下症，吃逆，消化不良，胃けいれん

F45.32　　下部消化管
　〈含〉心因性鼓腸，過敏性腸症候群，下痢，ガス症候群

F45.33　　呼吸器系
　〈含〉心因性の咳嗽，過呼吸

F45.34　　泌尿生殖器系
　〈含〉心因性尿意頻回，排尿困難

F45.38　　他の器官あるいは系

F45.4　持続性身体表現性疼痛障害　Persistent somatoform pain disorder

　主な愁訴は，頑固で激しく苦しい痛みであり，それは生理的過程や身体的障害によっては完全には説明できない．痛みは，主要な原因として影響を及ぼしていると十分に結論できる情緒的葛藤や心理的社会的問題に関連して生じる．結果的には，個人的であれ，医療的なものであれ，援助を受けたり注意を引いたりすることが著明に増える．

　うつ病性障害や統合失調症の経過中に生じる心因性起源と推定できる痛みをここに含めてはならない．筋緊張性頭痛や片頭痛などの精神-生理学的メカニズムが知られているか推論できるものに起因するが，しかしなお心因性の原因も関与していると考えられている痛みは，F54「他に分類される障害あるいは疾患に関連した心理的あるいは行動的要因」にICD-10の他のコード（たとえば片頭痛 G43.-）を加えてコードすべきである．

　〈含〉精神痛（psychalgia）
　　　　心因性背部痛あるいは頭痛
　　　　身体表現性疼痛障害

【鑑別診断】最もよく出会う問題はこの障害を，器質的に引き起こされた痛みの演技的な修飾から鑑別することである．器質的な痛みはあるが，まだ明確な身体的診断にいたっていない患者は，おそれたり憤慨したりしやすく，結果として注意を引こうとする行動をとることがある．さまざまな疼痛は身体化障害ではふつうであるが，他の愁訴より持続的ではないか，あるいは優勢ではない．

　〈除〉特定不能の背部痛（M54.9）
　　　　特定不能の（急性/慢性）疼痛（R52.-）
　　　　緊張性頭痛（G44.2）

F45.8　他の身体表現性障害　Other somatoform disorders

　この障害で訴えられる愁訴は自律神経系を介さず，特定の系統や身体部位に限られている．このことは，身体化障害（F45.0）と鑑別不能型身体表現性障害（F45.1）にみられる，症状や苦悩の原因についての多様でしばしば変化する愁訴とは対照的である．組織の損傷は認められない．

　身体的障害に起因せず，ストレスの多い出来事や問題と時期的に密接に関連し，あるいは結果的に個人的であれ医療的であれ，患者への注意が著しく

増大するいかなる感覚障害もここに分類すべきである．腫張した感覚，皮膚を何かが動く感覚，異常知覚（うずきおよび／またはしびれ）が一般的な例である．以下のような障害もここに含める．

(a) 「ヒステリー球」（嚥下障害を引き起こす咽頭部にかたまりがある感じ），および嚥下障害の他の型．
(b) 心因性斜頸，および他の痙性の運動障害（しかしトゥレット症候群を除く）．
(c) 心因性搔痒症〔しかし心因性の起源をもつ脱毛症，皮膚炎，湿疹あるいはじん麻疹のような特異的な皮膚の病変（F54）を除く〕．
(d) 心因性月経困難〔しかし性交疼痛症（F52.6）と冷感症（F52.0）を除く〕．
(e) 歯ぎしり．

F45.9　身体表現性障害，特定不能のもの　Somatoform disorder, unspecified

〈含〉特定不能の精神生理学的障害あるいは心身性障害

F48　他の神経症性障害　Other neurotic disorders

F48.0　神経衰弱　Neurasthenia

この障害の発現には顕著な文化的な差異が存在し，かなり重複する2つの主要な病型が存在する．1つの病型では，主要な病像は精神的な努力の後に疲労が増強するという訴えであり，しばしば職業の遂行あるいは日常的な仕事を処理する能率の低下と結びついている．精神的な易疲労性は，典型的には注意を散漫にさせる連想あるいは回想の不快な侵入，注意集中困難や全般的に非能率的な思考として述べられる．もう一方の病型では，努力のあとの身体的あるいは肉体的な衰弱や消耗が強調され，筋肉の鈍痛と疼痛とくつろげない感じを伴う．両型において，めまい，筋緊張性頭痛，全身の不安定感のようなさまざまな他の不快な身体感覚が頻繁にみられる．精神的および身体的な健康状態の悪化に関する心配，易刺激性，アンヘドニア，そして多様で軽度の抑うつと不安の共存などはすべて一般的である．睡眠はその初期と中間期においてはしばしば障害されるが，睡眠過剰が目立つこともある．

診断ガイドライン

確定診断のためには，以下のことが必要である．

(a) 以下の2つのうちどちらか．
 1) 精神的努力のあとの疲労の増強についての持続的で苦痛な訴え．
 2) あるいは，わずかな努力のあとの身体的な衰弱や消耗についての持続的な苦痛の訴え．
(b) 以下のうち少なくとも2つを満たすこと．
 1) 筋肉の鈍痛と疼痛
 2) めまい
 3) 筋緊張性頭痛
 4) 睡眠障害
 5) くつろげない感じ
 6) いらいら感
 7) 消化不良
(c) いかなる自律神経症状や抑うつ症状があっても，本書の中のより特異的な障害のいずれかの診断基準を満たすほど十分に持続的で重症でないこと．

〈含〉消耗症候群

【鑑別診断】多くの国において神経衰弱は，診断カテゴリーとして一般的には用いられてはいない．そして過去においてそのように診断された症例の多くは，現在ならばうつ病性障害か不安障害の診断基準を満たすことだろう．しかしながら，他のどの神経症性症候群の記述よりも，神経衰弱の記述によりよく適合する症例は存在し，このような症例は特定の文化圏において他の文化圏よりも多く存在するように思われる．神経衰弱という診断カテゴリーを使用するならば，まず最初にうつ病あるいは不安障害を除外しなければならない．この症候群の目立つ特質は患者が易疲労性と衰弱について強調し，低下した精神的身体的能率を心配することである（身体についての訴えと身体疾患へのとらわれが病像を支配する身体表現性障害と対照的である）．もし神経衰弱症候群が身体的疾病のあとに生じたならば（とりわけインフルエンザ，ウィルス性肝炎，伝染性単核球症），後者の診断も記録しなければならない．

〈除〉特定不能の無力症（R53）
　　　燃えつき（burn-out）（Z73.0）
　　　倦怠感と疲労（R53）

ウィルス感染後消耗症候群（G93.3）
精神衰弱（psychasthenia）（F48.8）

F48.1 離人・現実感喪失症候群 Depersonalization-derealization syndrome

患者が自分自身の精神活動，身体，および/または周囲が非現実的で，疎隔され，あるいは自動化されているかのように，質的に変化していると訴える障害である．患者は以下のように感じることがある．もはや自分自身で考え，想像し，思い出しているのではない．自分の運動と行動が何か自分自身のものと違う．自分の体が生気なく，分離され，あるいは何か奇妙に思われる．周囲は色彩と生命感を欠いているようにみえ，人工的であるか，あるいは人びとがその上で不自然な演技をしているステージのようだ．症例によっては，患者はあたかも自分自身を遠くから眺めているかのように，あるいは自分は死んだかのように感じる場合もある．情緒が喪失したという訴えは，これらのさまざまな現象の中で最も頻繁にみられるものである．

この障害を純粋にあるいは単独の形で経験する患者の数は少ない．より一般的には，離人・現実感喪失現象はうつ病，恐怖症性障害，強迫性障害との関連で生じる．この症候群のいくつかの要素は精神的に健康な個人が疲労，感覚遮断，幻覚剤中毒の状態においても，あるいは入眠・覚醒現象としても生じうる．離人・現実感喪失現象は極度の生命の危険の瞬間に結びついた，いわゆる「臨死体験」にも類似している．

診断ガイドライン

確定診断のためには(a)と(b)のどちらかあるいは両方に加えて，(c)と(d)もなければならない．

(a) 離人症状，すなわち患者が自分自身の感性および/または経験を分離されている，よそよそしく，自分自身のものでない，失われている，などと感じる．

(b) 現実感喪失症状，すなわち対象，人びとおよび/または周囲全体が非現実的で，よそよそしく，人工的で，色彩がなく，生命感がないようにみえる．

(c) このことが主観的で自発的な変化であり，外力あるいは他の人びとによって強いられたものではないと受け入れること（すなわち洞察）．

(d) 知覚は明瞭であり，中毒性の錯乱状態，あるいはてんかんではないこと．

【鑑別診断】この障害は「パーソナリティの変化」が体験される，あるいは示される他の障害，すなわち統合失調症（変身妄想あるいは影響妄想，および被支配体験），解離性障害（この場合，変化の自覚が欠けている），そして認知症の早期のある種の障害などから鑑別されなければならない．側頭葉てんかんの発作前の前兆と，発作後のある種の状態が二次的現象として離人および現実感喪失症候群を示すことがある．

もし離人・現実感喪失症候群がうつ病性，恐怖症性，強迫性，あるいは統合失調症性障害として診断可能なものの一部として生じているならば，それらを主診断として優先すべきである．

F48.8　他の特定の神経症性障害　Other specified neurotic disorders

このカテゴリーは病因も疾病分類上の位置づけも不明確であり，ある文化圏では際立った頻度で生じる行動，信念，情緒の混合障害を含んでいる．たとえば，ダート（dhat）症候群（精液が出ると衰弱するという過度の心配），コロ（koro）（陰茎が腹部内へ縮み込み，それが原因で死んでしまうのでは，という不安と恐れ），そしてラター（latah）（模倣的かつ自動的な反応行動）などである．これらの症候群は地域的に受容されている文化的信念および行動パターンと強く関連しているから，妄想的なものと考えないのがおそらく最善であろう．

〈含〉ブリッケ（Briquet）障害
　　　ダート症候群
　　　コロ
　　　ラター
　　　書痙を含む職業神経症
　　　精神衰弱（psychasthenia）
　　　精神衰弱神経症
　　　心因性失神

F48.9　神経症性障害，特定不能のもの　Neurotic disorder, unspecified
〈含〉特定不能の神経症

F5 生理的障害および身体的要因に関連した行動症候群

Behavioural syndromes associated with physiological disturbances and physical factors

概　要

F50 摂食障害
- F50.0　神経性無食欲症
- F50.1　非定型神経性無食欲症
- F50.2　神経性過食［大食］症
- F50.3　非定型神経性過食［大食］症
- F50.4　他の心理的障害と関連した過食
- F50.5　他の心理的障害と関連した嘔吐
- F50.8　他の摂食障害
- F50.9　摂食障害，特定不能のもの

F51 非器質性睡眠障害
- F51.0　非器質性不眠症
- F51.1　非器質性過眠症
- F51.2　非器質性睡眠・覚醒スケジュール障害
- F51.3　睡眠時遊行症（夢中遊行症［夢遊病］）
- F51.4　睡眠時驚愕症（夜驚症）
- F51.5　悪夢
- F51.8　他の非器質性睡眠障害
- F51.9　非器質性睡眠障害，特定不能のもの

F52 性機能不全，器質性の障害あるいは疾患によらないもの
- F52.0　性欲欠如あるいは性欲喪失
- F52.1　性の嫌悪および性の喜びの欠如
- .10　性の嫌悪

.11	性の喜びの欠如
F52.2	性器反応不全
F52.3	オルガズム機能不全
F52.4	早漏
F52.5	非器質性腟けいれん
F52.6	非器質性性交疼痛症
F52.7	過剰性欲
F52.8	他の性機能不全, 器質性の障害あるいは疾患によらないもの
F52.9	特定不能の性機能不全, 器質性の障害あるいは疾患によらないもの

F53 産褥に関連した精神および行動の障害, 他に分類できないもの
 F53.0 産褥に関連した軽症の精神および行動の障害, 他に分類できないもの
 F53.1 産褥に関連した重症の精神および行動の障害, 他に分類できないもの
 F53.8 産褥に関連した他の精神および行動の障害, 他に分類できないもの
 F53.9 産褥精神障害, 特定不能のもの

F54 他に分類される障害あるいは疾患に関連した心理的および行動的要因

F55 依存を生じない物質の乱用
 F55.0 抗うつ薬
 F55.1 緩下薬
 F55.2 鎮痛薬
 F55.3 制酸薬
 F55.4 ビタミン剤
 F55.5 ステロイドあるいはホルモン剤
 F55.6 特定の薬草あるいは民間治療薬
 F55.8 他の依存を生じない物質
 F55.9 特定不能のもの

F59　生理的障害および身体的要因に関連した特定不能の行動症候群

F50 摂食障害　Eating disorders

　摂食障害の表題の下に，2つの重要ではっきりした症候群が記述されている．すなわち神経性無食欲症と神経性過食症である．過食性障害はより特異性が低いが，過食が心理的障害を伴う場合と同様，一項目を設けるに値する．心理的障害を伴った嘔吐についても簡潔な記述がなされている．

　〈除〉特定不能の食思不振あるいは食欲欠如（R63.0）

　　　　哺育困難および食事管理の誤り（R63.3）

　　　　乳幼児期および小児期の哺育障害（F98.2）

　　　　小児期の異食症（F98.3）

F50.0　神経性無食欲症　Anorexia nervosa

　神経性無食欲症は患者自身によって引き起こされ，および/または維持される意図的な体重減少によって特徴づけられる障害である．この障害は青年期の女子と若い成人女性に最もよくみられるが，まれに青年期の男子や若い成人男性にみられることもあり，思春期に近い子どもや閉経期にいたるまでの年長の女性にもみられることもある．神経性無食欲症は以下の点で独立した症候群を成している．

(a) この症候群の臨床的特徴は容易に認めうるので，診断は臨床家の間で一致率が高く信頼できる．

(b) 予後調査によれば，回復していない患者のかなりの部分に神経性無食欲症の同じ症状が慢性的に存在している．

　神経性無食欲症の根本的な原因はまだ明らかではないが，相互に影響しあう社会文化的および生物学的要因，さらに特異性は低いが心理機制および人格の脆弱性も発生に寄与しているという証拠が増えている．この障害は種々の段階の低栄養状態を伴い，その結果，二次的な内分泌と代謝の変化および身体機能の障害を生じる．特徴的な内分泌障害がすべて低栄養とこれをもたらす種々の行動（たとえば，食物選択の制限，過度の運動と体格の変化，嘔吐の誘発と緩下薬の使用およびそれに伴う電解質異常）の直接の結果によるものかどうか，あるいは不明な要因も含まれているのかどうか疑問が残っている．

診断ガイドライン

確定診断のためには,以下の障害のすべてが必要である.

(a) 体重が(減少したにせよ,はじめから到達しなかったにせよ)期待される値より少なくとも15%以上下まわること,あるいはQuetelet's body-mass index*が17.5以下.前思春期の患者では,成長期に本来あるべき体重増加がみられない場合もある.

(b) 体重減少は「太る食物」を避けること.また,自ら誘発する嘔吐,緩下薬の自発的使用,過度の運動,食欲抑制薬および/または利尿薬の使用などが1項以上ある.

(c) 肥満への恐怖が存在する.その際,特有な精神病理学的な形をとったボディイメージのゆがみが,ぬぐい去りがたい過度の観念として存在する.そして患者は自分の体重の許容限度を低く決めている.

(d) 視床下部下垂体性腺系を含む広汎な内分泌系の障害が,女性では無月経,男性では性欲,性的能力の減退を起こす(明らかな例外としては,避妊用ピルとして最もよく用いられているホルモンの補充療法を受けている無食欲症の女性で,性器出血が持続することがある).また成長ホルモンの上昇,甲状腺ホルモンによる末梢の代謝の変化,インスリン分泌の異常も認められることがある.

(e) もし発症が前思春期であれば,思春期に起こる一連の現象は遅れ,あるいは停止することさえある(成長の停止.少女では乳房が発達せず,一次性の無月経が起こる.少年では性器は子どもの状態のままである).回復すれば思春期はしばしば正常に完了するが,初潮は遅れる.

【鑑別診断】抑うつ的あるいは強迫的な症状,同様にパーソナリティ障害の諸特徴を伴うことがあり,これが鑑別診断を困難にし,および/または複数の診断コードを用いる必要が生じさせる.若い患者で鑑別を要する体重減少の身体的原因としては,慢性消耗性疾患,脳腫瘍,クローン病や吸収不全症候群のような腸の障害がある.

〈除〉食思不振(R63.0)
　　　心因性食思不振(F50.8)

---

* Quetelet's body-mass index $= \dfrac{体重(kg)}{[身長(m)]^2}$ (16歳以上のときに利用)

F50.1　非定型神経性無食欲症　Atypical anorexia nervosa

この用語は，無月経あるいは顕著な体重減少のような神経性無食欲症（F50.0）の鍵となる症状が１つ以上欠けているが，その他は典型的臨床症状を示す患者に対して用いるべきである．このような患者には通常，総合病院の精神科リエゾン治療やプライマリケアで遭遇する．鍵となる症状がすべてあるが，軽度にすぎないという患者も，この用語で最もよく表される．この用語は神経性無食欲症に似た身体疾患による摂食障害には用いるべきではない．

F50.2　神経性過食[大食]症　Bulimia nervosa

神経性過食症は発作的に繰り返される過食と体重のコントロールに過度に没頭することが特徴で，患者は食べた物の「太る」効果を減じるために極端な方法を用いる．この用語は共通の精神病理をもつ点で，神経性無食欲症と関連した型の障害に限定して用いるべきである．年齢の分布と性別は神経性無食欲症に似ているが，発症年齢はやや高い傾向がある．この障害は神経性無食欲症に続いて起きたとみなせることもある（しかし，この反対の順序で起こることもある）．それまで無食欲症であった患者が体重の増加とおそらくは月経の再開によって改善したようにみえることがあるが，その後，過食と嘔吐を繰り返す治りにくいパターンが形成される．嘔吐の繰り返しによって電解質の異常，身体的合併症（テタニー，てんかん発作，不整脈，筋力低下），より高度な体重減少が生じやすい．

診断ガイドライン

確定診断には，以下の障害がすべて必要である．

(a) 持続的な摂食への没頭と食物への抗しがたい渇望が存在する．患者は短時間に大量の食物を食べつくす過食のエピソードに陥る．

(b) 患者は食物の太る効果に，以下の１つ以上の方法で抵抗しようとする．すなわち，自ら誘発する嘔吐，緩下薬の乱用，交代して出現する絶食期，食欲抑制薬や甲状腺末，利尿薬などの薬剤の使用．糖尿病の患者に過食症が起これば，インスリン治療を怠ることがある．

(c) この障害の精神病理は肥満への病的な恐れから成り立つもので，患者は自らにきびしい体重制限を課す．それは医師が理想的または健康的と考える病前の体重に比べてかなり低い．双方の間に数カ月から数年にわたる間隔をおいて神経性無食欲症の病歴が，常にではないがしばしば認められる．この病歴のエピソードは完全な形で現れることもあるが，中

等度の体重減少および/または一過性の無月経を伴った軽度ではっきりしない形をとることもある．

〈含〉特定不能の過食
　　　神経性食欲亢進

【鑑別診断】神経性過食症の鑑別は以下による．
ⓐ　反復性の嘔吐を招くような上部消化管の障害（特異的な精神病理を欠く）．
ⓑ　より全般的なパーソナリティの異常（摂食障害はアルコール依存や万引きのような軽犯罪を伴うことがある）．
ⓒ　うつ病性障害（過食症患者はしばしば抑うつ症状を経験する）．

F50.3　非定型神経性過食［大食］症　Atypical bulimia nervosa

この用語は神経性過食症（F50.2）の鍵症状としてあげられているもののうち，1つ以上が欠けているが，その他は典型的な臨床像を示す患者に対して用いるべきである．最も一般的には，この用語は正常または過剰体重であっても，過食とそれに続く嘔吐あるいは緩下薬の使用を示す典型的期間を伴う患者に適用される．抑うつ症状を伴う部分的な症候群も珍しくない（しかし抑うつ症状がうつ病性障害の診断を別個に正当化する場合，2つの別個の診断を付けるべきである）．

〈含〉正常体重過食症

F50.4　他の心理的障害と関連した過食　Overeating associated with other psychological disturbances

苦悩をもたらす出来事に対する反応として肥満にいたった過食は，ここにコードする．とりわけ体重増加の素因のある患者には，死別，事故，外科手術，情緒的苦悩を与える出来事に続いて，「反応性の肥満」が生じることがある．

心理的障害の原因としての肥満はここにコードすべきではない．肥満によって患者は自分の外見に対して過敏になり，対人関係における自信を失うことがある．体の大きさを過大に自己評価することがある．心理的障害の原因となった肥満は，F38.-「その他の気分（情緒）障害」，あるいはF41.2「混合性不安抑うつ障害」，あるいはF48.9「神経症性障害，特定不能のもの」などのカテゴリーにコードし，加えて肥満の型を示すためにICD-10のE66.-からのコードを付記する．

神経遮断作用のある抗うつ薬その他の薬剤の長期投与の副作用による肥満はここにコードされるべきではなく，ICD-10のE66.1「薬剤性肥満」をコードし，薬剤を同定するために第XX章（外因）からのコードを付記する．

肥満はダイエットをする動機となることがあるが，その結果として軽い感情症状（不安，落着きのなさ，衰弱，刺激性），あるいは，まれに重篤な抑うつ症状（ダイエットうつ病）を引き起こすことがある．F30-F39またはF40-F48から適切なコードを上述の症状のために用い，さらにダイエットを示すためにF50.8「他の摂食障害」を，また肥満のタイプを示すためにE66.-からのコードを使用する．

〈含〉心因性の過食
〈除〉肥満（E66.-）
　　　特定不能の過食（R63.2）

F50.5　他の心理的障害と関連した嘔吐　Vomiting associated with other psychological disturbances

神経性過食症で自ら嘔吐を誘発する場合以外に，解離性障害（F44.-）や，心気障害（F45.2：嘔吐がいくつかの身体症状の1つのことがある），および妊娠（情緒的な要因が反復性の吐き気と嘔吐を引き起こすことがある）の際に繰り返し嘔吐がみられることがある．

〈含〉心因性妊娠悪阻
　　　心因性嘔吐
〈除〉特定不能の吐き気と嘔吐（R11）

F50.8　他の摂食障害　Other eating disorders

〈含〉非器質性の原因による成人の異食症
　　　心因性の食思不振

F50.9　摂食障害，特定不能のもの　Eating disorder, unspecified

F51　非器質性睡眠障害　Nonorganic sleep disorders

この一群の障害には，以下のものが含まれる．
(a) 睡眠異常（dyssomnia）：一次性心因性に生じた状態で，睡眠の量，質

あるいは時間的調節の障害が優勢なもの．すなわち，不眠，過眠，睡眠・覚醒スケジュール障害．
(b) パラソムニア（parasomnia）：睡眠中に生じる挿間性の異常現象であり，小児の場合，主として発達に関連しており，成人の場合には心因性が主である．すなわち，睡眠時遊行症，睡眠時驚愕症，および悪夢．

この節では情緒因が主たる原因と考えられる睡眠障害のみを扱う．クライネ－レヴィン（Kleine-Levin）症候群（G47.8）などの器質的原因による睡眠障害は，ICD-10・第Ⅵ章（G47.-）で扱う．また，睡眠時無呼吸症候群（G47.3）および夜間ミオクローヌス（G25.3）を含む挿間性の運動障害とともに，ナルコレプシーおよびカタプレキシーを含む非心因性の過眠（G47.4），および睡眠・覚醒スケジュール障害（G47.2）も第Ⅵ章に列挙してある．終りに，遺尿症（F98.0）がその他の小児期および青年期に特異的に発症する情緒や行動の障害とともにあげられ，一方，睡眠中の膀胱調節機能の発達の遅れに起因すると考えられている原発性夜尿症（R33.8）は，その他の尿路系の症状も含めてICD-10・第ⅩⅧ章にあげられている．

多くの場合，睡眠障害は精神的あるいは身体的な他の障害の一症状である．たとえ特定の睡眠障害が臨床的に単独で生じているようにみえても，その発症に関しては多くの精神的および/または身体的要因が関与している可能性がある．その人の睡眠障害が独立した状態であるか，あるいは他の障害（第Ⅴ章あるいはICD-10のその他の章で分類されているもの）の単なる一症状にすぎないのかを，診察の時点で治療的な配慮と優先事項と同様に，臨床症状と経過をもとに決定しなければならない．少なくとも，睡眠障害がその人の主訴に含まれるならば，睡眠障害と診断するべきである．しかし，一般的に，その人の精神病理および/または病態生理をより的確に記述している他の多くの適切な診断とともに，特定の睡眠障害の診断をあげることが望ましい．

〈除〉（器質性）睡眠障害（G47.-）

F51.0　非器質性不眠症　Nonorganic insomnia

不眠症とは，睡眠の質および/または量が不十分な状態がかなり長期間持続しているものである．不眠の診断に際しては，通常正常と考えられる睡眠量から実際にどのくらい偏っているかを第一義的に考慮する必要はない．人によっては（いわゆる短時間睡眠者たちのように），最小限の睡眠しかとらないことがあるが，彼らは自分のことを不眠症とは考えないからである．反対に量的には客観的および/または主観的に正常範囲内の睡眠をとりながら，質

的にはまったく不十分な睡眠しかとれない人たちがいる．

不眠症の中では入眠障害の訴えが最も多く，次いで睡眠維持困難と早朝覚醒の訴えが多い．しかし通常，患者はこれらが合併していると訴える．典型的には，不眠はストレスの増加したときに生じ，女性，老人，心理的障害のあるもの，社会経済的弱者に目立つ傾向がある．不眠が反復して経験されると，その結果，不眠への恐怖が増大し，不眠の及ぼす影響に考えがとらわれてしまうことがある．ここに悪循環が生じ，その人の病状を長引かせてしまう．

不眠症患者は眠る時間になると緊張，不安，心配あるいは抑うつを感じ，まるで思考が空回りするようだと述べる．彼らはしばしば十分に眠ること，個人的な問題，健康状態や死についてさえも繰り返し考え込む．彼らは緊張をやわらげるために薬やアルコールを用いることも多い．午前中，彼らはしばしば身体的にも精神的にも疲れを感じると訴えるし，また日中は気分が沈み，くよくよし，緊張し，いらいらし，自分のことにばかり心を奪われていると感じるところに特徴がある．

小児では，実際には問題が（睡眠そのものよりむしろ）就床時のきまりを行うことに困難がある場合，しばしば睡眠困難があるといわれる．就床困難はここではなく ICD-10・第 XXI 章（Z62.0：親の不適切な監督および管理）にコードするべきである．

診断ガイドライン

以下の臨床的特徴は，確定診断のため必須である．

(a) 訴えは入眠困難か睡眠の維持の障害，あるいは熟眠感がないことである．
(b) 睡眠障害は少なくとも 1 カ月間，少なくとも週 3 回以上訴えられる．
(c) 夜も昼も不眠へのとらわれと，その影響についての過度の心配がある．
(d) 量的および/または質的に不十分な睡眠によって著しい苦悩が引き起こされるか，あるいは毎日の生活における通常の活動が妨げられる．

睡眠の量的および/または質的な不十分さが患者の唯一の訴えであるときは，ここにコードすべきである．もし不眠が主要な訴えであるか，あるいは不眠がひどく，慢性化して，そのために患者が不眠を一次障害だと考えているならば，抑うつ，不安，強迫観念などのような他の精神症状があっても，不眠と診断してよい．もし非常に顕著で治療を要するような他の障害が併存するならば，それらもコードすべきである．大多数の慢性的な不眠症患者は通常，自分の睡眠障害にとらわれてしまい，何らかの情緒的問題があっても

それを否認してしまうということを銘記すべきである．したがって，訴えの心理的原因を除外する前に注意深く臨床的に評価することが必要である．

不眠は感情障害，神経症性障害，器質性障害，摂食障害，薬物乱用および統合失調症のような他の精神障害，あるいは悪夢のような他の睡眠障害によく認められる症状である．また不眠は疼痛や不快感を伴ったり，ある種の薬剤を投与されるような身体的障害に随伴して生ずることもある．もし不眠が精神障害あるいは身体的状態の多くの症状の1つにすぎないなら，すなわち，不眠が臨床像を支配していないならば，診断は基礎にある精神障害あるいは身体的障害にのみ限定すべきである．さらに，悪夢，睡眠・覚醒スケジュール障害，睡眠時無呼吸，そして夜間ミオクローヌスなどのような他の睡眠障害が，睡眠を量的あるいは質的に減少させているときにはいつも，それらの診断のみをくだすべきである．しかしながら，上述したすべての例において，もし不眠が主要な訴えの1つであって，それ自体が1つの病態と考えられるならば，主診断の後にこのコードを付加すべきである．

このコードはいわゆる「一過性の不眠」には適用されない．一過性の睡眠障害は日常生活でふつうに認められる現象である．したがって，心理社会的ストレスと関連した数日間の不眠はここにはコードしないが，もし他の重要な臨床症状を伴っているならば，急性ストレス反応（F43.0）あるいは適応障害（F43.2）の一部とみなすことができるであろう．

F51.1　非器質性過眠症　Nonorganic hypersomnia

過眠症は昼間の過剰な眠気と睡眠発作（睡眠不足では説明されない），あるいは完全覚醒への移行が長引いた状態として定義される．はっきりした器質的原因がみつからない場合，この状態は通常，精神障害と関連している．双極性感情障害のうつ病相（F31.3，F31.4 あるいは F31.5），反復性うつ病性障害（F33.-），あるいはうつ病エピソード（F32.-）の一症状としてしばしば認められる．しかしながら，訴えの心理的原因の証拠がしばしば存在するのに，時々他の精神障害の診断が満たされないことがある．

若干の患者は自ら不適切な時間に眠ってしまう傾向と，昼間のある種の不愉快な体験とを関連づける．他の患者たちは，経験のある臨床家がそれらの体験の存在を指摘しても，そのような関連を否定する．他の若干の症例では，この過眠は，情緒的あるいは他の心理的要因が容易に同定されなくても，器質的要因の欠如が想定されるところから，心因による可能性が最も高いと考えられる．

診断ガイドライン

以下の臨床的特徴は，確定診断のために必須である．

(a) 昼間の過剰な睡眠，あるいは睡眠不足によらない睡眠発作，および/または目覚める際完全に覚醒した状態への移行が長引くこと（寝ぼけ）．

(b) 睡眠障害は毎日起こり，少なくとも1カ月以上続くか，あるいはもっと短い持続期間が反復する．そして患者にひどい苦悩を与え，通常の日常生活活動の妨げとなる．

(c) ナルコレプシーの副次症状（情動脱力発作，睡眠麻痺，入眠時幻覚），あるいは睡眠時無呼吸症候群の臨床症状（夜間の呼吸停止，典型的な間歇的いびきなど）の欠如．

(d) その症候として，昼間の眠気を表すような神経学的あるいは医学的病態の欠如．

もし過眠が単に感情障害などの精神障害の一症状として生じているならば，診断は基礎にある精神障害とすべきである．しかしながら他の精神障害をもった患者でも，過眠を主訴としているならば，心因性過眠症という診断を付け加えるべきである．もし他の診断がつかないときは，このコードを単独で使用すべきである．

【鑑別診断】過眠をナルコレプシーから鑑別することが必要である．ナルコレプシー（G47.4）では通常，情動脱力発作，睡眠麻痺，そして入眠時幻覚などの副次症状が1つ以上存在する．睡眠発作は抵抗しがたく，より気分をさわやかにするものであり，そして夜間の睡眠は断片化し短縮されている．これとは対照的に，過眠症における昼間の睡眠発作は，個々の発作はより長く続くものの，1日のうちの発作の頻度はより少ない．患者自身しばしば自分で発作を抑えることができる．夜間睡眠は通常延長し，目覚める際に完全覚醒の状態となるのが困難である（寝ぼけ）．

非器質性の過眠症を睡眠時無呼吸に関連したものや，他の器質性過眠症と鑑別することが重要である．昼間の過剰睡眠に加えて睡眠時無呼吸のほとんどの患者には，既往に夜間の呼吸停止，典型的な間歇性のいびき，肥満，高血圧，インポテンツ，認知障害，夜間の多動と大量の発汗，起床時の頭痛，協調運動障害がある．睡眠時無呼吸の疑いが強いときには，終夜睡眠記録により無呼吸の診断と量の確定をすることを考慮すべきである．

明らかな器質的原因（脳炎，髄膜炎，脳震盪その他の脳損傷，脳腫瘍，脳血管病変，変性疾患その他の神経疾患，代謝性疾患，中毒，内分泌異常，放射線照射による後遺症）による過眠症は，患者の臨床所見と適切な検査所見

から明らかになる器質障害によって,非器質性の過眠症から鑑別することができる.

F51.2 非器質性睡眠・覚醒スケジュール障害　Nonorganic disorder of the sleep-wake schedule

　睡眠・覚醒スケジュール障害は,患者個人の睡眠・覚醒スケジュールと患者の環境にふさわしい睡眠・覚醒スケジュールが同期しないために,結果として不眠あるいは過眠の訴えが生じるものと定義される.この障害は心理的あるいは器質的な要因の関与する割合にしたがって,心因性のこともあるし,器質的原因が推定されることもある.睡眠と覚醒の時間が乱れて変化しやすい患者では,通常パーソナリティ障害や感情障害などのさまざまな精神科的な病態と結びついた,かなり重い心理的障害がきわめて頻繁に認められる.勤務時間帯がしばしば変わる人たち,あるいは時差のある地域間を旅行する人たちでは,多くの場合疲労しているので,強い情緒的要因も作用しうるけれども,サーカディアン・リズムの変調は基本的には生物学的問題である.最後に,適切な睡眠・覚醒スケジュールよりも位相が進んでしまう人たちがおり,それは日内周期の調節中枢(生物時計)の機能異常あるいは生物時計を動かす時間信号の異常な処理のために起こりうるものである(後者は実際に情緒的および/または認知的障害と関連しているかもしれない).

　このコードは心理的要因が最も重要な役割を演じている睡眠・覚醒スケジュール障害について用いるもので,器質的要因の推定されるものは G47.2,すなわち,非心因性の睡眠・覚醒スケジュール障害として分類すべきである.心理的要因が一次性に重要かどうか,つまり,このコードか G47.2 のどちらを用いるべきかということは,各々の症例について臨床的判断によって決定されなければならない.

診断ガイドライン

　以下の臨床的特徴は確定診断のために必須である.

(a) 患者の睡眠・覚醒パターンは,その社会で正常とされ,同一の文化環境下にある大多数の人々に共通する睡眠・覚醒スケジュールと同期しない.

(b) 患者は主たる睡眠時間帯には不眠に,覚醒中は過剰な眠気に,少なくとも1カ月間ほとんど毎日かあるいは短い間隔で繰り返し悩まされる.

(c) 睡眠の量,質そして時間的調節の不十分さは患者を著しく苦しめたり,毎日の生活における通常の活動を妨げたりする.

この障害の精神科的あるいは身体的原因が確定できないときは,このコードを単独で使用すべきである.それにもかかわらず,不安,抑うつあるいは軽躁などの精神症状があっても,この障害が患者の臨床像を支配しているならば,非器質性睡眠・覚醒スケジュール障害という診断は無効ではない.他の精神症状が非常に顕著で持続的な場合には,特殊な精神障害の診断を別につけるべきである.

〈含〉心因によるサーカディアンリズムや昼夜のリズムあるいは睡眠リズムの逆転

F51.3　睡眠時遊行症(夢中遊行症[夢遊病])　Sleepwalking (somnambulism)

睡眠時遊行症あるいは夢中遊行症は,睡眠と覚醒の現象が組み合わさった意識の変容状態である.睡眠時遊行のエピソードは通常,夜間睡眠のはじめの3分の1の間で,患者はベッドから起き上がり,周囲を歩き回るが,覚醒度,反応性,運動機能の水準は低い.睡眠時遊行症患者は時々寝室を抜け出すことがあり,時には実際に家から出て行くこともあり,患者はエピソードの間,負傷する危険がかなりある.しかしながら,多くの場合,患者は自分から,あるいは他人に穏やかに誘導されると,静かに自分のベッドに戻る.睡眠時遊行のエピソードから覚醒した際,あるいは翌朝覚醒した際,通常は睡眠時遊行中の出来事を思い出せない.

睡眠時遊行症と睡眠時驚愕症(F51.4)は密接に関連している.両方とも覚醒の障害と考えられ,とりわけ睡眠の最も深い段階(睡眠段階3と4)で起こる.患者の多くは既往に両方の状態を経験しており,同様にどちらかの状態の家族歴がある.さらに,どちらの病態も小児期でよりふつうにみられるものであり,このことは発達的な要因が病因として果たす役割を示している.加えて,いくつかの症例では,これらの病態は熱性疾患に一致して発症する.この病態が小児期以降まで続いたり,成人になってはじめて観察される場合,重い心理的障害と結びつく傾向があり,また老人あるいは認知症の初期に初発することもある.睡眠時遊行症と睡眠時驚愕症は両者の臨床的および病因的類似性と,通常両者の鑑別はより優勢な方を選ぶという事実から,最近ではこの2つの病態は疾病分類上連続した同一のものの一部であると考えられている.しかしながら,従来の分類と矛盾しないために,また,両者の臨床症状が強度において異なることを強調するために,この分類では別々のコードが設定された.

診断ガイドライン

以下の臨床特徴は確定診断のために必須である．

(a) 主症状は通常，夜間睡眠の初めの3分の1までの間に睡眠中にベッドから起き上がり，周囲を歩き回るエピソードが1回以上あることである．

(b) エピソード中，患者はぼんやりと何かをみつめるような顔をしており，患者の行動に影響を及ぼそうとしたり，会話を交そうとする他人の試みには比較的反応が鈍く，はっきり目覚めさせるにはかなりの困難を伴う．

(c) 覚醒時には（睡眠時遊行直後にせよ，翌朝にせよ），睡眠時遊行中の出来事に関して思い出すことができない．

(d) エピソードからの覚醒直後に短期間ある程度の混乱と見当識障害を示すことがあっても，数分以内に精神活動と行動は正常になる．

(e) 認知症のような器質性精神障害あるいはてんかんのような身体的障害のいかなる所見もない．

【鑑別診断】睡眠時遊行症はてんかんの精神運動発作と鑑別されなければならない．精神運動発作が夜だけに起こることは非常にまれである．てんかん発作中は外界からの刺激にはまったく反応せず，嚥下運動や手をこするなどの持続的な運動を繰り返すのがふつうである．発作性の障害は睡眠時遊行症の合併を否定しないが，脳波上てんかん性放電があれば，てんかんの診断は確定する．

解離性遁走（F44.1参照）も，睡眠時遊行症と鑑別されなければならない．解離性障害ではエピソードの持続時間がより長く，患者はより気を配っており，複雑で目的のある行動をとることができる．さらに，これらの障害は小児ではまれであり，典型的には覚醒時間中に始まる．

F51.4　睡眠時驚愕症（夜驚症）　Sleep terrors（night terrors）

睡眠時驚愕症あるいは夜驚症は，絶叫，激しい体動，高度な自律神経興奮を伴う夜間の極度の恐怖とパニックのエピソードである．患者は通常，夜間睡眠のはじめの3分の1の間に恐怖の叫びをあげて跳び起きる．実際に部屋の外へ出ることは滅多にないものの，あたかも逃げ出そうとするかのように扉に向かって駆け出すことがしばしばある．他人が睡眠時驚愕症の患者の行動に影響を及ぼそうと努力しても，実際には患者の恐怖をさらに助長する場合がある．なぜなら，そういう試みに対する患者の反応が比較的鈍いからだけでなく，数分間見当識障害を来していることがあるからである．覚醒した

際，通常はエピソード中のことを思い出せない．このような臨床的特徴のため，患者は睡眠時驚愕症のエピソード中，負傷する危険が大きい．

睡眠時驚愕症と睡眠時遊行症（F51.3）は密接に関連している．遺伝的，発達的，器質的，心理的要因のすべてが，これらの障害の形成にあずかっており，どちらも共通の臨床的および病態生理学的特徴をもっている．多くの類似点に基づいて，最近はこの2つの状態は疾病分類上連続した同一のものの一部ではないかと考えられている．

診断ガイドライン

以下の臨床特徴は確定診断のために必須である．

(a) 支配的な症状は1回あるいはそれ以上の恐怖の声を伴って目覚めるエピソードで，強い不安，体動および心悸亢進，過呼吸，瞳孔拡大，発汗のような自律神経系の過活動によって特徴づけられる．

(b) これらの反復するエピソードは，典型的には1〜10分続き，通常は夜間睡眠のはじめの3分の1の間に起こる．

(c) 睡眠時驚愕症の患者の行動に影響を及ぼそうとする他人の努力に対しては，反応は比較的鈍く，ほとんど常に無効であり，このような努力の後も少なくとも数分間は見当識障害と保続的な動作が続く．

(d) エピソード中のことは，たとえ思い出せたとしても最少限のことだけである（通常は1つか2つの断片的な心的イメージに限定される）．

(e) 脳腫瘍やてんかんなどの身体的障害のどのような所見もない．

【鑑別診断】睡眠時驚愕症は悪夢と鑑別されなければならない．悪夢は一般的な「悪い夢」であり，絶叫と体動はあったとしても限られたものである．睡眠時驚愕症とは対照的に悪夢は夜間いつでも起こり，覚醒させることはきわめて容易で，患者は細部まではっきりと思い出すことができる．

てんかん発作と睡眠時驚愕症を鑑別する際，てんかん発作が夜間にのみ生じるのはまれだということに留意すべきである．しかしながら異常脳波はてんかんの診断を確実にする．

F51.5 悪夢 Nightmares

悪夢は不安や恐怖を伴う夢の体験であり，患者は夢の内容を細部まで思い出すことができる．この夢体験はきわめて鮮明で，患者自身の生存，安全あるいは自己評価を脅かすような主題を含んでいる．きわめてしばしば，同一あるいは類似した主題の悪夢が繰り返し生じる．典型的なエピソード中，ある程度自律神経系の興奮は生じるが，絶叫あるいは体動は認められない．患

者は目覚めるとすぐに意識清明となり,見当識がある.患者は周囲の者と完全な会話をすることができ,通常,目覚めた直後でも翌朝でも夢体験の詳細を話すことができる.

小児期の悪夢は通常,情緒的発達の特定の段階と関係しているので,小児の場合,常に心理的障害が関連しているわけではない.対照的に,成人の悪夢では通常,パーソナリティ障害の形をとった重い心理的障害がしばしば見出される.レセルピン,チオリダジン,三環系抗うつ薬,そしてベンゾジアゼピン系薬剤などの向精神薬の投与も悪夢の原因となる.さらに,非ベンゾジアゼピン系睡眠薬などのようなレム睡眠(この睡眠段階は夢に関係している)を抑制する薬剤の急激な離脱がレム反跳をもたらし,夢と悪夢が増加することがある.

診断ガイドライン

以下の臨床特徴は確定診断のために必須である.

(a) 夜間睡眠あるいはうたた寝から覚醒し,通常は生存,安全あるいは自己評価を脅かすようなひどく恐ろしい夢を鮮明かつ詳細に思い出す.覚醒は睡眠中いつでも起こりうるが,典型的には睡眠後半である.

(b) 恐ろしい夢から覚めると患者はすぐに意識清明となり,見当識をもつ.

(c) 夢体験自体およびその結果生じる睡眠の障害によって,患者は著しく悩まされる.

〈含〉夢不安性障害

【鑑別診断】悪夢を睡眠時驚愕症から鑑別することは重要である.睡眠時驚愕症ではエピソードは夜間睡眠のはじめの3分の1の間に起こり,強い不安,恐怖の絶叫,過剰な体動,極端な自律神経系の興奮を伴う.さらに睡眠時驚愕症では,エピソードの直後および朝の覚醒時のどちらでも夢を詳細に想起することができない.

F51.8 他の非器質性睡眠障害　Other nonorganic sleep disorders

F51.9 非器質性睡眠障害,特定不能のもの　Nonorganic sleep disorder, unspecified

〈含〉特定不能の情緒性睡眠障害

F52　性機能不全，器質性の障害あるいは疾患によらないもの
Sexual dysfunction, not caused by organic disorder or disease

　性機能不全は自分が望むように性的関係をもてない種々の状態を含んでいる．興味の欠如，楽しさの欠如，実際の性交に必要な身体的な反応（たとえば勃起）の不全，あるいはオルガズムを制御したり感じたりできないことがありうる．

　性的反応は心身過程であり，通常性機能不全において，心理的および身体的過程がともに関係する場合がある．明白な心理的あるいは器質的な原因が特定できる場合もあるが，より一般的に，とりわけ勃起不全や性交疼痛症のような問題では，心理的および/または器質的要因のどちらがより重要であるかを決めるのは難しい．このような場合はこの状態を混合性の，あるいは不明の原因によるものとして分類するのが適切である．

　ある種の機能不全（たとえば性欲の欠如）は，男性にも女性にも起こる．しかしながら女性では，より一般的にある特定の反応の不全よりも，性体験の主観的な質についての愁訴が多くみられる傾向がある（たとえば楽しめないとか興味がもてないとか）．オルガズムの不全の訴えはふつうにみられるが，女性の性的反応の一部に障害があるときは，他の部分も障害を受けやすい．たとえば，もしある女性がオルガズムを経験できなければ，他の性行為についても楽しめず，性欲をほとんど失っていることに気づくことがしばしばであろう．一方男性はある特定の反応，たとえば勃起や射精についての不全を訴えても，性欲は続いていると報告することがしばしばである．したがって個々の例で最も適切な診断カテゴリーを決めるためには，そのときの訴え以上のものに目を向ける必要がある．

　〈除〉ダート（dhat）症候群（F48.8）
　　　　コロ（koro）（F48.8）

F52.0　性欲欠如あるいは性欲喪失　Lack or loss of sexual desire
　性欲の減退が主要な病態であり，勃起不全や性交疼痛症などのような他の性的困難に続発するものではない．性欲の欠如は性的楽しさあるいは興奮がないということではなく，自発的な性行為がより少ないことを意味している．

　〈含〉冷感症（frigidity）
　　　　性欲低下性障害

F52.1　性の嫌悪および性の喜びの欠如　Sexual aversion and lack of sexual enjoyment

F52.10　　性の嫌悪（sexual aversion）
　相手との性行為が予期されると強い否定的な感情が起き，性行為を回避するほどの恐怖や不安が生じる．
F52.11　　性の喜びの欠如（lack of sexual enjoyment）
　性的反応は正常に起き，オルガズムは経験されるが，それに伴う喜びが欠如する．この訴えは，男性よりも女性でより一般的にみられる．
〈含〉（性的）アンヘドニア

F52.2　性器反応不全　Failure of genital response

　男性では主要な問題は勃起不全である．すなわち満足な性交をするために，十分に勃起させたり持続させたりすることが困難なことがある．もし勃起がある状況，たとえば自慰や睡眠中や別の相手のときに正常に起きるならば，原因は心因性のものであろう．そうでなければ，心因性勃起機能不全の正しい診断は，特殊な検査（たとえば夜間の勃起の測定）あるいは心理療法への反応によって決定されるであろう．
　女性では主要な問題は腟乾燥あるいは潤滑不全である．原因は心因性のことも，病理学的（たとえば感染）のこと，あるいはエストロゲンの欠如（たとえば閉経後）によることもある．閉経後のエストロゲン欠如による症状の場合を除けば，女性が一次性に腟の乾燥を訴えることはまれである．
　〈含〉女性の性的興奮障害
　　　　男性の勃起障害
　　　　心因性インポテンツ

F52.3　オルガズム機能不全　Orgasmic dysfunction

　オルガズムがまったく起こらないか，または非常に遅れるものである．心因性の場合は状況規定的で（すなわち，ある特定の状況のときにのみ）起こり，不変の場合は，心理的処置に反応する場合以外は身体的あるいは体質的な要因を簡単に除外することはできない．オルガズムの機能不全は男性よりも女性により一般的にみられる．
　〈含〉オルガズムの抑制（男性）（女性）
　　　　心因性無オルガズム

F52.4　早漏　Premature ejaculation

双方が性交を楽しむほど十分に射精をコントロールする能力がないこと．重い場合には，射精は腟への挿入以前あるいは勃起しないまま起きる．早漏の多くは器質的なものではないが，器質的な障害，たとえば勃起不全や痛みに対する心理的な反応として起こることがある．勃起させるために長い刺激を要し，そのため十分な勃起と射精との間隔が短い場合にも，射精が早く起こると思われることがある．このような例での一次的な問題は勃起の遅れである．

F52.5　非器質性腟けいれん　Nonorganic vaginismus

腟を囲む骨盤底筋群のれん縮であり，腟の閉鎖を引き起こす．陰茎の挿入は不可能であるか，あるいは痛みを伴う．腟けいれんは痛みを来す局所的原因に対する二次的反応のこともあるが，その場合はこのカテゴリーを用いるべきではない．

〈含〉心因性腟けいれん

F52.6　非器質性性交疼痛症　Nonorganic dyspareunia

性交疼痛症（性交中の痛み）は女性にも男性にも起きる．これはしばしば局所的な病変によることがあり，その場合その病的状態に応じたカテゴリーを用いるのが適切である．しかし明らかな原因がなく，情緒的要因が重要であるとしかいえないものもある．このカテゴリーは他に一次的な非器質性性機能障害（たとえば腟けいれんや腟乾燥）がない場合にのみ用いられる．

〈含〉心因性性交疼痛症

F52.7　過剰性欲　Excessive sexual drive

男性でも女性でも当然のこととして過剰な性衝動を時に訴えることがあるが，これは通常，10代後半か成人初期である．過剰な性衝動が感情障害(F30-F39)の二次的な結果であったり，認知症（F00-F03）の初期段階に起こったりしたときは，基礎にある障害をコードするべきである．

〈含〉女子色情症（nymphomania）
　　　男子色情症（statyriasis）

F52.8 他の性機能不全，器質性の障害あるいは疾患によらないもの
Other sexual dysfunction, not caused by organic disorder or disease

F52.9 特定不能の性機能障害，器質性の障害あるいは疾患によらないもの Unspecified sexual dysfunction, not caused by organic disorder or disease

F53 産褥に関連した精神および行動の障害，他に分類できないもの Mental and behavioural disorders associated with the puerperium, not elsewhere classified

　この分類は，この本の中の他に分類される障害の基準を満たさない産褥(分娩後6週以内)に始まったものに関連する精神障害のみに使用すべきである．満たさない理由は，利用可能な情報が不十分であったり，他に分類するのが不適当であるとするような特殊な付加的な臨床特徴が存在すると考えられたりするからである．産褥に関連した精神障害は，通常は別の2つのコードにより分類することができるであろう．すなわち，第一は精神障害の特定の型を示す第V章の中の他のコード〔通常は感情障害(F30－F34)〕であり，第二はICD-10のO 99.3(産褥の状態を悪化させる精神疾患および神経疾患)である．

F53.0 産褥に関連した軽症の精神および行動の障害，他に分類できないもの Mild mental and behavioural disorders associated with the puerperium, not elsewhere classified
　〈含〉特定不能の分娩後うつ病
　　　 特定不能の産褥うつ病

F53.1 産褥に関連した重症の精神および行動の障害，他に分類できないもの Severe mental and behavioural disorders associated with the puerperium, not elsewhere classified
　〈含〉特定不能の産褥精神病

F53.8 産褥に関連した他の精神および行動の障害，他に分類できないもの Other mental and behavioural disorders associated with the puerperium, not elsewhere classified

F53.9 産褥精神障害，特定不能のもの Puerperal mental disorder, unspecified

F54 他に分類される障害あるいは疾患に関連した心理的および行動的要因 Psychological and behavioural factors associated with disorders or diseases classified elsewhere

このカテゴリーは，主に ICD-10 の他の章に分類されうる身体的障害のあらわれとして大きな役割を演じていると思われる，心理的あるいは行動上の影響の存在を記録するときに用いるべきである．結果として生じるいかなる精神的な障害も通常軽症で，しばしば遷延するもので（心配，情緒的葛藤，憂慮などのように），この本の他に記述されているいずれのカテゴリーも使うことができない．身体的障害を同定するために追加コードを用いるべきである（明らかな精神科的障害が身体的障害の原因と考えられるまれな例では，その精神科的障害を記録するために第2の付加コードを用いるべきである）．

このカテゴリーの概念の使用例：喘息（F54 に加えて J45.-），皮膚炎と湿疹（F54 に加えて L23-L25），胃潰瘍（F54 に加えて K25.-），粘液性大腸炎（F54 に加えて K58.-），潰瘍性大腸炎（F54 に加えて K51.-），じんま疹（F54 に加えて L50.-）．

〈含〉身体的状態に影響する心理的要因
〈除〉緊張性頭痛（G44.2）

F55 依存を生じない物質の乱用
Abuse of non-dependence-producing substances

広範囲のさまざまな薬剤，専売薬および民間治療薬が含まれうるが，とくに重要な三群は，抗うつ薬のような依存を形成しない精神作用薬，緩下薬，

およびアスピリンやパラセタモールのような医師の処方箋なしで買える鎮痛薬である．最初は，医師の処方や勧めで服薬していたかもしれないが，通常医師の処方なしで容易に手に入る物質であるために，長期間にわたる不必要でしばしば過剰な量の服用が助長される．

これらの物質の不正な持続的使用は通常，不必要な出費を伴い，またしばしば医療専門家あるいは介助者との不必要な接触を含み，時には物質の有害な身体的影響を伴う．物質の使用を思いとどまらせたり，禁止したりしようとする試みに抵抗することが多い．緩下薬や鎮痛薬では腎機能障害や電解質異常などの身体的有害性が警告されて（あるいは実際に生じてさえ）いるにもかかわらず抵抗することがある．患者が物質使用の強い動機をもっていることは通常明らかであるけれども，F10-F19で特定されている精神作用物質の場合のように，依存（F1x.2）あるいは離脱症状（F1x.3）は生じない．

使用物質の型を同定するために第4桁の文字を使用することができる．

F55.0 抗うつ薬 Antidepressants
（三環系，四環系およびMAO阻害薬など）

F55.1 緩下薬 Laxatives

F55.2 鎮痛薬 Analgesics
（アスピリン，パラセタモール，フェナセチンのようなF10-F19で精神作用性と特定されないもの）

F55.3 制酸薬 Antacids

F55.4 ビタミン剤 Vitamins

F55.5 ステロイドあるいはホルモン剤 Steroids or hormomes

F55.6 特定の薬草あるいは民間治療薬 Specific herbal or folk remedies

F55.8 他の依存を生じない物質 Other substances that do not produce dependence
（利尿薬など）

F55.9 特定不能のもの Unspecified
〈除〉依存を生じる精神作用物質の乱用（F10－F19）

F59 生理的障害および身体的要因に関連した特定不能の行動症候群 Unspecified behavioural syndromes associated with physiological disturbances and physical factors

〈含〉特定不能の心因性の生理的機能不全

F6 成人のパーソナリティおよび行動の障害
Disorders of adult personality and behaviour

概 要

F60 特定のパーソナリティ障害
    F60.0 妄想性パーソナリティ障害
    F60.1 統合失調質パーソナリティ障害
    F60.2 非社会性パーソナリティ障害
    F60.3 情緒不安定性パーソナリティ障害
        .30 衝動型
        .31 境界型
    F60.4 演技性パーソナリティ障害
    F60.5 強迫性パーソナリティ障害
    F60.6 不安性(回避性)パーソナリティ障害
    F60.7 依存性パーソナリティ障害
    F60.8 他の特定のパーソナリティ障害
    F60.9 パーソナリティ障害,特定不能のもの

F61 混合性および他のパーソナリティ障害
    F61.0* 混合性パーソナリティ障害
    F61.1* 問題を起こしやすいパーソナリティ変化

F62 持続的パーソナリティ変化,脳損傷および脳疾患によらないもの
    F62.0 破局的体験後の持続的パーソナリティ変化
    F62.1 精神科的疾病後の持続的パーソナリティ変化
    F62.8 他の持続的パーソナリティ変化

---

* この第4桁コードはICD-10・第V(F)章には含まれない.

F63 習慣および衝動の障害
- F63.0　病的賭博
- F63.1　病的放火（放火癖）
- F63.2　病的窃盗（窃盗癖）
- F63.3　抜毛症［抜毛癖］
- F63.8　他の習慣および衝動の障害
- F63.9　習慣および衝動の障害，特定不能のもの

F64 性同一性障害
- F64.0　性転換症
- F64.1　両性役割服装倒錯症
- F64.2　小児期の性同一性障害
- F64.8　他の性同一性障害
- F64.9　性同一性障害，特定不能のもの

F65 性嗜好障害
- F65.0　フェティシズム
- F65.1　フェティシズム的服装倒錯症
- F65.2　露出症
- F65.3　窃視症
- F65.4　小児性愛
- F65.5　サドマゾヒズム
- F65.6　性嗜好の多重障害
- F65.8　他の性嗜好障害
- F65.9　性嗜好障害，特定不能のもの

F66 性の発達と方向づけに関連した心理および行動の障害
- F66.0　性成熟障害
- F66.1　自我異和的な性の方向づけ
- F66.2　性関係障害
- F66.8　他の心理的性発達障害
- F66.9　心理的性発達障害，特定不能のもの

第5桁目の数字は以下の関連を示す：
- F66.x0　　異性愛
- F66.x1　　同性愛
- F66.x2　　両性愛
- F66.x8　　その他，前思春期的なものを含む

F68　　他の成人のパーソナリティおよび行動の障害
- F68.0　　心理的理由による身体症状の発展
- F68.1　　症状あるいは能力低下の意図的産出あるいは偽装，身体的あるいは心理的なもの（虚偽性障害）
- F68.8　　他の特定の成人のパーソナリティおよび行動の障害

F69　　特定不能の成人のパーソナリティおよび行動の障害

序　論

この節には，持続する傾向をもち，個人の特徴的な生活様式と自己と他人との関係の仕方で現れる臨床上意義のあるさまざまな状態と行動パターンが含まれる．これらの状態と行動パターンのあるものは，個人の発達早期に体質的な因子と社会的経験の両方の結果として現れるが，他のものは人生のより後期に獲得される．

F60-F62 特定のパーソナリティ障害，混合性および他のパーソナリティ障害と持続的パーソナリティ変化 Specific personality disorders, mixed and other personality disorders, and enduring personality changes

これらの型の状態は，根深い，持続する行動パターンであり，広い範囲の個人的および社会的状況に対する不変の反応として現れる．これらの状態は，ある特定の文化における平均的な人間が知覚し，考え，感じ，そしてとりわけ他人に関わる仕方からの極端な，あるいは際立った偏りを示している．このような行動パターンは固定化し，行動と心理的機能の多様な領域を包含する傾向を示す．それらは，常にではないが，しばしば主観的な悩みや社会的機能と遂行能力の問題とさまざまな程度関連している．

パーソナリティ障害は，それらの出現の時期と様式によってパーソナリティ変化と区別される．それらは，小児期か青年期に現れ，成人期へと持続する発達上の状態である．他の障害に先行したり併存したりすることはあっても，他の精神障害あるいは大脳疾患から二次的に生じるものではない．これに対して，パーソナリティ変化は通常成人期に，重い，あるいは持続するストレス，極端な環境上の喪失，重症の精神科的障害，あるいは大脳の疾患か損傷に引き続いて起きる（F07.-を参照）．

このグループの状態は，いずれも，その行動上の優勢な症状にしたがって分類することができる．しかしながら，この領域の分類は現在のところ，相互に排除し合うのではなく，その特徴のいくつかの点では重なり合う一連の型および亜型の記述にとどまっている．

それゆえパーソナリティ障害は，このような状態の最も頻繁な，あるいは際立った行動上の症状に対応する一群の特徴によって下位分類される．そのようにして記述された亜型は，パーソナリティ偏倚の主要な形として広く認められている．パーソナリティ障害という診断をくだす際，診断の定式化は，

簡潔で実際的であるために，提案された重症度を満たす次元あるいは特徴だけを考慮することになるが，臨床医はパーソナリティ機能のすべての面を考慮すべきである．

評価はできる限り多くの情報源に基づいてなすべきである．時には患者とのただ1回の面接でパーソナリティ状態を評価することは可能であるが，その人物と複数回の面接をし，情報提供者から生活史上のデータを集めることがしばしば必要になる．

気分循環症と統合失調型障害は，これまで形式的にパーソナリティ障害に分類されていたが，今回は他の節にあげられている（気分循環症はF30-F39に，統合失調型障害はF20-F29に）．その理由は，それらの節の他の障害に共通する特徴を数多くもっているように思えるからである（たとえば，現れたものや家族歴が）．

パーソナリティ変化の下位分類は，このような変化の原因や先行する事件，すなわち，破局的な体験，長引くストレスや緊張，そして精神科的疾病（F20.5に分類されている残遺統合失調症を除く）に基づいている．

パーソナリティ状態を，本書の他のカテゴリーに含まれる障害から分離することが重要である．あるパーソナリティが時間的に限られたあるいは慢性的な精神科的障害に，先立ってあるいは引き続いて起きるときは，両方の診断をくだすべきである．精神障害と心理的因子の核となる分類をもった多軸的な形式を使用すれば，このような状態と障害の記録は容易になるだろう．

パーソナリティの現れ方の文化的あるいは地域的な変異は重要であるが，この分野における特別な知見はまだ乏しい．世界のある地域では頻繁に認められるが，以下の特定の亜型のどれにも対応しないパーソナリティは，「その他の」パーソナリティ障害として分類し，特定の国や地域にこの分類を適合させるために与えられた第5桁の数字によって同定することができる．パーソナリティ状態の現れ方の地域的な変異は，そのような状態のために設けられた診断ガイドラインの表現に反映されてもよい．

F60 特定のパーソナリティ障害　Specific personality disorders

特定のパーソナリティ障害は，通常，パーソナリティのいくつかの領域を含む，性格構造と行動傾向の重度の障害であり，ほとんど常に個人的あるいは社会的にかなりの崩壊を伴っている．パーソナリティ障害は小児期後期あ

るいは青年期に現れる傾向があり，成人期に入って明らかとなり持続する．それゆえ，パーソナリティ障害が16歳ないし17歳以前に適切に診断されるということは疑わしい．すべてのパーソナリティ障害に適用される全般的な診断ガイドラインを以下にあげ，補助的な記述はおのおのの亜型で示すことにする．

診断ガイドライン

粗大な大脳の損傷や疾病，あるいは他の精神科的障害に直接起因しない状態で，以下の基準を満たす．

(a) きわめて調和を欠いた態度と行動を示し，通常いくつかの機能領域，たとえば感情，興奮，衝動統制，知覚と思考の様式，および他人との関係の仕方などにわたる．

(b) 異常行動パターンは持続し，長く存続するもので，精神疾患のエピソード中だけに限って起こるものではない．

(c) 異常行動パターンは広汎にわたり，個人的および社会的状況の広い範囲で適応不全が明らかである．

(d) 上記の症状発現は，常に小児期あるいは青年期に始まり，成人期に入っても持続する．

(e) この障害は個人的な相当な苦痛を引き起こすが，それが明らかになるのはかなり経過した後からのこともある．

(f) この障害は通常，しかしいつもではないが，職業的および社会的遂行能力の重大な障害を伴っている．

社会的な規範，規則および義務を考慮した上で，異なった文化に適合する特異的な診断基準をつくり出すことが必要であろう．以下にあげる主な亜型を診断するためには，記述されている特徴あるいは行動のうち<u>少なくとも3つ</u>が存在するという明らかな証拠が必要である．

F60.0　妄想性パーソナリティ障害　Paranoid personality disorder

以下によって特徴づけられるパーソナリティ障害：

(a) 退けられたり，拒まれたりすることに過度に敏感であること．

(b) ずっと恨みを抱き続ける傾向，たとえば侮られたり辱められたりあるいは軽蔑されたりしたことを忘れないこと．

(c) 疑い深いこと，および体験を歪曲する傾向がすべてにわたり，他人の中立的あるいは友好的な行動を敵意あるもの，あるいは馬鹿にしているものと誤解する．

(d) 現実の状況に適合せず，戦闘的にまた執拗に個人的権利を意識すること．
(e) 配偶者あるいは性的パートナーの性的貞節を，正当な理由なしに，繰り返し疑うこと．
(f) 常に自分を引き合いに出す態度に表れる，過度の自尊心を抱く傾向．
(g) 自分の周りや世間一般に起こる出来事について，「陰謀がある」という実証のない解釈に没頭すること．

〈含〉誇大妄想性，狂信的，好訴性および敏感妄想性パーソナリティ（障害）

〈除〉妄想性障害（F22.-）
　　　統合失調症（F20.-）

F60.1　統合失調質パーソナリティ障害　Schizoid personality disorder

以下の記述を満たすパーソナリティ障害：
(a) 何らかの活動をしても，ほとんど喜びが得られないこと．
(b) 感情的な冷淡さ，無関心な態度あるいは平板化した感情を示すこと．
(c) 他人に対するあたたかい優しい感情や怒りの表出の乏しいこと．
(d) 称賛にも批判にも無関心なこと．
(e) 他人と性的関係をもつことにわずかしか興味を示さないこと（年齢を考慮すると）．
(f) ほとんどいつも孤立した活動を好んで選ぶこと．
(g) 過度に空想や内省に没頭すること．
(h) 親密な友人や信頼できる人間関係をもたず（またはたった一人だけ），またそれを望みもしないこと．
(i) 支配的な社会的規範および習慣に対して著しく鈍感なこと．

〈除〉アスペルガー症候群（F84.5）
　　　妄想性障害（F22.0）
　　　小児期の統合失調質障害（F84.5）
　　　統合失調症（F20.-）
　　　統合失調型障害（F21）

F60.2　非社会性パーソナリティ障害　Dissocial personality disorder

通常，行動と一般的な社会的規範との間の不一致のために注意を引くパーソナリティ障害であり，以下によって特徴づけられる．

(a) 他人の感情への冷淡な無関心.
(b) 社会的規範,規則,責務への著しい持続的な無責任と無視の態度.
(c) 人間関係をきずくことに困難はないにもかかわらず,持続的な人間関係を維持できないこと.
(d) フラストレーションに対する耐性が非常に低いこと,および暴力を含む攻撃性の発散に対する閾値が低いこと.
(e) 罪悪感を感じることができないこと,あるいは経験,とくに刑罰から学ぶことができないこと.
(f) 他人を非難する傾向,あるいは社会と衝突を引き起こす行動をもっともらしく合理化したりする傾向が著しいこと.

持続的な易刺激性も随伴症状として存在することがある.小児期および思春期に行為障害が存在すれば,いつも存在するわけではないが,この診断をよりいっそう確実にする.

〈含〉非道徳的,反社会的,非社会的,精神病質,および社会病質パーソナリティ(障害)

〈除〉行為障害(F91.-)
情緒不安定性パーソナリティ障害(F60.3)

F60.3 情緒不安定性パーソナリティ障害 Emotionally unstable personality disorder

感情の不安定さを伴い,結果を考慮せず衝動に基づいて行動する傾向が著しいパーソナリティ障害.あらかじめ計画を立てる能力にきわめて乏しく,強い怒りが突発し,しばしば暴力あるいは「行動爆発」にいたることがある.これらは衝動行為が他人に非難されたり,じゃまされたりすると容易に促進される.このパーソナリティ障害の2つの異なる型が特定されるが,両者ともこの衝動性と自己統制の欠如という一般的なテーマを共有している.

F60.30　　衝動型(impulsive type)

支配的な特徴は情緒の不安定と衝動統制の欠如である.暴力あるいは脅し行為が,とくに他人に批判された場合,突発するのがふつうである.

〈含〉爆発的および攻撃的パーソナリティ(障害)

〈除〉非社会性パーソナリティ障害(F60.2)

F60.31　　境界型(borderline type)

情緒不安定ないくつかの特徴が存在し,それに加え,患者自身の自己像,目的,および内的な選択(性的なものも含む)がしばしば不明瞭であっ

たり混乱したりしている.
通常絶えず空虚感がある. 激しく不安定な対人関係に入りこんでいく傾向のために, 感情的な危機が繰り返され, 見捨てられることを避けるための過度な努力と連続する自殺の脅しや自傷行為を伴うことがある (しかしこれらは明らかな促進因子なしでも起こりうる).

〈含〉境界型パーソナリティ (障害)

F60.4　演技性パーソナリティ障害　Histrionic personality disorder

以下によって特徴づけられるパーソナリティ障害:
(a) 自己の演劇化, 芝居がかった態度, 感情の誇張された表出.
(b) 他人や周囲から容易に影響を受ける被暗示性.
(c) 浅薄で不安定な情緒.
(d) 興奮および自分が注目の的になるような行動を持続的に追い求めること.
(e) 不適切なほど誘惑的な外見や行動をとること.
(f) 身体的魅力に過度に関心をもつこと.

関連病像として自己中心性, 自分勝手, 理解されたいという熱望の持続, 傷つきやすい感情, および自分の欲求達成のために他人を絶えず操作する行動が含まれる.

〈含〉ヒステリー性および精神幼児性パーソナリティ (障害)

F60.5　強迫性パーソナリティ障害　Anankastic personality disorder

以下によって特徴づけられるパーソナリティ障害:
(a) 過度の疑いと警戒の感情.
(b) 細部, 規則, 目録, 順序, 構成あるいは予定へのこだわり.
(c) 課題の終了を妨げる完全癖.
(d) 過度の誠実さ, 几帳面さ, および娯楽や対人関係を排除するほどの生産性への不適切な没入.
(e) 社会的慣習に対して過度に杓子定規で融通がきかないこと.
(f) 堅苦しさと強情さ.
(g) 他人が自分のやり方に正確に従うよう強要すること, あるいは他人がすることをしぶしぶ承認すること.
(h) 執拗で嫌な思考あるいは衝動の侵入.

〈含〉強迫性 (compulsive and obsessional) パーソナリティ (障害)

強迫性 (obsessive-compulsive) パーソナリティ障害
〈除〉強迫性障害 (F42.-)

F60.6　不安性 (回避性) パーソナリティ障害　Anxious (avoidant) personality disorder

以下によって特徴づけられるパーソナリティ障害：
(a) 持続的ですべてにわたる緊張と心配の感情．
(b) 自分が社会的に不適格である，人柄に魅力がない，あるいは他人に劣っているという確信．
(c) 社会的場面で批判されたり拒否されたりすることについての過度のとらわれ．
(d) 好かれていると確信できなければ，人と関わることに乗り気でないこと．
(e) 身体的な安全への欲求からライフスタイルに制限を加えること．批判，非難あるいは拒絶をおそれて重要な対人的接触を伴う社会的あるいは職業的活動を回避すること．

関連病像には拒絶および批判に対する過敏さが含まれる．

F60.7　依存性パーソナリティ障害　Dependent personality disorder

以下によって特徴づけられるパーソナリティ障害：
(a) 他人に自分の重要な生活上の決定の大部分をしてもらうことを促したり，受け入れたりすること．
(b) 自分の欲求を自分が依存している他人の欲求に従属させること，および他人の意志に過度に従うこと．
(c) 自分が依存している人には，たとえ正当なことであっても要求したがらないこと．
(d) 自分のことが一人でできないという過度の恐れのため，一人でいると不安や無力感を感じること．
(e) 親密な関係をもっている人から見捨てられたり，自分のことを一人でしなければならなかったりすることへの恐れにとらわれること．
(f) 他人からの過剰な助言や保証がなければ，日常生活で決断する能力に限界があること．

関連病像として自分を無力で，不完全で，精力に欠けると感じていることが含まれる．

〈含〉無力性，不全性，受動性および自己破滅性パーソナリティ（障害）

F60.8　他の特定のパーソナリティ障害　Other specific personality disorders

特定の項目のいずれにも合致しないパーソナリティ障害（F60.0 – F60.7）．
〈含〉風変わりな，「軽佻（haltlose）」型の，未熟な，自己愛性（narcissistic），受動的 - 攻撃的，精神神経症的パーソナリティ（障害）

F60.9　パーソナリティ障害，特定不能のもの　Personality disorder, unspecified

〈含〉特定不能の性格神経症
　　　特定不能の病的性格

F61　混合性および他のパーソナリティ障害　Mixed and other personality disorders

　この項目は，しばしば問題を起こすが，F60.- で記述された障害を特徴づける特定の症状パターンを示さないパーソナリティ障害とパーソナリティ異常のために意図されたものである．その結果として，これらのパーソナリティ障害は F60.- の中の障害よりも診断するのがしばしばいっそう困難となった．ここには第 4 桁の数字によって特定される二型をあげる．他の異なった類型はどれも F60.8 としてコード化しなければならない．

F61.0*　混合性パーソナリティ障害　Mixed personality disorders

　F60 の中のいくつかの障害の特徴を備えているが，より特異的な診断をくだせるような優勢な一連の症状を備えていないもの．

F61.1*　問題を起こしやすいパーソナリティ変化　Troublesome personality changes

　F60.- にも F62.- にも分類不能であり，同時に存在する感情障害あるいは不安障害の主診断に対し二次的とみなされるもの．

---

* この第 4 桁コードは ICD-10・第Ⅴ(F) 章に含まれない．

〈除〉先鋭化したパーソナリティ特徴（Z73.1）

F62 持続的パーソナリティ変化，脳損傷および脳疾患によらないもの Enduring personality changes, not attributable to brain damage and disease

　このグループは，それ以前にパーソナリティ障害のない人に，破局的なあるいは過度に持続するストレスに続いて，あるいは重症の精神科的疾患に続いて，発展した成人期のパーソナリティと行動の障害を包含する．この診断は，ある人物の環境と自分自身に関する感じ方，関係の仕方，あるいは考え方のパターンに，明確で持続的な変化があるという証拠を認めたときにのみくだすべきである．パーソナリティ変化は顕著で，柔軟性のない不適応な行動と結びついており，病因となる体験の前には認められなかったものである．この変化は他の精神障害の症状であっても，また，先行するいかなる精神疾患の残遺症状であってもならない．このような持続性のパーソナリティ変化は，たいてい破滅的なトラウマ体験に続いて認められるが，また重症の，反復するあるいは遷延する精神障害の結果，発展することもある．後天性のパーソナリティ変化と，ストレスや緊張，あるいは精神病の体験ののちにもともとのパーソナリティ障害が表面化ないし悪化したものとの鑑別は非常に困難かもしれない．持続的パーソナリティ変化は，病因論的に深い，実存的な極限体験にまでさかのぼりうる，永続的で異なった存在様式を表す場合のみ，診断すべきである．パーソナリティ障害が粗大な脳損傷や脳疾患から二次的に発生した場合には，この診断をくだしてはならない（代わりにF07.0の分類を用いるべきである）．

　〈除〉脳疾患，脳損傷および脳機能不全によるパーソナリティおよび行動の障害（F07.-）

F62.0　破局的体験後の持続的パーソナリティ変化　Enduring personality change after catastrophic experience

　持続的なパーソナリティ変化が破局的なストレス体験に続いて起きることがある．ストレスは，パーソナリティへの深刻な影響を説明するのに個人の脆弱性を考慮する必要がないほど，極端なものでなければならない．以下のような例を含む．強制収容所体験，拷問，大惨事，生命を脅かす状況に持続

的にさらされること(たとえば,人質になっている状況,殺害される可能性が切迫している持続的な捕われの身).心的外傷後ストレス障害(F43.1)がこのタイプのパーソナリティ変化に先立っていることがある.このような場合,パーソナリティ変化は他の障害の慢性的で回復不能な後遺症とみなすことができる.しかし他の場合には,以下の記述に合う持続的なパーソナリティ変化が,明白な心的外傷後ストレス障害の一時的な病相期なしに発展することがある.しかしながら,自動車事故のような生命を脅かす体験に短期間さらされたあとに続いて生じる長期間のパーソナリティ変化は,この項目に含めてはならない.なぜなら,最近の研究によると,このようなことが生じるのは,それ以前に心理的な脆弱性が存在しているからである.

診断ガイドライン

このパーソナリティ変化は持続的であり,柔軟性を欠く適応障害の特徴を示し,対人的,社会的,および職業的な機能の障害にいたるものでなければならない.通常,パーソナリティ変化は鍵となる情報提供者によって確認されなければならない.診断するためには,以前にはみられなかった,以下のようなパーソナリティ特徴の存在を確かめることが不可欠である.

(a) 世間に対する敵対的なあるいは疑い深い態度.
(b) 社会的な引きこもり.
(c) 空虚感あるいは無力感.
(d) あたかも絶えず脅かされているような,「危機に瀕している」という慢性的な感情.
(e) よそよそしさ.

このパーソナリティ変化は少なくとも 2 年間存在していなければならず,それ以前のパーソナリティ障害,あるいは心的外傷後ストレス障害以外の精神障害に起因するものであってはならない(F43.1).同じような臨床的病像をつくり出す粗大な脳損傷あるいは脳疾患の存在も除外されなければならない.

〈含〉強制収容所体験,大惨事,殺害される可能性が切迫している持続的な捕われの身,テロリズムあるいは拷問の犠牲者のように生命を脅かす状況に持続的にさらされた後のパーソナリティ変化

〈除〉心的外傷後ストレス障害(F43.1)

F62.1 精神科的疾病後の持続的パーソナリティ変化 Enduring personality change after psychiatric illness

重症の精神科的疾病にかかるというトラウマ的体験に起因するパーソナリ

ティ変化．この変化は以前からあるパーソナリティ障害によって説明できないものであり，また残遺統合失調症や他の先行する精神疾患からの不完全な回復状態からも鑑別されなければならない．

診断ガイドライン

このパーソナリティ変化は，持続的であり，柔軟性を欠き不適応を示す経験と機能のパターンとして現れ，対人的，社会的，あるいは職業的機能の長期的問題および主観的な苦痛にいたるものでなければならない．このパーソナリティ変化を説明できるパーソナリティ障害が先立っていた証拠があってはならず，診断は先行する精神障害のどのような残遺症状に基づくものであってもならない．このパーソナリティ変化は，感情的に極端なストレスとなり，患者の自己像を破壊するものとして体験せざるをえないような精神障害からの，臨床的な回復に続いて生じる．疾病後の患者に対する他人の態度や反応は重要な意味をもち，患者が感じるストレスの水準を決定したり，強化したりする．この型のパーソナリティ変化は，主観的な感情体験と以前のパーソナリティ，その適応や特殊な脆弱性を考慮に入れなければ十分に理解することができない．

このようなタイプのパーソナリティ変化の確実な診断のためには，以下のような臨床的特徴が認められなくてはならない．

(a) 他人への過度の依存と要求的態度．
(b) 以前の疾病によって変わった，あるいは烙印を押されたと確信し，親密で信頼感のある人間関係をつくり上げ，維持していくことができなくなり，社会的な孤立にまでいたる．
(c) 受動性，興味の減退および娯楽活動への参加の減少．
(d) 絶えず病気であると訴え，心気的な主張や病気を表す行動を伴うことがある．
(e) 現在の精神障害あるいは残遺的な感情症状を伴う先行する精神障害の存在に由来しない，不機嫌あるいは気分の不安定．
(f) 病前の状況に比べて社会的および職業的機能の著しい障害がある．

上記の症状が2年以上の期間存在していなければならない．パーソナリティ変化は粗大な脳損傷あるいは脳疾患に起因するものではない．以前に統合失調症の診断がされているからといって，この診断が除外されるわけではない．

F62.8 他の持続的パーソナリティ変化　Other enduring personality changes
〈含〉F62.0 と F62.1 で言及されていない体験のあとの持続的パーソナリティ障害．慢性疼痛性パーソナリティ症候群，および死別後の持続的パーソナリティ変化のようなもの

F62.9 持続的パーソナリティ変化，特定不能のもの　Enduring personality change, unspecified

F63 習慣および衝動の障害　Habit and impulse disorders

　このカテゴリーは，他の項目には分類不能ないくつかの行動の障害を含んでいる．それらは明らかな合理的動機のない，そしてたいていの場合，患者自身および他の人びととの利益を損なう反復的行為によって特徴づけられる．患者は，その行動が統制できない行為への衝動と関連すると述べる．これらの状態の原因はわかっておらず，1つの群にまとめられるのは記述上の広汎な類似性によるのであって，何らかの他の重要な特徴を共有することが知られているからではない．慣例によって，アルコールあるいは薬物の常習的な過剰摂取（F10−F19），および性的行動（F65.-）あるいは食行動（F50.-）を含む衝動と習慣の障害は除外する．

F63.0　病的賭博　Pathological gambling
　この障害は，社会的，職業的，物質的および家庭的な価値と義務遂行を損なうまでに患者の生活を支配する，頻回で反復する賭博のエピソードから成り立っている．

　この障害を有する人びとは，自分の仕事を危機に陥れ，多額の負債を負い，嘘をついたり法律を犯して金を得たり，あるいは負債の支払いを避けたりすることがある．患者たちは，賭博をしたいという強い衝動を抑えることが困難であり，それとともに賭博行為やそれを取り巻く状況の観念やイメージが頭から離れなくなると述べる．これらの没頭や衝動は，生活にストレスが多くなると，しばしば増強する．

　この障害はまた強迫賭博と呼ばれるが，この用語は，行動が専門的な意味では強迫ではないし，強迫神経症に関連した障害でもないのであまり適切で

診断ガイドライン

本障害の本質的な特徴は，持続的に繰り返される賭博であり，それは貧困になる，家族関係が損なわれる，そして個人的生活が崩壊するなどの，不利な社会的結果を招くにもかかわらず，持続し，しばしば増強する．

〈含〉強迫賭博

【鑑別診断】病的賭博は以下のものと区別されなければならない：

ⓐ 賭博および賭けごと（Z72.6）（興奮を求めての，あるいは金を儲けようとしての頻回の賭博．このカテゴリーの人びとはひどい損失あるいは他の不利な結果に直面すると，おそらくその習慣を抑制するであろう）．

ⓑ 躁病患者（F30.-）の過度の賭博．

ⓒ 社会病質パーソナリティ者（F60.2）の賭博（社会行動のより広い持続的な障害がみられ，攻撃的な行為あるいは他人の幸福や感情に対する関心の著しい欠如を別の形で示す行為として現れる）．

F63.1　病的放火（放火癖）　Pathological fire-setting (pyromania)

財産や他の物への放火行為を何度も繰り返したり，あるいは企てたりすることによって特徴づけられる障害で，はっきりした動機はなく，火や燃えることに関連した事柄への持続的な没頭によるものである．消防車や他の消火設備，他の火災から連想されるもの，そして消防団を呼び出すことへの異常な興味を伴うこともある．

診断ガイドライン

本質的な特徴は以下のとおりである：

(a) 金銭を得ること，復讐あるいは政治的過激主義のような，いかなる明白な動機もなしに繰り返し放火すること．

(b) 火災を見ることに対する強い興味．

(c) そのような行為の前に緊張の高まりを感じ，実行直後には強い興奮を覚えると述べること．

【鑑別診断】病的放火は以下のものから区別されなければならない：

ⓐ 明白な精神科的障害のない故意の放火（この場合は明白な動機がある）（Z03.2：疑われる精神障害の観察）．

ⓑ 行為障害（F91.1）を伴う若者による放火（窃盗，攻撃性，あるいはずる休みなど，他の行動の障害が明らかなもの）．

ⓒ 社会病質パーソナリティ障害（F60.2）を伴う成人による放火（攻撃

性，あるいは他の人びとの利益や感情への関心の欠如を示す，他の持続的な社会的行動の障害が明らかなもの）．

ⓓ 統合失調症（F20.-）における放火（火災が典型的には妄想的観念あるいは幻声からくる命令に対する反応として起こされる場合）．

ⓔ 器質的な精神科的障害（F00-F09）における放火（火災が錯乱，記憶力の減弱あるいはその行為の結末がわからないこと，あるいはそれらの要因の組合せの結果として，偶発的に起こされる場合）．

認知症，あるいは急性の器質的状態からも不注意の放火にいたることもある．急性の酩酊，慢性アルコール中毒あるいは他の薬物中毒（F10-F19）もまた原因となる．

F63.2　病的窃盗（窃盗癖）　Pathological stealing（kleptomania）

この障害は物を盗むという衝動に抵抗するのに何度も失敗することで特徴づけられるが，それらの物は個人的な用途や金儲けのために必要とされない．逆に捨ててしまったり，人に与えたり，秘匿したりすることがある．

診断ガイドライン

患者は通常，行為の前には緊張感が高まり，その間や直後には満足感が得られると述べる．通常，何らかの身を隠す試みがなされるが，そのためにあらゆる機会をとらえようとするわけではない．窃盗はただ1人でなされ，共犯者と一緒に実行されることはない．患者は店（あるいは他の建物）から窃盗を働くというエピソード間には不安，落胆，そして罪悪感を覚えるが，それでも繰り返される．この記述のみを満たし，しかも以下にあげるいずれかの障害から続発しない例はまれである．

【鑑別診断】病的窃盗は以下のものから区別されなくてはならない：

ⓐ 明白な精神科的障害なしに繰り返される万引き（窃盗行為はより注意深く計画され，個人的な利得という明らかな動機がある場合）（Z03.2：疑われる精神障害の観察）．

ⓑ 器質性精神障害（F00-F09）．記憶力の減弱および他の知的能力の低下の結果として，商品への支払いを繰り返して怠ること．

ⓒ 窃盗を伴ううつ病性障害（F30-F33）．うつ病患者のあるものは窃盗を行い，うつ病性障害が続く限りそれを反復することがある．

F63.3　抜毛症［抜毛癖］　Trichotillomania

髪の毛を抜くという衝動に抵抗することに繰り返し失敗して生じる，顕著

な毛髪損失によって特徴づけられる障害．毛髪を引き抜く前には通常緊張が高まり，引き抜いた後には安堵感と満足感を生じる．皮膚の炎症がそれ以前に存在する場合，あるいは毛を抜くのが妄想や幻覚に対する反応として起こる場合は，この診断をくだすべきではない．

〈除〉抜毛（hair plucking）を伴う常同運動（F98.4）

F63.8　他の習慣および衝動の障害　Other habit and impulse disorders

このカテゴリーは他の種類の持続的に繰り返される適応障害の行動に対して用いられるべきで，その行動はすでに認められている精神科的症候群から二次的に発生したものではなく，その行動を実行する衝動に抵抗することに繰り返して失敗する．前駆期には緊張が高まり行為中には解放感を伴う．

〈含〉間歇性爆発性（行動）障害

F63.9　習慣および衝動の障害，特定不能のもの　Habit and impulse disorder, unspecified

F64　性同一性障害　Gender identity disorders

F64.0　性転換症　Transsexualism

異性の一員として暮らし，受け入れられたいという願望であり，通常，自分の解剖学上の性について不快感や不適当であるという意識，およびホルモン療法や外科的治療を受けて，自分の身体を自分の好む性と可能な限り一致させようとする願望を伴っている．

診断ガイドライン

この診断のためには，性転換的な性同一性が少なくとも2年間持続していなければならず，それが統合失調症のような他の精神障害の一症状であったり，半陰陽の，あるいは遺伝的な，あるいは性染色体のいかなる異常とも関連するものであってはならない．

F64.1　両性役割服装倒錯症　Dual-role transvestism

異性の一員であるという一時的な体験を享受するために，生活の一部で異性の衣服を着用しているが，より永続的な性転換あるいはそれに関連する外科的な変化を欲することは決してないもの．本障害は，服装を交換するに際

して性的興奮を伴っておらず,フェティシズム的服装倒錯症 (F65.1) と区別されなければならない.

〈含〉青年期あるいは成人期の性同一性障害,非性転換型
〈除〉フェティシズム的服装倒錯症 (F65.1)

F64.2　小児期の性同一性障害　Gender identity disorder of childhood

通常,小児期早期に(そして常にはっきりと思春期以前に)最初に明らかとなる障害であり,自らに割り当てられた性に関する持続的で強い苦悩によって特徴づけられ,それとともに異性に属したいという欲望(あるいは固執)を伴うものである.患者は,異性に属する服装および/または行動および/または患者自身の性の拒絶にいつも心を奪われている.これらの障害は比較的まれであると考えられ,よりしばしばみられる決まりきった性的役割行動への不服従とは混同すべきでない.小児期の性同一性障害の診断をくだすには,男性性あるいは女性性の正常な感覚に重大な障害がなくてはならない.少女の単なる「おてんば」や少年の「女々しい」行動だけでは十分ではない.この診断はその人がすでに思春期に達している場合にはくだすことができない.

小児期の性同一性障害はこの節の他の同一性障害と多く共通の特徴をもつため,F90−F98 よりもむしろ F64.- に分類されてきた.

診断ガイドライン

本質的な診断的特徴は広汎で持続的な,割り当てられた性とは逆の性でありたいという患者の欲望(あるいは自分が逆の性であることへの固執)であり,また,割り当てられた性の行動,属性,および/または装いに対する強い拒絶である.典型的には就学以前の時期に最初に現れるが,診断するためには,本障害が思春期前に明らかになっていなければならない.どちらの性でも,自分自身の性の解剖学的構造を否認することがある.しかしこれは通常は認められない,おそらくまれな症状である.特徴的なこととして,性的同一性の障害をもった子どもは,家族や仲間の期待と衝突したり,いじめ,および/または拒絶を受けたりして困っているにしても,そのために悩まされることはないという.

これらの障害は少女よりも少年の方に多いことが知られている.典型的には,就学以前の時期から以後ずっと,少年は,決まって女性に関連づけられるタイプの遊びやその他の活動に心を奪われ,しばしば好んで少女や女性の衣服を着用することがある.しかしながら,このような服装の交換で〔大人

のフェティシズム性服装倒錯症（F65.1）とは違って〕，性的興奮が引き起こされることはない．彼らは少女のゲームや遊戯に加わることにきわめて強い欲望をもつことがあり，女の子の人形がしばしば彼らのお気に入りの玩具で，彼らが好む遊び仲間は少女と決まっている．仲間外れにされることが，学童期の初期に生じる傾向があり，しばしば他の少年たちによる屈辱的ないじめとなって学童中期にピークに達する．はなはだしく女性的な行動は思春期早期に減少していくこともあるが，予後調査によれば，小児期の性同一性障害をもつ少年の約3分の1から3分の2は思春期の間にあるいはその後に同性愛的な傾向を示すという．しかしながら（性転換願望症の成人のほとんどが小児期に性同一性の問題を訴えていたとする報告にもかかわらず），成人になってからの生活で性転換願望症をあらわにするものはごくわずかである．

臨床例では，性同一性障害は少年よりも少女の方に少ないが，この性差が一般人口に適用できるかどうかはわからない．少女の場合も少年の場合のように，決まって逆の性に関連づけられる行動に心を奪われるという初期症状が通常みられる．典型的には，このような障害をもつ少女は男の友達をもち，スポーツや粗野でころげ回る遊びに強い興味を示す．彼女たちは人形とか「ままごと遊び」のようなごっこ遊びで女性の役を演じることに興味を示さない．性同一性障害をもつ少女は，小児期後期や思春期にいじめられるとしても，少年と同程度の仲間外れを経験する傾向はない．ほとんどの者は，思春期に近づくにしたがって男性的な活動や服装への過度の固執をやめるが，あるものは男性同一化を保持し，同性愛的な傾向を示し続けることがある．

まれに性同一性障害が，割り当てられた性の解剖学的構造を否認し続けることにいたる場合がある．少女では，このことは，自分がペニスをもっている，あるいは生えてくると繰り返し主張したり，座って排尿することを拒絶したり，あるいは乳房が大きくなり，月経が出現することを望まないと主張したりすることによって明らかになることがある．少年では，自分が身体的に成長したら女性になる，ペニスや睾丸が嫌だ，あるいは消えてなくなる，および/またはペニスや睾丸がないほうがよいと繰り返し主張することでわかることがある．

〈除〉自我異和的な性の方向づけ（F66.1）
　　　性成熟障害（F66.0）

F64.8　他の性同一性障害　Other gender identity disorders

F64.9　性同一性障害，特定不能のもの　Gender identity disorder, unspecified
〈含〉特定不能の性役割障害

F65　性嗜好障害　Disorders of sexual preference

〈含〉パラフィリア（paraphilias，性的倒錯症）
〈除〉性的方向づけと関連した問題（F66.-）

F65.0　フェティシズム　Fetishism
性欲喚起あるいは性的満足のための刺激として，ある種の生命のない物体に頼ること．その多くは衣服や履物のような人体の延長物である．ふつうにみられる他の例は，ゴム，プラスチックあるいは革のような，特徴としてある特殊な質感をもつものである．フェティシズムの対象の重要性は個人によってまちまちである．症例によっては，それらは単にふつうの仕方で得られた性的興奮を高めるために役立つ（たとえば相手に特殊な衣服を着せること）．

診断ガイドライン

フェティシズムは，その対象が性的刺激の最も重要な源泉であるか，あるいは満足のいく性的反応に欠かせない場合のみ，診断すべきである．

フェティシズム的幻想はふつうであるが，それは，儀式的なものとなって，あまりに強制的で受け入れ難いため性交渉を妨げ，個人的な悩みを引き起こすものでない限り，障害となるまでにはいたらない．

フェティシズムはほとんど専ら男性に限られる．

F65.1　フェティシズム的服装倒錯症　Fetishistic transvestism
主に性的興奮を得るために異性の衣服を着用すること．

診断ガイドライン

この障害は，フェティシズムの対象となる物品や衣服を単に着用するというだけでなく，異性としての外観をつくり出すために着用するという点で，単なるフェティシズムから区別される．通常一点以上の物を着用し，しばし

ばかつらや化粧品を加え完全な装いをする.フェティシズム的服装倒錯症は,性欲喚起と明らかに結びついていることと,いったんオルガズムが起こり性欲喚起が止めば,衣服を脱いでしまいたいという強い欲望が起こることによって,性転換願望症の服装倒錯とは区別される.フェティシズム的服装倒錯症の既往はふつう,以前の時期のものとして性転換願望症者によって述べられるが,このような場合はおそらく性転換願望症の発展の一段階を示しているのであろう.

〈含〉服装倒錯性フェティシズム

F65.2 露出症 Exhibitionism

親密な接触を求めたり,あるいはそう意図することなく,(通常異性の)未知の人あるいは公衆の面前で生殖器を露出してみせる反復的あるいは持続的な傾向.必ずではないが,通常露出時には性的興奮があり,ふつう自慰がそれに続く.この傾向は,このような明らかな行動が長い期間みられないで,情緒的なストレスや危機のときにのみ,現れることがある.

診断ガイドライン

露出症はほとんどすべてが,異性愛的な男性に限られており,成人あるいは青年期の女性に対して,通常公共的な場所で安全な距離を隔てて対面し,露出する.ある人にとっては,露出症は唯一の性的なはけ口であるが,またある人は,この衝動が対人葛藤時により強くなることはあれ,長年にわたる関係の中で積極的な性生活を営みながら同時にこの習慣を続ける.ほとんどの露出症者は自分の強い衝動が制御困難で,自我-異和的なものであると感じている.目撃者がショックを受け,驚きあるいは印象を受けたようにみえると,しばしば露出症者の興奮は高まる.

F65.3 窃視症 Voyeurism

衣服を脱ぐというような性的あるいは私的な行動をしている人びとを熟視する,反復的あるいは持続的な傾向.このことによって通常,性的興奮および自慰にいたるが,それは見られている人に気づかれることなく遂行される.

F65.4 小児性愛 Paedophilia

小児,通常は思春期以前あるいは思春期早期の年齢の小児への性的愛好で,ある者はただ少女だけに引きつけられるが,またある者は少年にだけ,またある者は両性に興味をもつ.

小児性愛は女性にはまれにしか認められない．成人と性的に成熟した青年との接触は，とくに両者が同性の場合は社会的に承認されていないが，しかし必ずしも小児性愛と関連するものではない．ただ1回の出来事は，とくに加害者自身が青年の場合には，診断にとって必要な持続的あるいは支配的な傾向の存在を証明するものではない．しかしながら，小児性愛者のうちには，成人の性的パートナーを愛好し続けながらも適切な接触を得るのに慢性的に挫折しているため，習慣的にその代理として小児に向かう者が含まれている．思春期以前の自分の子どもを性的にからかう者は，時に他の子どもたちにも同様な近づき方をするが，いずれの場合も彼らの行動は小児性愛を示唆するものである．

F65.5　サドマゾヒズム　Sadomasochism

縛る，苦痛を与える，あるいは辱めることを含む性行為を愛好すること．そうした刺激を受け入れることを愛好する場合マゾヒズムと呼ばれる．そうした刺激を与える場合はサディズムである．しばしば一人の人間がサディズム的およびマゾヒズム的な行動の両方から性的興奮を得ることがある．

軽度のサドマゾヒズム的な刺激は，ふつう，その他の点では正常な性行為を強化するために用いられる．このカテゴリーは，サドマゾヒズム的な行為が刺激の最も重要な源泉であるか，あるいは性的な満足に必要であるという場合に限って用いるべきである．

性的なサディズムは時々，性的状況における残酷さ，あるいは性愛と無関係な怒りから区別するのが困難になる．暴力が性愛の喚起に必要であれば，診断は確定する．

　〈含〉マゾヒズム（masochism）
　　　　サディズム（sadism）

F65.6　性嗜好の多重障害　Multiple disorders of sexual preference

時には，2つ以上の異常な性嗜好が一人の人間に生じ，しかもどちらもが優位に立たないということがある．最もよくみられる組合せは，フェティシズムと服装倒錯症とサドマゾヒズムである．

F65.8　他の性嗜好障害　Other disorders of sexual preference

性嗜好と性行為のさまざまな他のパターンが起こりうるが，いずれも比較的まれなものである．これらには，ひわいな電話をかけること，混み合った

公共の場所で性的刺激のために人と接触すること〔さわり魔的行為(frotteurism)〕，動物との性的行為，性的な興奮を強めるために首を絞めたり酸欠状態にしたりすること，および手足が切断されているなどのある特殊な解剖学的異常をもった者を愛好すること，というような行動が含まれる．

性愛の実践はきわめて多様かつ多数であり，またきわめてまれであるか異質であるから，それぞれに対して別々の用語を与えなくてもよい．尿を飲んだり，糞便を塗りつけたり，包皮や乳首を刺し貫いたりすることは，サドマゾヒズムの行動レパートリーの中に入れられるであろう．さまざまな種類の自慰的儀式はふつうにみられるものであるが，直腸や陰茎の尿道の中に物を挿入したり，体の一部を自分で絞扼したりするような，さらに極端な行為は，それらが日常的な性交渉の代わりをしている場合，異常にまで達している．死体愛好症（necrophilia）もまたこの項に分類すべきである．

〈含〉 さわり魔的行為
　　　死体愛好症

F65.9　性嗜好障害，特定不能のもの　Disorder of sexual preference, unspecified

〈含〉 特定不能の性的逸脱

F66　性の発達と方向づけに関連した心理および行動の障害
Psychological and behavioural disorders associated with sexual development and orientation

注）性的方向づけ単独では障害とはみなされない．

以下の第5桁のコードを，個人にとって問題となる性的な発達あるいは方向づけの変異を示すのに用いることができる．

F66.x0　異性愛的（heterosexual）
F66.x1　同性愛的（homosexual）
F66.x2　両性愛的（bisexual）（どちらの性のものにも性的魅力を感じるという明らかな証拠がある場合にのみ用いるべきである）
F66.x8　その他，前思春期的なものも含む（other, including prepubertal）

F66.0 性成熟障害　Sexual maturation disorder

患者は自分の性同一性あるいは性的な方向づけの不確実さに悩んでおり，それが不安や抑うつを引き起こしている．これは，自分がその性的方向づけにおいて同性愛的なのか，異性愛的あるいは両性愛的なのかはっきりしない青年たち，あるいははっきりと安定した性的方向づけの時期ののち，しばしば長年にわたる関係の中で，自らの性的方向づけが変わりつつあることに気づいた人びとに起きることが最もふつうである．

F66.1 自我異和的な性の方向づけ　Egodystonic sexual orientation

性同一性あるいは性嗜好に問題はないが，性に関連する心理的および行動的な障害のために，異性であればよいと望んでおり，性を変更するための処置を求める場合がある．

F66.2 性関係障害　Sexual relationship disorder

性同一性あるいは性嗜好の異常が原因で，性的パートナーと関係をつくったり，維持したりすることが困難である．

F66.8 他の心理的性発達障害　Other psychosexual development disorders

F66.9 心理的性発達障害，特定不能のもの　Psychosexual development disorder, unspecified

F68　他の成人のパーソナリティおよび行動の障害　Other disorders of adult personality and behaviour

F68.0 心理的理由による身体症状の発展　Elaboration of physical symptoms for psychological reasons

確認された身体障害，疾病あるいは能力低下と一致し，またもともとそれらに由来する身体症状が，患者の心理状態のために誇張されたり，遷延したりするようになるもの．注意を引きつけようとする（演技的）行動から成る症候群が発展するが，その際身体に原因のない（通常非特異的な）愁訴を付加的に生じることがある．患者はふつう身体的に引き起こされた苦痛や能力低下に悩んでおり，それらが遷延したり進行したりする可能性について，もっ

ともと思えるような心配にしばしばとらわれている．治療や検査の結果に不満足であったり，病棟や診療室で個人的な注意を受けることが少ないために失望したりすることもまた，動機づけの因子となりうる．症例によっては，事故や受傷に引き続く金銭的な保証の可能性に明らかに動機づけられるものがあるが，この症候群は訴訟に完全に勝っても必ずしもすぐには解消しない．

〈含〉賠償神経症

F68.1 症状あるいは能力低下の意図的産出あるいは偽装，身体的あるいは心理的なもの（虚偽性障害）Intentional production or feigning of symptoms or disabilities, either physical or psychological (factitious disorder)

確認された身体的あるいは精神的な障害，疾病あるいは機能不全がないのに，患者は繰り返し，一貫して症状を偽装する．身体症状では自ら切傷やすり傷をつくって出血をさせたり，毒物を自分に注入したりすることさえある．苦痛の模倣や出血があるという主張がきわめて説得的で執拗なため，そのつど所見がないにもかかわらず，いくつもの病院や診療所で繰り返し検査や手術が行われることがある．

この行動の動機はほとんどいつも不明瞭で，おそらくは内的なものであるが，その状態は病気による行動と病人の役割の障害として最も適切に解釈される．この行動パターンをもつ患者は，通常，パーソナリティおよび対人関係における多数の他の著しい異常の徴候を示す．

身体的あるいは生理的な症状か機能不全の偽装あるいは意図的な産出と定義される詐病で，外的なストレスあるいは刺激によって動機づけられるものは，ICD-10 の Z76.5 に分類すべきであり，本書の別のカテゴリーの中に入れてはならない．詐病の最もありふれた外的な動機には，刑事訴訟を避けること，不正な薬物を手に入れること，徴兵や危険な軍務を逃れること，そして病気であることの利得，あるいは住まいのような生活条件の改善を得ようと試みることが含まれる．詐病は法律や軍事にかかわる領域では比較的ふつうに認められるが，日常の市民生活では比較的まれである．

〈含〉病院はしご症候群（hospital hopper syndrome）
ミュンヒハウゼン症候群（Munchhausen's syndrome）
医者めぐりをする患者（peregrinating patient）
〈除〉特定不能の被虐待児症候群（T74.1）
人工皮膚炎（意図せず生じたもの）（L98.1）

詐病（疾病を装う人 Z76.5）
代理人によるミュンヒハウゼン症候群（児童虐待）(T74.8)

F68.8 他の特定の成人のパーソナリティおよび行動の障害 Other specified disorders of adult personality and behaviour

前記の項目のどれにも分類できない成人のパーソナリティおよび行動の特定の障害は，すべてこのカテゴリーを用いてコードすべきである．

〈含〉特定不能の性格障害
　　　特定不能の対人関係障害

F69 特定不能の成人のパーソナリティおよび行動の障害 Unspecified disorder of adult personality and behaviour

成人のパーソナリティおよび行動の異常の存在が想定できても，それを診断したり特定のカテゴリーに割り当てたりするだけの情報が欠けているときは，最後の手段としてのみこのコードが用いられるべきである．

F7 | 精神遅滞 [知的障害]*
Mental retardation

概 要

F70 軽度精神遅滞 [知的障害]

F71 中度 [中等度] 精神遅滞 [知的障害]

F72 重度精神遅滞 [知的障害]

F73 最重度精神遅滞 [知的障害]

F78 他の精神遅滞 [知的障害]

F79 特定不能の精神遅滞 [知的障害]

第4桁の数字は,関連する行動障害の程度を特定するために用いる:
- F7x.0 行動上の機能障害がないか軽微なもの
- F7x.1 介助あるいは治療を要するほど顕著な行動障害
- F7x.8 他の行動障害
- F7x.9 行動上の機能障害についての言及がないもの

---

* 「精神遅滞」について,日本国内では一般的に「精神薄弱」が同義語として長期にわたって利用されてきたが,1999年4月から「精神薄弱」を「知的障害」という用語に統一して用いることになった.これに伴い,障害基本法などの法律で使われていた「精神薄弱」という表現はすべて「知的障害」に改められた.
—訳者注

序　論

　精神遅滞は精神の発達停止あるいは発達不全の状態であり，発達期に明らかになる全体的な知能水準に寄与する能力，たとえば認知，言語，運動および社会的能力の障害によって特徴づけられる．遅滞は他のどのような精神的あるいは身体的障害の有無にかかわらず起こりうる．しかしながら，精神遅滞をもった人にはあらゆる精神障害が生じうるし，他の精神障害の有病率は一般人口に比べて少なくとも3〜4倍多くみられる．さらに，精神遅滞をもった人は搾取されたり，身体的，性的虐待を受ける危険が大きい．適応行動は常に損なわれているが，援助が得られる庇護的な社会環境では，軽度の精神遅滞をもった人においてはこのような障害がまったく認められないことがある．

　第4桁の数字は，もし行動障害が合併する障害によるものでなければ，その程度を特定するために用いてよい．

　F7x.0　　行動上の機能障害がないか軽微なもの（No, or minimal, impairment of behaviour）

　F7x.1　　介助あるいは治療を要するほど顕著な行動障害（Significant impairment of behaviour requiring attention or treatment）

　F7x.8　　他の行動障害（Other impairments of behaviour）

　F7x.9　　行動上の機能障害についての言及がないもの（Without mention of impairment of behaviour）

　もし精神遅滞の原因がわかっているならば，ICD-10の中から付加コードを用いるべきである（例：F72「重度精神遅滞［知的障害］」およびE00.-「先天性ヨード欠乏症候群」）．

　精神遅滞の存在は，本書の他の節にコードされる障害の付加診断を除外しない．しかしながらコミュニケーションが困難なため，たとえばうつ病エピソードの場合にみられる精神運動制止，食欲減退と体重減少，睡眠障害などのような，客観的に観察しうる症状をよりいっそう重視して診断する必要があろう．

診断ガイドライン

　知能は単一の特性ではなく，多くの異なった多少なりとも特殊な能力に基づいて評価される．各個人においてこれらすべての能力が同じ水準まで発達するのが一般的傾向だが，大きなくい違いが，とくに精神遅滞をもった人では生じうる．このような人びとは1つの特別な分野（たとえば，言語）で重

度の障害を示すこともあれば，あるいは重度の精神遅滞がありながらも特別な分野でより高度の技能（たとえば，単純な視空間作業）を示すこともある．このことは精神遅滞をもった人を分類するべき診断カテゴリーを決定する際に問題となる．知的水準の評価は臨床所見，（個人の文化的背景との関係から判断された）適応行動および心理測定テスト所見を含め，入手できる情報のすべてに基づいて行うべきである．

確定診断のためには，知的機能の水準の遅れ，そしてそのために通常の社会環境での日常的な要求に適応する能力が乏しくなければならない．精神的あるいは身体的合併障害は，臨床像とあらゆる能力の発揮に多大な影響を及ぼす．したがって，診断カテゴリーの選択は，1つの領域の特定の障害や能力によってでなく，全体的な能力の評価に基づいて行うべきである．得られたIQの高さは1つの指標として提供されるものであって，どの文化にも妥当性があるという考え方で厳格に適用するべきものではない．以下のカテゴリーは複雑な連続体を任意に分割したものであり，絶対的な正確さで定義できるわけではない．IQは，標準化され，地域の文化的基準が組み込まれ，個別的に施行される知能テストで決めるべきである．また，各個人の機能水準や合併する特定の社会的不利，たとえば言語表出の問題，聴覚障害，身体的障害などに基づいて，テストを適切に選択するべきである．社会的成熟度や適応力のスケールも地域で標準化されたものを用い，可能な限り両親のどちらか，あるいは被検者の日常生活の能力をよく知っている介護者と面接して完成させなければならない．標準化された手続きを用いていない場合，診断は暫定的な評価にすぎないと考えるべきである．

F70 軽度精神遅滞［知的障害］ Mild mental retardation

軽度遅滞をもった人は言語習得が幾分遅れるものの，大部分は日常的目的に必要な言語を用い，会話を持続し，臨床的面接に取り組む能力をもっている．彼らのほとんどは発達の進度が正常よりかなり遅くとも，自分の身の回りのこと（摂食，洗面，着衣，排泄の処理）と実際的な家庭内の技能は完全に自立してできる．主な困難は通常学業にみられ，多数の者でとりわけ読み書きに問題がある．しかしながら，彼らの能力を向上させ，社会的不利を補うように考案された教育で，軽度遅滞をもった人を大きく援助することができる．軽度遅滞をもった人で高い水準の者の大部分は，未熟練あるいは半熟

練の手仕事を含め，学業よりも実地の能力が要求される仕事をする潜在的能力をもっている．学力の達成をほとんど要求しない社会文化の中では，ある程度の軽度遅滞はそれ自体では問題にならないかもしれない．しかしながら，情緒的および社会的な未熟性が著しい場合は，社会的不利の結果，たとえば，結婚や育児に対処する能力の欠如，あるいは文化的伝統や慣習にしたがうのが困難なことが明らかになる．

一般的には，軽度精神遅滞をもった人の行動，情緒，および社会的な困難，そしてそれから生じる治療や援助のニーズは，中度および重度の遅滞をもった人の特別な問題よりも，正常の知能の人間に認められる問題により類似している．器質的病因が同定される割合が増えつつあるが，まだ大多数にはいたっていない．

診断ガイドライン

もし適切に標準化されたIQ検査が用いられるならば，50から69の範囲が軽度の遅滞に当たる．言語の理解と使用はさまざまな程度で遅れる傾向があり，自立への発達を妨げる言語使用上の問題は，成人期まで持続することがある．器質的病因は少数の者にのみ確認されるにすぎない．自閉症，その他の発達障害，てんかん，行為障害，あるいは身体障害などの合併症はさまざまな割合で見出される．もしこのような障害が存在するならば，独立にコードすべきである．

〈含〉知恵遅れ（feeble-mindedness）
　　　軽度知能低格（mild mental subnormality）
　　　軽度精神薄弱（mild oligophrenia）
　　　魯鈍（moron）

F71　中度［中等度］精神遅滞［知的障害］　Moderate mental retardation

このカテゴリーに属する者は言語の理解と使用の領域の発達が遅く，最終的な達成に限界がある．身のまわりのことや運動能力の達成も遅れ，生涯を通じて監督が必要な者もいる．学業の進歩には限界があるが，こういった患者の何割かは読み書きと数えるのに必要な基本的技能を習得する．限界のある力を発展させ，基本的な能力を獲得させる機会を与える教育プログラムがある．そういったプログラムは学力の達成度が低い，習得が遅い者に適している．大人になってからは，中度遅滞をもった人は，課題が注意深く構成さ

れ，熟練した監督のもとに置かれれば，ふつうは単純な実際的な仕事をすることができる．大人になって完全に自立した生活ができる者はまれである．しかしながら，概してこういった人びとは，自由に移動でき，身体的には活動的であり，大多数は社会的発達の徴候があり，人と付き合い，コミュニケーションをとり，単純な社会的活動に従事する能力をもっている．

診断ガイドライン

IQ は通常 35 から 49 の範囲である．この群では諸能力間のくい違いのあるプロフィルが認められる者もよくあり，言語に依存する課題よりも視空間技能でより高い水準に達している者もいれば，一方，不器用が目立つが社会的交流や単純な会話を楽しむ者もいる．言語発達の程度はさまざまである．ある者は単純な会話に参加できるのに，ある者は基本的欲求を伝えられる程度の言語しかもたない．ある者は言語が使えるようにはならないが，単純な指示は理解し，言語障害を補うために少なからず用手サインを使えることがある．中度精神遅滞をもった人のほとんどで器質的病因が同定できる．小児自閉症あるいはその他の広汎性発達障害が少数だが存在し，臨床像およびニーズの対応の仕方に大きく影響する．てんかん，そして神経学的および身体障害もふつうに認められるが，ほとんどの中度遅滞をもった人は介助なしで歩行は可能である．他の精神医学的状態を同定できることもあるが，言語発達水準の低さのため診断が困難であり，その者をよく知っている他の人から得た情報に頼らざるをえないことがある．このような合併障害はいずれも独立にコードすべきである．

〈含〉痴愚（imbecility）
　　　中度知能低格
　　　中度精神薄弱

F72　重度精神遅滞［知的障害］　Severe mental retardation

このカテゴリーは臨床像，器質的病因の存在および合併症状という点で，中度の精神遅滞のものとおおよそ類似している．F71 で述べた達成度の低さは，この群でもまた最もふつうにみられるものである．このカテゴリーのほとんどの人びとに顕著な運動障害やその他の合併する欠陥があり，臨床的に顕著な中枢神経系の障害あるいは発達の悪さの存在を示唆している．

診断ガイドライン

IQ は通常 20 から 34 までの範囲である．

〈含〉重度知能低格
　　　重度精神薄弱

F73　最重度精神遅滞［知的障害］　Profound mental retardation

このカテゴリーの IQ は 20 未満と評価される．このことは実際上，要求あるいは指示を理解したり，それに応じたりする能力がきわめて制限されていることを意味する．ほとんどの者は動けないかあるいは動くことが著しく限られており，失禁し，せいぜいごく痕跡的な形の非言語的交通しかできない．彼らには自分自身の基本的ニーズを満たす能力がほとんどあるいはまったくなく，常に援助と管理を必要とする．

診断ガイドライン

IQ は 20 未満である．言語の理解と使用は，最もよくても基本的指示を理解し，単純な要求を言うことに限られている．仕分けすることとマッチング（照合）することのような，最も基本的で単純な視空間の技能は獲得できることもある．適切な管理と指針によって，家庭で実際的な課題のわずかな部分をすることができることもある．ほとんどの者で器質的病因を同定することができる．てんかんおよび視覚と聴覚の障害と同様に，移動の障害のある重度の神経学的あるいは他の身体障害もふつうにみられる．最も重症型の広汎性発達障害，とくに非定型自閉症は，動くことのできる者にとくに多い．

〈含〉白痴（idiocy）
　　　最重度知能低格
　　　最重度精神薄弱

F78　他の精神遅滞［知的障害］　Other mental retardation

このカテゴリーは，たとえば盲，聾唖および著しい行動上の障害あるいは身体障害をもった者のように，合併する感覚や身体の障害のために，通常の方法による知能障害の程度の評価が著しく困難か不可能なときにのみ使うべきである．

F79 特定不能の精神遅滞[知的障害]　Unspecified mental retardation

　精神遅滞は明白であるが，上述のカテゴリーの1つに割り振るために十分な情報がないもの．
　〈含〉特定不能の知能欠陥
　　　　特定不能の知能低格
　　　　特定不能の精神薄弱

F8 心理的発達の障害
Disorders of psychological development

概　要

F80　会話および言語の特異的発達障害
　　　　F80.0　　特異的会話構音障害
　　　　F80.1　　表出性言語障害
　　　　F80.2　　受容性言語障害
　　　　F80.3　　てんかんに伴う後天性失語［症］
　　　　　　　　（ランドウ-クレフナー症候群）
　　　　F80.8　　他の会話および言語の発達障害
　　　　F80.9　　会話および言語の発達障害, 特定不能のもの

F81　学力の特異的発達障害
　　　　F81.0　　特異的読字障害
　　　　F81.1　　特異的綴字［書字］障害
　　　　F81.2　　特異的算数能力障害［算数能力の特異的障害］
　　　　F81.3　　学力の混合性障害
　　　　F81.8　　他の学力の発達障害
　　　　F81.9　　学力の発達障害, 特定不能のもの

F82　運動機能の特異的発達障害

F83　混合性特異的発達障害

F84　広汎性発達障害
　　　　F84.0　　小児自閉症
　　　　F84.1　　非定型自閉症

	F84.2	レット症候群
	F84.3	他の小児期崩壊性障害
	F84.4	精神遅滞［知的障害］および常同運動に関連した過動性障害
	F84.5	アスペルガー症候群
	F84.8	他の広汎性発達障害
	F84.9	広汎性発達障害，特定不能のもの

F88 他の心理的発達の障害

F89 特定不能の心理的発達の障害

序　論

F80-F89 に含まれる障害には，次のような共通点がある：
(a) 発症は常に乳幼児期あるいは小児期であること．
(b) 中枢神経系の生物学的成熟に深く関係した機能発達の障害あるいは遅滞であること．そして
(c) 精神障害の多くを特徴づけている，寛解や再発がみられない固定した経過であること．

障害される機能は多くの症例で，言語，視空間技能および/または協調運動が含まれる．成長するにつれて，これらの障害は次第に軽快するのが特徴である(しかし成人にいたっても軽度の機能障害は残存することが多い)．通常，遅滞や機能障害ははっきりと認められるずっと前から存在するもので，正常な発達期間が先行することはない．これらの障害は通常，男児で女児に比べて数倍多くみられる．

発達障害の特徴として，同様の障害あるいは類似した障害が家族歴に認められるのがふつうであり，多くの症例（しかしすべてではない）で遺伝的要因が病因として重要な役割を演じているらしい証拠がある．環境要因が障害を受けた機能の発達に影響を与えることはしばしばあるが，多くの例で決定的な影響を与えることはない．一般的にかなりの一致はみられているものの，しかしながら，この節の疾患の包括的概念については，多くの症例で病因は不明で，それぞれの発達障害の境界や正確な下位区分のいずれもが不明瞭のままである．さらに，この節には，上記の広い概念的規定を完全に満たさない次の2つの型の病態も含まれる．第一に，疑いのない正常な発達の時期が先行するような障害，すなわち，小児期崩壊性障害，ランドウ-クレフナー(Landau-Kleffner)症候群，そして自閉症の一部の症例などである．これらの病態は，発症は異なるが，その特徴や臨床経過に発達障害のグループと多くの類似点があるために，ここに含まれる．さらにこれらの病態が病因的に相違があるかどうか不明であるからでもある．第二に，発達する諸機能は，遅れというよりもむしろ本来は偏りという用語で定義されるものである．これはとくに自閉症に当てはまる．自閉性障害がこの節に含まれるのは，偏りという用語で定義されるにせよ，さまざまな程度の発達遅滞がほとんど常にみられるためである．さらに，個々の症例の特色と近縁群であるということの2点で，他の発達障害と重なるためでもある．

F80 会話および言語の特異的発達障害 Specific developmental disorders of speech and language

　これは発達の初期の段階から言語習得の正常パターンが損なわれた障害である．この病態は，神経学的あるいは言語機構の異常，感覚障害，精神遅滞あるいは環境要因から直接的に生じるものではない．これらの小児は，非常に親しみのある状況では，その他の状況におけるよりはまだ伝達や理解ができるにしても，言語能力はいかなる状況においても障害されている．

　【鑑別診断】診断上で第一に困難な点は，他の発達障害と同様に，正常範囲内の発達変異と鑑別することである．正常の小児でも発語の開始年齢や言語習得の確立のペースはさまざまである．このような正常範囲内の変異は，「遅く話す子ども」のほとんどが結局は正常に発達することから，臨床的意義はほとんどないかあるいはまったくないといえる．著しく対照的なのは，会話と言語の特異的発達障害をもった小児が，大半が結局は正常レベルまで言語能力を獲得するにせよ，多くの随伴する問題をもつことである．言語の遅れは，読字や綴字の困難，対人関係の異常，そして情動的，行動的障害をしばしば伴う．したがって，言葉と言語の特異的発達障害にとって早期の正確な診断が重要である．正常範囲内の極端な変異からはっきりと区別することはできないが，重症度，臨床経過，パターン，随伴する問題の4つの主要な診断基準は，臨床的に重要な障害の存在を示唆する有用なものである．

　一般的に，言語の発達が2標準偏差以上のはなはだしい遅れを示すならば，異常とみなされる．このような重症度を示す多くの症例は随伴する問題をもっている．しかしながら自然に改善する傾向があるため，年長児では，統計的な重症度のレベルは診断にあまり有用でない．この状況では臨床経過が有益な指標になる．もし現在の障害のレベルが軽度であっても過去に重度の障害があったならば，現在の機能は正常範囲の変異より重大な障害の延長線上にあると考えられる．言葉と言語の機能のパターンに注意を払わなければならない．もしパターンが（すなわち偏りがあり，発達の初期段階にふさわしくないような）異常であったり，あるいは質的に異常な特徴を示すならば，臨床的に意味のある障害が考えられる．さらに，会話や言語の発達の側面での何らかの遅れが，学力の欠陥(たとえば読字や綴字の特異的な遅滞)，対人関係の異常，および／または情動や行動の障害を伴っているならば，その遅れは正常範囲の変異の一部であるとは考えにくい．

診断上で第二の困難な点は，精神遅滞あるいは全体的な発達の遅れとの鑑別である．知能は言語的能力を含むため，もし小児の IQ が実質的に平均より低ければ，言語発達も同様に平均よりもいくぶん低くなりうる．特異的発達障害の診断は，その特定の遅れが認知機能の全般的なレベルと著しくずれていることを意味している．したがって，言語発達の遅れがより広汎な精神遅滞あるいは全体的な発達の遅れの単なる一部であるなら，F80 にコードせず，精神遅滞（F70−F79）のコードを使用すべきである．しかしながら，精神遅滞では，知的能力のちぐはぐなパターン，とくに非言語的能力の遅滞よりも重い言語障害を伴うのがふつうである．この不均衡が日常生活で明白になるほど程度が著しい場合は，精神遅滞（F70−F79）に加えて，会話と言語の特異的発達障害をコードすべきである．

第三に困難な点は，重篤な聾や特定の神経学的あるいは他の構造的な異常から二次的に生じた障害との鑑別である．小児期初期の重篤な聾はほとんど常に言語発達の著明な遅れと歪みをもたらす．このような状態は聴覚障害の直接の結果なので，この節に含めてはならない．しかしながら，受容性言語のより重篤な発達障害が部分的選択的聴覚欠陥（とくに高音領域）に伴っていることもまれではない．診断は，これらの障害が，聴覚喪失の重症度が言語遅滞の十分な説明となるならば，F80−F89 から除外され，部分的聴覚喪失が合併してみられるが，直接的な病因として十分でないならば，含めるべきというのがガイドラインである．しかしながら，厳密で固定的な区別をすることは不可能である．同じ原理が神経学的異常と構造的欠陥の際にも適用される．したがって口蓋裂あるいは脳性麻痺の結果の構音障害から直接的に生じた発音異常は，この節から除外される．一方，会話や言語の遅れを直接起こしえない些細な神経学的異常の存在は，除外の理由とはならないであろう．

F80.0　特異的会話構音障害　Specific speech articulation disorder

小児が精神年齢に即した水準以下の話音を使用するが，言語能力は正常な水準にある特異的発達障害．

診断ガイドライン

それぞれの話音の獲得年齢とその音の発達の順序には，かなりの個人差がみられる．

正常な発達　4 歳では話音の発声の誤りはふつうであるが，知らない人でも容易に理解することができる．6 歳から 7 歳までにはほとんどの話音は獲

得される.正確な音の配合はまだ難しいかもしれないが,コミュニケーションに支障を来すことはない.11歳から12歳までにはほとんどすべての話音を使いこなす能力が獲得される.

異常な発達 異常な発達とは,話音の獲得が,以下のような遅滞および/または偏りのある場合である.構音の誤りがあり,その結果他人がその会話内容を理解できない.話音の省略,歪み,あるいは置き換え.語音の同時生起の際の不一致(すなわち,ある語の位置では正しく音韻を発することができるが,他の位置ではできない).

診断は以下の場合にのみくだすべきである.構音障害の程度がその小児の精神年齢の正常な変異の範囲を超えている.非言語的知能は正常範囲内にある.表出性および受容性言語能力は正常範囲にある.構音の異常は感覚,構造あるいは神経学的異常に直接起因していないこと.そして発音の誤りは,その小児の属する世界での日常の話し方と照らし合わせても明らかに異常である.

〈含〉発達性構音障害
　　　発達性音韻障害
　　　発音不全(dyslalia)
　　　機能性構音障害
　　　舌たらず(lalling)

〈除〉以下の原因による構音障害:
　　　特定不能の失語(R47.0)
　　　失行(R48.2)
　　　表出性あるいは受容性言語の発達障害を伴う構音障害(F80.1,
　　　　F80.2)
　　　口蓋裂あるいはその他の言葉と関わり合いのある口腔構造の異常
　　　　(Q35-Q38)
　　　聴力喪失(H90-H91)
　　　精神遅滞(F70-F79)

F80.1 表出性言語障害　Expressive language disorder

言語理解は正常範囲にもかかわらず,表出言語を使用する能力がその小児の精神年齢に即した水準から明らかに低下している特異的発達障害.構音の異常はあることもないこともある.

診断ガイドライン

　言語の発達は，正常でもかなりの個体差が認められるが，2歳までの単一語（あるいは語らしきもの）の欠如と，3歳までの単純な二語文の生成の欠如は，明らかな遅滞の徴候ととるべきである．それ以降では以下の障害が含まれる．ごく限られた語彙の発達，一般的な語の簡単な組合せの過度の使用，適切な語の選択の障害と語の代用，発語の短縮，未熟な文章構造，文章構成の誤り，とくに語尾と接頭辞の省略，前置詞，代名詞，冠詞，動詞と名詞の語尾変化のような文法的特徴の誤用や使用の欠如．また，文の流暢さが欠けたり，過去の出来事を述べる際に前後関係がわからなくなるような，規則の誤った過度な一般化が生じることがある．

　話し言葉の障害はしばしば語音の産出の遅滞や異常を伴う．

　診断は，精神年齢の正常範囲を超えた，重度の表出性言語の発達の遅滞がみられるが，しかし受容性言語能力は正常範囲内である（しばしば平均からいくらか下回ることもある）ときにのみくだすべきである．非言語的な手がかり（微笑やジェスチャーのような），および想像遊びあるいはごっこ遊びに反映されるような「内」言語の使用は比較的保たれ，言葉を用いないで社会的に交流する能力は比較的障害されないでいなければならない．言語障害にもかかわらずコミュニケーションを求めようとし，実演，ジェスチャー，身振り，言葉でない発声によって言葉のなさを補おうとする傾向がある．しかしながら，とくに学齢期の小児では，交友関係の困難，情緒障害，行動上の混乱，および/または多動と不注意などが随伴することがまれではない．一部の症例では，言語の遅れを来すほど重大なものではないが，何らかの部分的な（しばしば選択的な）聴覚欠損が加わっていることもある．会話のやりとりの中で適切な関係をもてないこと，あるいはより全般的な環境の不十分さは，表出性言語の発達の障害の起源として大きなあるいは決定的な要因となることがある．こうした症例では，環境要因を適切なZコード（第XXI章）で記すべきである．障害は，正常な言語使用の明らかな長期の持続の期間がなく，乳児期からずっと明らかでなければならない．しかしながら，明らかに正常な2, 3の単一語の使用がみられた後に，それが後退してしまったり，発達しなかったりすることはまれではない．

〈含〉発達性発語困難あるいは失語，表出型
〈除〉てんかんに伴う後天性失語（ランドウ-クレフナー症候群）（F80.3）
　　　発語困難あるいは失語　特定不能（R47.0）
　　　　　　　　　　発達性，受容性（F80.2）

選択性緘黙（F94.0）
精神遅滞（F70 – F79）
広汎性発達障害（F84.-）

F80.2　受容性言語障害　Receptive language disorder

言語理解がその小児の精神年齢にふさわしい水準以下である特定の発達障害．事実上すべての症例で表出性言語も著しく障害され，語音の産出の異常が通常ある．

診断ガイドライン

満1歳までに（非言語的な手がかりのないときに）よく知っている名称に反応することができないこと，18カ月になっても，2，3のありふれた物さえも同定できないこと，あるいは2歳までに簡単な決まりきった指示に従うことがないことは，遅滞の明らかな徴候と考えなければならない．その後の困難として，文法構造を理解できないこと（否定文，疑問文，比較文など），言葉のより微妙な側面の理解に欠けること（声色，気配など）が含まれる．

診断は，受容性言語における遅滞の重症度がその小児の精神年齢の正常範囲を超え，しかも広汎性発達障害の基準が満たされていないときにのみくだされるべきである．ほとんどすべての症例において，表出性言語の発達も非常に遅れ，語音の産出の異常も通常みられる．さまざまな会話および言語の特異的発達障害の中で，この障害は最も高率に社会的，情緒的，行動上の障害を伴うものである．その際の障害は特定の形をとらないが，多動と，不注意，不適切な社会的行動と仲間からの孤立，そして不安，過敏性，あるいは過度な内気はすべてかなり頻度が高いものである．最重症な受容性言語障害の小児では，社会的な発達に何らかの遅れがあったり，理解できない言葉をおうむ返しにしたり，興味のパターンが限られていることがある．しかしながら，彼らは通例，正常な社会的相互関係，正常なごっこ遊び，ふつうの程度の親への甘え，ほぼ正常な身振りの使用，非言語的なコミュニケーションのごく軽度の障害を示す点で，自閉症児とは異なる．ある程度の高音領域の聴覚損失はまれではないが，難聴の程度は言語障害を説明するには不十分である．

〈含〉先天性聴覚認知障害
　　　発達性失語あるいは発語困難，受容型
　　　発達性ウェルニッケ失語
　　　語聾

〈除〉てんかんに伴う後天性失語（ランドウ-クレフナー症候群）（F80.3）
　　　自閉症（F84.0，F84.1）
　　　発語困難あるいは失語　特定不能（R47.0）
　　　　　　　　　　　　　　発達性，表出性（F80.1）
　　　選択性緘黙（F94.0）
　　　聾に続発する言語遅滞（H90-H91）
　　　精神遅滞（F70-F79）
　　　広汎性発達性障害（F84.-）

F80.3　てんかんに伴う後天性失語［症］（ランドウ-クレフナー症候群）
Acquired aphasia with epilepsy (Landau-Kleffner syndrome)

　病前に正常な言語発達を示していた小児が，全体的知能は保ちながらも受容性および表出性言語能力の両方を失う障害である．発症は脳波上の突発性異常（ほとんど常に側頭葉性で，両側性がふつうだが，しばしばより広汎な障害を伴う）に随伴し，多くの症例でてんかん性けいれん発作も伴う．典型的には発症は3歳から7歳までの間であるが，それ以前にも，その後の小児期にも起こる．4分の1の症例では，言語消失は数カ月かけて徐々に生じるが，多くの症例では喪失は急激で，諸能力は数日から数週間で失われる．けいれんの発症と言語喪失の経時的関連は，数カ月から2年にわたって一方が他方に先行するというように，かなりさまざまである．受容性言語の障害が重篤な点が非常に特徴的で，聴覚性の理解の低下がしばしば最初の徴候となる．無言となったり，ジャルゴン様の発音だけになる場合も，また語の流暢さにやや欠けていたり，しばしば誤った発音をするという軽度の欠陥を示すものもある．若干の例で語の質が，正常な抑揚の喪失という形で障害される．障害の初期では時に言語機能の動揺がみられることがある．行動面，情緒面での障害は初期の言語消失後の数カ月間は，ふつうにみられるが，その子どもたちがいくつかのコミュニケーションの手段を獲得するにつれて，改善される傾向がある．

　この病態の原因は不明であるが，臨床上の特徴から，炎症性脳疾患過程の可能性が示唆される．この疾患の経過はきわめて多様である．3分の2は重篤な受容性言語欠損を残し，3分の1は完全に回復する．

〈除〉頭部外傷，脳腫瘍，あるいは他の既知の疾患過程による後天性失語
　　　自閉症（F84.0，F84.1）
　　　他の小児期崩壊性障害（F84.3）

F80.8 他の会話および言語の発達障害　Other developmental disorders of speech and language

〈含〉舌もつれ（歯音不全）（lisping）

F80.9 会話および言語の発達障害，特定不能のもの　Developmental disorder of speech and language, unspecified

このカテゴリーは可能な限り使用を避け，他に特定はできないが，会話あるいは言語の発達に重大な障害があり，精神遅滞，あるいは会話や言語に直接的に影響する神経学的，感覚的あるいは身体的障害では説明できない障害にのみ用いるべきである．

〈含〉特定不能の言語障害

F81　学力の特異的発達障害　Specific developmental disorders of scholastic skills

　学力の特異的発達障害の概念は，会話および言語の特異的発達障害の概念（F80.-参照）に対応し，その定義や評価についての問題点は本質的に同じである．これらは，技能の正常な習得パターンが発達早期から損なわれる障害である．その欠陥は単なる学習の機会の欠如のためではなく，またいかなる型の後天的な脳損傷や疾患によるものでもない．むしろ，障害の多くはある種の生物学的な機能不全に由来する認知過程の異常から生じたものと考えられる．他のほとんどの発達障害のように，この障害もだいたいは女児より男児によく起こる．

　診断にあたっては，5つの問題点が生じる．第一に，学業成績の正常範囲内の偏りからこの障害を鑑別する必要がある．この論点は言語障害に対してのものと同様であり，異常を評価するために提案された4つの基準が同じく適用される（もちろん言語能力の基準を学業成績に適用する際には修正が必要である）．第二に，発達経過を考慮に入れる必要がある．このことは2つの異なった理由により重要である：

(a) 重症度：7歳時と14歳時における1年間の読みの遅れは，まったく違った意味をもっている．

(b) パターンの変化：就学前の言語遅滞では，話し言葉に関する限り遅滞は解消されるが，引き続き特異的読字遅滞が起こってくるのがふつうで

ある．次いでこの障害は青年期になって解消する．成人早期に残される主な問題は重度の語の綴りの障害となる．病態は変わらないが，加齢に伴ってそのパターンが変化する．診断基準はこのような発達に伴う変化を考慮する必要がある．

第三に，学力は，学び教えられなければならないという難しさがある．学力は生物学的成熟だけの関数では<u>ない</u>．小児の技能の水準は，子ども自身の個人的特性によるのはもちろんのこと，必然的に家族環境と学校教育にもよる．残念ながら適切な経験の欠如による学業困難を，ある個々の障害による学業困難から鑑別する簡単で明白な方法はない．この区別が現実的で，臨床的に妥当であることを十分に支持する根拠はあるが，個々の症例では診断は難しい．第四に，認知過程の異常が基礎にあるという仮説は種々の研究が支持しているが，個々の小児で，読字困難の基礎となる異常を，貧弱な読字技能から<u>生じる</u>，あるいはそれと関係した異常から鑑別する簡単な方法はない．読みの障害が複数の型の認知の異常に由来しているかもしれないという所見が，この問題を複雑にしている．第五に，学力の特異的発達障害を下位分類する最良の方法が依然として不確定のままであるということである．

小児は家庭と学校で，読み，書き，綴り，算数の計算と出会い学習する．正規の学校教育が始まる年齢，学校で習う授業科目，そして以後それぞれの年齢で小児が習得するのを期待される技能は，国によって大きな相違がある．この期待度の不均等さは小学校時代（すなわち11歳ごろになるまで）でより大きいものであり，そのため国際間で妥当性のある学力の障害の操作的な定義を作成する際の論点は複雑になっている．

たとえそうであっても，すべての教育状況の中で，学童のそれぞれの年齢群において学業の達成に幅があり，ある小児で全体的知能水準との関連からみて，特定の領域での成績が低いということがあるのは，明らかである．

学力の特異的発達障害（SDDSS）は，学力の習得に特異的で重大な障害があることが明らかな障害群から成っている．これらの学習の障害は，他の障害（たとえば精神遅滞，著しい神経学的欠陥，矯正できない視力や聴力上の問題，あるいは情緒障害）に併発して起こることはあっても，その直接の結果ではない．SDDSSはしばしば他の臨床症候群（たとえば注意欠陥障害または行為障害），あるいは他の発達障害（たとえば運動機能の特異的発達障害あるいは会話および言語の特異的発達障害）とともに起こる．

SDDSSの病因は不明であるが，非生物学的な要素（たとえば学習の機会や教育の質）と互いに影響しあって発現するような生物学的な要素を第一義的

なものとする想定がある．これらの障害は生物学的な成熟に関連しているが，この障害をもつ小児が常に正常範囲の下限にあり，やがて「追いつく」だろうということを意味していない．多くの症例で，障害の痕跡はおそらく青年期から成人期まで継続する．それにもかかわらず，診断上必要な点は，学校教育の早期に何らかの形で障害が現れることである．子どもは学年が進むと学業成績が低下することがあるが（興味の不足，欠陥のある教育，情緒障害，課題が要求するパターンの増加や変更のために），SDDSS の概念にはこのような問題は含まれない．

診断ガイドライン

どの学力の特異的発達障害の診断にも，いくつかの基本的な必要条件がある．第一に，特定された学力に，臨床的に有意な程度の障害がなければならない．これは，教育用語から定義されるような重症度（すなわち，学童の3%以下に起こると予想される程度），先行する発達上の問題（すなわち，学業困難は就学前に発達遅滞あるいは偏りが先行している―最も多いのは会話や言語において），関連のある障害（注意障害，多動，情緒障害あるいは行為障害のような），パターン（すなわち，正常な発達には通常みられない質的異常の存在），そして反応性（すなわち，家庭および/または学校での援助が増えても，学業困難が迅速にあるいは容易には軽減することがない）に基づいて判断しうる．

第二に，障害は単に精神遅滞あるいは比較的軽度の全体的知能障害から説明できないという意味で，特異的なものでなければならない．IQ と学業成績は正確には並行しないので，この区別は個別的に施行される標準化された，関連する文化や教育システムに適合した，学力と IQ の検査に基づいてのみなされうる．このような試験は，どの暦年齢のどの IQ の水準でも，平均的に予想される達成水準に関する資料を提供する統計表と関連させて使用すべきである．この統計表が必要となるのは，統計学的回帰効果が重要だからである．精神年齢から学業成績年齢を差し引くことに基づく診断は，重大な誤りと結びつきやすい．しかしながら，日常の臨床では，ほとんどの例でそこまでは要求されないであろう．したがって，臨床ガイドラインはただ単に，小児の達成レベルがその小児の精神年齢から期待されるレベルよりもはるかに下でなければならない，ということになる．

第三に，障害は発達性のものでなければならず，その意味は，教育の早期から存在し，後になって教育過程で獲得されたものであってはならない，ということである．小児の学業における進歩のあとは，このことに関して証拠

を与えるはずである．

　第四に，学業困難の十分な理由となりうる外的要因があってはならない．上で指摘したように，一般に SDDSS の診断は，小児の発展にとって本質的な要因に関連した学業成績の臨床的に有意な障害についての，明確な証拠に基礎を置くべきである．しかしながら，効果的に学習するためには，小児は適切な学習の機会をもたなければならない．したがって，もし学業成績の不良が，かなり長期間学校を欠席し，家庭でも教えられずにいることや，非常に不十分な教育しか受けられないことの直接の結果であることが明らかならば，その障害はここに分類すべきではない．学校を頻回に欠席したり，転校のために教育が中断されるだけでは，通常，SDDSS の診断をくだすのに必要な程度の学業遅滞を生じさせるに十分でない．しかしながら，学校教育が貧困であれば，問題を複雑にしたり大きくしたりするかもしれないので，このような場合は学校の要因を，ICD-10・第XXI章から Z コードでコードすべきである．

　第五に，SDDSS は矯正されない視覚あるいは聴覚の障害に直接起因するものであってはならない．

　【鑑別診断】明らかに診断できるような神経学的障害がまったくない状態で生じた SDDSS と，脳性麻痺のような，何らかの神経学的な状態で二次的に生じた SDDSS とを鑑別することは，臨床的にきわめて必要なことである．実際この鑑別が難しいことがしばしばあり（多数の「ソフトな」神経学的徴候の意義が不確実であるため），SDDSS のパターンあるいは経過のいずれにおいても，明らかな神経学的機能不全の有無による明確な鑑別を示す研究所見もない．したがって，神経学的機能不全は診断基準の一部を形成するものではないが，しかし関連する障害があれば，適切な神経学的部門の分類の中に別にコードする必要がある．

F81.0　特異的読字障害　Specific reading disorder

　この障害は読字力の発達の著しい特異的障害を主要徴候とするもので，単に精神年齢，視覚障害の程度あるいは不適切な学校教育によって説明されるものではない．読みの理解力，読みによる単語認知，声による読字力，および読みを必要とする課題の出来ばえがすべて障害されることがある．綴字困難が，特異的読字障害に伴うことが多く，読字がかなり進歩したあとでさえ，青年期に入っても残存していることがしばしばある．特異的読字障害をもった小児は，しばしば会話および言語の特異的発達障害の既往をもっており，

現在の言語機能を包括的に評価することによって，同時に発生している些細な障害が明らかになることがしばしばある．学業上の失敗に加えて，とくにそれ以後の小学校や中学校時代には学校を欠席したり，社会適応の諸問題が併発することが多い．この病態は現在知られている言語すべてにみられるが，言語の性質や書かれる文字によって出現頻度が変わってくるかどうかについては，確かなことはわからない．

診断ガイドライン

　小児の読みの出来ばえは，年齢，全体的知能，学校での処遇をもとに予想される水準を明らかに下まわっていなければならない．これは個別的に施行される，標準化された読みの正確さと理解力の検査に基づいて評価するのが最もよい．読みに関する問題の正確な性質は，予想される読みの水準，そして言語，文字に依存する．しかしながら，アルファベットの早期の学習段階では，アルファベットを暗唱すること，文字の正確な名称を言うこと，簡単な韻をふむこと，そして（正常な聴力であるにもかかわらず）音を分析したり分類したりすることに困難がみられる場合がある．後になって次のような音読の誤りが起こる場合がある：

(a) 語あるいは語音の一部の省略，置き換え，歪み，あるいは付加．
(b) 読みの速度が遅いこと．
(c) 読みはじめを誤る，なかなか読み出せない，あるいは本文の中で「読んでいる個所を見失う」こと，および不正確な言い回し．
(d) 文章の中での単語あるいは単語の中での文字の反転．

また次に示されるような読みの理解力の不足がみられることもある．

(e) 読んだことを思い出せない．
(f) 読んだ素材から結論や推論を引き出すことができない．
(g) 読んだ物語についての質問に答えるために，特定の物語から得られた情報よりむしろ背景的な情報としての一般的知識を使用すること．

　小児期の後期や成人期において，綴字困難が読字の困難よりもいっそう重篤になるのがふつうである．綴字困難はしばしば発音の誤りを伴っているのが特徴であり，読字と綴字の問題はともに一部は音声学的な解析の障害に由来しているようにみえる．発音通りでない言語を読まなければならない際の，綴字の誤りの性質や頻度についてはほとんど知られていないし，非アルファベット性文字における誤りの型についてもほとんど知られていない．

　読みの特異的発達障害には，会話あるいは言語の発達障害の既往が先行するのが一般的である．他の場合には，小児は言語の発達指標を正常の年齢で

通過することがあり，音の分類や，韻をふむことの問題，そしておそらく話音の識別，聴覚的経時的記憶，聴覚性の連想の欠陥で示されるような聴覚性処理の困難をもっている．またある場合には視覚性処理に問題（たとえば文字識別）がみられることがある．しかしながら，これらは，読字を学習し始めたばかりの小児には一般的にみられることであり，したがって，読字の貧困さに直接関係するものではないであろう．しばしば多動や衝動に伴って注意の困難もまた一般的である．就学前の発達困難の細かいパターンは，その重症度がそうであるように，子どもによってかなりさまざまであるが，それでもなおこのような困難は通常（常にではないが）存在している．

情緒障害および／または行為障害の合併も学童期にはよくみられる．情緒的な問題は学齢の早期にみられるのがふつうであるが，行為障害や多動症候群が小児期後期や青年期に最も多く存在するもののように思われる．自己評価の低さもふつうであり，学校への適応や友人関係もしばしば問題となる．

〈含〉「読みの遅れ」
　　　発達性失読症
　　　特異的読字遅滞
　　　読字障害に伴う綴字困難
〈除〉後天性失読および綴字障害（R48.0）
　　　情緒障害に二次的に生じた後天性読字困難（F93.-）
　　　読字困難を伴わない綴字障害（F81.1）

F81.1　特異的綴字［書字］障害　Specific spelling disorder

この障害の主要徴候は特異的読字障害の既往の<u>ない</u>，綴字力の発達における特異的で有意な障害であり，単に低い精神年齢，視力の問題あるいは不適切な学校教育では説明できない障害である．口頭で綴りを言う力と語を正確に書き出す力のいずれも障害される．手で書くことだけが問題である小児は，含めるべきではないが，ある場合には綴字の困難が書くことの問題を伴っていることがある．特異的読字障害に通常みられたパターンと違って，この綴字の誤りは音声学的には正確である傾向が強い．

診断ガイドライン

小児の綴字の出来ばえは，全体的知能，学校での処遇に基づいて予想される水準を明らかに下まわっていなければならず，そして最も好ましいのは個別的に施行される標準化された綴字検査に基づいて評価することである．小児の読字能力は（正確さと理解力の両方に関して）正常範囲内にあり，重大

な読字困難の既往があってはならない．綴字における困難は主としてきわめて不適切な教育，視覚，聴覚あるいは神経学的機能の欠陥の直接的な影響によるものがあってはならず，そして神経学的，精神医学的，あるいは他の障害の結果として獲得したものであってはならない．

「純粋な」綴字障害は，綴字困難に関連した読字障害と違うことは知られているが，特異的綴字障害の前駆様態，経過，関連因子，あるいは転帰についてはほとんど知られていない．

〈含〉特異的綴字遅滞（読字障害を伴わない）

〈除〉後天性綴字障害（R48.8）

　　　読字障害に関連した綴字困難（F81.0）

　　　主に不適切な教育に帰する綴字困難（Z55.8）

F81.2　特異的算数能力障害［算数能力の特異的障害］ Specific disorder of arithmetical skills

この障害には，ただ単に一般的な精神遅滞あるいは非常に不適切な学校教育だけでは説明できないような算数能力の特異的障害が含まれている．この障害は（代数学，三角法，幾何学あるいは微積分学のような，より抽象的な数学力よりはむしろ）加減乗除のような基本的な計算力の習得に関係している．

診断ガイドライン

小児の算数の出来ばえは，年齢，全体的知能，学校での処遇に基づいて予想される水準を明らかに下まわっていなければならず，そして最も好ましいのは個別的に施行される標準化された算数テストに基づいて評価することである．読字力と綴字力は精神年齢から予想しうる正常な範囲内になければならず，なるべく個別的に施行される適切に標準化された検査で評価すべきである．算数の困難は，主としてきわめて不適切な教育，視覚，聴覚あるいは神経学的機能の欠陥の直接的な影響によるものであってはならず，そして神経学的，精神医学的，あるいは他の障害の結果として獲得されたものであってもならない．

算数障害は読字障害よりも研究されていないので，前駆様態，経過，関連因子および転帰についての知識はごく限られている．しかしながら，この障害のある小児は聴覚-知覚力と言語力は正常範囲内にある傾向がみられる．しかし視覚力-空間および視覚-知覚力は損なわれている．このことは多くの読字障害の小児と対照的である．社会-情緒-行動上の問題を伴っている小児

もあるが，その特徴や出現頻度についてはほとんど知られていない．とりわけ社会的相互関係の困難が共通している，と示唆されるようになっている．

算数の困難さはさまざまな現れ方をするが，次のようなものが含まれる．特殊な算数操作の基本となる概念を理解できないこと．算数用語や符号の理解に欠けること．数字を認識しないこと．標準的な算数操作を行うことが困難であること．考えている算数問題に関してどの数字が適当かを理解することが困難であること．数字を正しく並べることが困難である，あるいは計算中に小数や記号を挿入することが困難であること．算数計算の空間的な組立てが下手であること．掛け算表を十分に学習できないこと．

〈含〉発達性計算不能
　　　発達性算数障害
　　　発達性ゲルストマン症候群

〈除〉後天性算数障害（計算不能）(R48.8)
　　　読字あるいは綴字障害に関連した算数の困難 (F81.1)
　　　主に不適切な教育に帰する算数の困難 (Z55.8)

F81.3　学力の混合性障害　Mixed disorder of scholastic skills

これは定義が不完全で，適切に概念化されていないが，しかし必要な，障害の残遺カテゴリーであり，算数と，読字あるいは綴字の両方が明らかに損なわれているが，ただ単に全般的な精神遅滞あるいはきわめて不適切な学校教育によっては説明できないものである．このカテゴリーは，F81.2 および F81.0 もしくは F81.1 の基準を満たす障害に使用すべきである．

〈除〉算数能力の特異的障害 (F81.2)
　　　特異的読字障害 (F81.0)
　　　特異的綴字障害 (F81.1)

F81.8　他の学力の発達障害　Other developmental disorders of scholastic skills

〈含〉発達性表出性綴字障害

F81.9　学力の発達障害，特定不能のもの　Developmental disorder of scholastic skills, unspecified

このカテゴリーはできるだけ避けるべきであり，ただ単に精神遅滞，視覚障害，あるいは不適切な学校教育によっては説明できない，学習の重大な障

害がある特定不能な障害についてのみ使用すべきである．
〈含〉特定不能の知識習得障害
　　　特定不能の学習困難
　　　特定不能の学習障害

F82　運動機能の特異的発達障害　Specific developmental disorder of motor function

　この障害の主要徴候は全体的知能の遅れや，（協調の異常に含まれるようなもの以外の）先天的あるいは後天的神経障害によっては説明できない，協調運動の発達の重篤な機能障害である．運動の不器用さは，ふつう視空間-認知課題での遂行の障害とある程度関係する．

診断ガイドライン

　小児の協調運動は，微細あるいは粗大な運動課題において，年齢や全体的知能によって予想される水準より明らかに下まわっていなければならない．最も好ましいのは，個別的に実施される微細および粗大な協調運動の標準検査によって評価することである．協調困難は発達早期より存在しており（すなわち後天的な欠陥ではない），視覚や聴覚の欠陥の直接的な結果，あるいは診断可能な神経障害に起因するものであってはならない．

　障害が，主として含む微細あるいは粗大な協調運動の範囲はさまざまであり，運動障害の個々のパターンは年齢によって異なる．運動機能の発達の段階は標準より遅れ，関連した（とくに構音での）言語障害の合併がみられることがある．幼児は歩き方全体がぎこちなく，走る，跳ぶ，階段の昇降を覚えるのが遅い．靴ひもを結ぶこと，ボタンの掛けはずし，キャッチボールの習得に困難を来しやすい．一般に小児は微細および/または粗大運動が不器用で，物を落としたり，つまずいたり，障害物にぶつかったり，書字が下手な傾向がある．描画力は通常不良で，この障害をもった小児はしばしば，ジグソーパズル，構成的玩具の使用，模型の組立て，ボール遊び，地図を描いたり読んだりすることが下手である．

　多くの症例で注意深く臨床所見をとれば，微細および粗大な協調運動が拙劣である徴候（正常の幼児にも認められ，局在診断上の価値を欠くことから，一般的に「ソフトな」神経学的徴候として記述されるもの）に加え，四肢を支えないときの舞踏様の運動あるいは鏡像運動，そして他の随伴する運動徴

候などの顕著な神経発達上の未成熟が認められる．腱反射は，両側性に亢進していることも減弱していることもあるが，左右差はない．

学業困難は一部の小児に生じ，時に重篤なことがある．一部の症例では社会的情緒的行動上の問題が認められるが，その頻度や特徴についてはほとんど知られていない．

（脳性麻痺や筋ジストロフィーのような）診断可能な神経学的障害は存在しない．一部の症例では，しかしながら，生下時超低体重あるいは顕著な早産の既往のような周産期の合併症がみられる．

不器用な子ども症候群はしばしば「微細脳機能障害」と診断されてきた．しかし，この用語は非常に多くの異なったかつ矛盾する意味をもつので勧められない．

〈含〉不器用な子ども症候群
　　　発達性協調運動障害
　　　発達性失行
〈除〉歩行および運動の異常（R26.-）
　　　精神遅滞（F70-F79）あるいは診断可能な特定の神経障害（G00-G99）から二次的に生じる協調運動欠如（R27.-）

F83　混合性特異的発達障害　Mixed specific developmental disorders

これは定義が不完全で，適切に概念化されていないが，（しかし必要な）障害の残遺的カテゴリーであり，会話と言語，学力，および/または運動機能の特異的発達障害が混合したものであるが，いずれも主要な診断を構成するほど十分に優勢ではない．これらの特異的発達障害のいずれもが，全般的認知機能障害を伴うのがふつうであり，この混合カテゴリーは大幅な重複があるときにのみ用いるべきである．それゆえ，このカテゴリーは F80.-，F81.-，および F82 のうち 2 つ以上の診断基準を満たす機能異常がある場合に用いるべきである．

F84　広汎性発達障害　Pervasive developmental disorders

相互的な社会関係とコミュニケーションのパターンにおける質的障害，お

よび限局した常同的で反復的な関心と活動の幅によって特徴づけられる一群の障害．程度の差はあるが，これらの質的な異常は，あらゆる状況においてその患者個人の機能に広汎にみられる特徴である．多くの場合，幼児期から発達は異常であり，ほんのわずかな例外を除いて，この状態は生後5年以内に明らかとなる．常にではないが通常は，ある程度の全般的認知機能障害がある．しかしこの障害は個人の精神年齢（遅滞のあるなしにかかわらず）に比較して偏った<u>行動</u>によって定義される．広汎性発達障害の群全体の下位分類については，多少の見解の不一致がある．

一部の症例では障害は，いくつかの医学的な病態に伴っているか，あるいは原因となっているようで，そのうちでは乳幼児けいれん，胎児性風疹，結節性硬化症，脳リピドーシス，脆弱X染色体異常が最もふつうである．しかしながら，この障害は合併する医学的な病態のあるなしにかかわらず，行動的特徴に基づいて診断すべきである．しかし，この病態は別にコード化しなければならない．もし精神遅滞が存在するなら，それは広汎性発達障害に普遍的な特徴ではないので，別にF70-F79にもコードすることが重要である．

F84.0 小児自閉症 Childhood autism

3歳以前に現れる発達の異常および/または障害の存在，そして相互的社会的関係，コミュニケーション，限局した反復的な行動の3つの領域すべてにみられる機能異常の特徴型によって定義される広汎性発達障害．この障害は女児に比べ男児に3倍ないし4倍多く出現する．

診断ガイドライン

通常，先行する明確な正常発達の時期は存在しないが，もし存在しても，それは3歳以下までである．相互的な社会関係の質的な障害が常に存在する．これらは，他者の情緒表出に対する反応の欠如，および/または社会的文脈に応じた行動の調節の欠如によって示されるような，社会的-情緒的な手がかりの察知の不適切さ，社会的信号の使用の拙劣さと，社会的，情緒的，およびコミュニケーション行動の統合の弱さ，そしてとくに社会的-情緒的な相互性の欠如という形をとる．同様に，コミュニケーションにおける質的な障害も普遍的である．これらはどのような言語力があっても，それの社会的使用の欠如，ごっこ遊びや社会的模倣遊びの障害，言葉のやりとりの際の同調性の乏しさや相互性の欠如，言語表現の際の不十分な柔軟性や思考過程において創造性や想像力にかなり欠けること，他人からの言語的および非言語的な働きかけに対する情緒的な反応の欠如，コミュニケーションの調節を

反映する声の抑揚や強調の変化の使用の障害，および話し言葉でのコミュニケーションに際して，強調したり意味を補うための身振りの同様な欠如，という形をとる．

またこの状態は，狭小で反復性の常同的な行動，関心，活動によっても特徴づけられる．これらは日常機能の広い範囲にわたって，柔軟性のない型どおりなことを押しつける傾向を示す．通常，これは，馴染んだ習慣や遊びのパターンにとどまらず，新しい活動にも当てはまる．とくに幼児期には，ふつうでない物体，典型的な場合は柔らかくない物体に対する特別な執着がみられることがある．小児は，無意味な儀式によって，特殊な決まりきったやりかたに固執することがある．これらは日時，道順あるいは，時刻表などへの関心に関連した，常同的な没頭であることがあり，しばしば常同運動がみられる．物の本質的でない要素（たとえばそのにおいや感触）に特別な関心をもつこともよくある．個人の環境において，いつも決まっていることやその細部の変更（たとえば，家庭において飾りや家具を動かすことなど）に抵抗することがある．

これらの特異的な診断特徴に加えて，自閉症の小児が，恐れ/恐怖症，睡眠と摂食の障害，かんしゃく発作や攻撃性など一連の非特異的な問題を呈することがしばしばある．（手首を咬むなどの）自傷はかなり一般的であり，とくに重度の精神遅滞が合併している場合にそうである．自閉症をもった多くの人が，余暇を過ごす際，自発性，積極性，創造性を欠き，（課題自体は十分能力の範囲内のものでも）作業時に概念を操作して作業をすることが困難である．自閉症に特徴的な欠陥の特異的な徴候は成長するにしたがい変化するが，これらの欠陥は，社会性，コミュニケーション，興味の問題というパターンがほぼ同様のままで成人に達しても持続する．診断がなされるためには，発達の異常は生後3年以内に存在していなければならないが，この症候群はすべての年齢群で診断しうる．

自閉症にはすべての水準のIQが随伴するが，約4分の3の症例では，著しい精神遅滞が認められる．

〈含〉自閉性障害

　　　幼児自閉症（infantile autism）

　　　小児精神病

　　　カナー症候群

【鑑別診断】広汎性発達障害の他の亜型は別にして，以下のものを考慮することが重要である：二次的な社会的-情緒的諸問題を伴った受容性言語障

害の特異的発達障害（F80.2），反応性愛着障害（F94.1）あるいは脱抑制性愛着障害（F94.2），何らかの情緒／行為障害を伴った精神遅滞（F70-79），通常より早期発症の統合失調症（F20.-），レット症候群（F84.2）．

〈除〉自閉性精神病質（F84.5）

F84.1　非定型自閉症　Atypical autism

発症年齢の点か，あるいは診断基準の3つの組合せすべてを満たさない点で，自閉症とは異なった広汎性発達障害．したがって，発達の異常および／または障害が3歳を過ぎてからはじめて現れるものか，および／または，自閉症の診断に要求される精神病理の領域のすべて（すなわち，相互的な社会的関係，コミュニケーション，そして限局した常同的な反復行動）のうち，1つないし2つの領域において十分に明白な異常を欠いているものの，残りの領域では特徴的な異常がみられるものである．非定型自閉症はきわめてしばしば重度の精神遅滞のある小児で認められるが，これは機能水準が非常に低いため，自閉症の診断に要求される特異的な偏った行動を示す余地がほとんどないためである．また，これは言語受容の重篤な特異的発達障害をもつ小児に出現する．したがって非定型自閉症は自閉症とは区別される状態を構成すると考えられる．

〈含〉非定型小児精神病
　　　自閉的傾向を伴う精神遅滞

F84.2　レット症候群　Rett's syndrome

これまで女児のみに報告されている原因不明の病態で，特徴的な発症，経過，症状パターンに基づいて鑑別されてきた．初期には一見正常あるいは正常に近い発達の後，獲得していた手先の技能や言葉が一部あるいは完全に喪失し，それとともに頭囲の増加が減速するもので，通常生後7〜24カ月の間に発症するのが典型的である．手をもむ常同運動，過呼吸および目的をもった手の運動の消失が特徴的である．社会性および遊びの面での成長は最初の2，3年で止まるが，社会的な関心は保たれる傾向にある．小児期中期には，側弯あるいは後側弯に伴って軀幹の失調や失行が出現する傾向があり，時には舞踏病アテトーゼ様の運動が認められる．常に重度の知能障害にいたる．小児期早期あるいは中期に，しばしばてんかん発作が出現する．

診断ガイドライン

症例の大多数は生後7〜24カ月の間に発症する．最も特徴的な症状は，目

的をもった手の運動と獲得していた繊細な運動操作力の喪失である．これは以下のものを伴う．すなわち，言語発達の一部の喪失あるいは欠如，特有の常同的なねじるような手もみ運動，あるいは胸や顎の前で両腕を屈曲させた"手洗い"運動，常同的に唾液で両手を濡らす行為，食物の適度な咀嚼の欠損，頻回な過呼吸のエピソード，大小便のコントロールの獲得にはほとんど常に失敗すること，しばしばよだれを過剰にたらして舌を過度に突出したりすること，社会生活への関わりの喪失．典型的には，小児は幼児期に，人びとを見ながら，あるいは「心を見抜くように」見ながら，一種の「社交的微笑」をすることは保たれているが，人びとと社会的な関わりをもつことはない（社会的関わりはしばしば後になって発達するようになるが）．両足の位置と歩幅は広くなりがちで，筋トーヌスは低く，通常，躯幹の運動は協調性が悪くなり，側弯あるいは後側弯になる．約半数の症例では，青年期あるいは成人期に，重度の運動機能障害を伴った脊髄の萎縮を来すようになる．その後，通常上肢よりも下肢に著しい強剛性痙縮が出現する．てんかん性発作は大部分の症例に起こり，通常何らかの型の小さな発作を伴い，一般に8歳前に発症する．自閉症と対照的に，故意の自傷や複雑な常同的な運動への没頭あるいは決まりきった習慣はまれである．

【鑑別診断】レット症候群は，初期において主に目的をもった手の運動の欠如，頭囲の増加の減速，失調，常同的な「手洗い」運動，適切な咀嚼の欠如に基づいて鑑別される．診断は進行性の運動機能の低下という障害の経過から確定される．

F84.3 他の小児期崩壊性障害 Other childhood disintegrative disorder

（レット症候群以外の）広汎性発達障害で，機能における特徴的異常の発症とともに，社会的機能，コミュニケーション機能，および行動障害の発症に先立って明らかな正常の発達期間が存在すること，そして明らかに数カ月にわたって，以前に獲得された能力が，少なくともいくつかの領域において，喪失していることによって定義される．しばしば漠然とした疾病の前駆期がある．言うことをきかなくなり，いらいらし，不安で過動を示す．そのあと興味の貧困化が起こり，続いて行動の崩壊を伴って言語喪失が起こる．一部の症例では（障害が進行性の診断可能な神経学的病態と関連しているとき）技能の喪失は常に進行性であるが，多くの症例ではしばしば数カ月にわたる悪化ののち進行が停止し，その後平衡状態，それから限局性の改善をみる．予後は通常非常に悪く，大多数に重度の精神遅滞が残る．この病態が自閉症

とどの程度異なるかは不明である．障害が脳症に伴って起こると考えられる症例もあるが，診断は行動面での特徴に基づいて行うべきである．神経学的病態を伴うときは，別に分類すべきである．

診断ガイドライン

この診断は，少なくとも2歳まで外見上は正常に発達したのち，それまでに獲得した技能が明らかに喪失したことに基づいてくだされる．この障害は質的な社会機能の異常を伴っている．重篤な言語の退行，あるいは言語喪失，遊び，社会的技能および適応行動のレベルの退行が通常みられ，時に運動統制の解体を伴う大小便のコントロールの喪失がしばしば起こる．典型的には，これに周囲への全般的な関心喪失，常同的で反復性の奇妙な運動，および社会的相互関係とコミュニケーションに関する自閉症に似た障害が付随する．ある点でこの症候群は成人期における認知症と似ているが，以下の3つの主な点でそれと異なる．（通常ある型の器質的脳機能障害が推定されるが）同定可能な器質的疾患や障害の証拠が認められないことがふつうである．技能の喪失の後，ある程度の回復のみられることがある．そして社会性およびコミュニケーションの障害は，知的低下というよりも，自閉症に典型的にみられる質的偏りである．これらの理由すべてから，この症候群はF00-F09ではなく，ここに含められる．

〈含〉幼児性認知症
　　　崩壊性精神病
　　　ヘラー症候群
　　　共生精神病
〈除〉てんかんに伴う後天性失語（F80.3）
　　　選択性緘黙（F94.0）
　　　レット症候群（F84.2）
　　　統合失調症（F20.-）

F84.4　精神遅滞［知的障害］および常同運動に関連した過動性障害
Overactive disorder associated with mental retardation and stereo-typed movements

これは疾病論的な妥当性が確定していない，定義の不十分な障害である．このカテゴリーがここに含まれるのは以下の理由による．重度の精神遅滞を伴う小児（IQ 34以下）で，多動や注意に大きな問題を呈し，しばしば常同行動を示す．このような小児は（IQが正常な者とは異なり）中枢神経刺激薬

が奏効しない傾向があり,刺激薬を与えられると(時に精神運動制止を伴い),重篤な不機嫌反応を示すことがある.青年期になると,過動性は活動低下に置き換わる傾向がある(これは正常知能の多動児には通常みられないパターンである).この症候群は,特異的であれ全般的であれ,さまざまな発達の遅れを伴っているのがふつうである.

行動のパターンが,どの程度まで低い IQ のためか,器質的脳損傷のための関数かは不明である.また,中等度の精神遅滞を伴い,多動症候群を呈する小児の障害をここに含めるべきか,F90.- に含めるべきか明確ではない.現段階では,それらは F90.- に包含される.

診断ガイドライン

診断は発達上不相応な重篤な過動,常同運動,および重度精神遅滞の組合せによってくだされる.診断のためには,これら 3 つすべてが存在しなければならない.もし F84.0,F84.1 あるいは F84.2 の診断基準を満たすなら,代わりにそれらの病態と診断するべきである.

F84.5 アスペルガー症候群　Asperger's syndrome

疾病分類学上の妥当性がまだ不明な障害であり,関心と活動の範囲が限局的で常同的反復的であるとともに,自閉症と同様のタイプの相互的な社会的関係の質的障害によって特徴づけられる.この障害は言語あるいは認知的発達において遅延や遅滞がみられないという点で自閉症とは異なる.多くのものは全体的知能は正常であるが,著しく不器用であることがふつうである;この病態は男児に多く出現する(約 8:1 の割合で男児に多い).少なくとも一部の症例は自閉症の軽症例である可能性が高いと考えられるが,すべてがそうであるかは不明である.青年期から成人期へと異常が持続する傾向が強く,それは環境から大きくは影響されない個人的な特性を示しているように思われる.精神病エピソードが成人期早期に時に出現することがある.

診断ガイドライン

診断は,言語あるいは認知的発達において臨床的に明らかな全般な遅延がみられないことと,自閉症の場合と同様に相互的な社会関係の質的障害と行動,関心,活動の,限局的で反復的常同的なパターンとの組合せに基づいて行われる.自閉症の場合と類似のコミュニケーションの問題は,あることもないこともあるが,明らかな言語遅滞が存在するときはこの診断は除外される.

〈含〉自閉性精神病質

小児期の統合失調質障害
〈除〉 強迫性パーソナリティ障害 (F60.5)
小児期の愛着性障害 (F94.1, F94.2)
強迫性障害 (F42.-)
統合失調型障害 (F21)
単純型統合失調症 (F20.6)

F84.8　他の広汎性発達障害　Other pervasive developmental disorders

F84.9　広汎性発達障害，特定不能のもの　Pervasive developmental disorder, unspecified

これは残遺診断カテゴリーで，広汎性発達障害の一般的記載に合致するが，十分な情報を欠いたり，矛盾する所見があるために，F84の他のコードのいずれの診断基準も満たしえない障害に対して用いられるべきである．

F88　他の心理的発達の障害　Other disorders of psychological development

〈含〉発達性失認

F89　特定不能の心理的発達の障害　Unspecified disorder of psychological development

〈含〉特定不能の発達障害

F9 小児*期および青年期に通常発症する行動および情緒の障害（F90-F98）
特定不能の精神障害（F99）

Behavioural and emotional disorders with onset usually occurring in childhood and adolescence（F90-F98）
Unspecified mental disorder（F99）

概　要

F90　多動性障害
　　　F90.0　　活動性および注意の障害
　　　F90.1　　多動性行為障害
　　　F90.8　　他の多動性障害
　　　F90.9　　多動性障害，特定不能のもの

F91　行為障害
　　　F91.0　　家庭限局性行為障害
　　　F91.1　　個人行動型［非社会化型］行為障害
　　　F91.2　　集団行動型［社会化型］行為障害
　　　F91.3　　反抗挑戦性障害
　　　F91.8　　他の行為障害
　　　F91.9　　行為障害，特定不能のもの

F92　行為および情緒の混合性障害
　　　F92.0　　抑うつ性行為障害
　　　F92.8　　他の行為および情緒の混合性障害
　　　F92.9　　行為および情緒の混合性障害，特定不能のもの

---

*「児童」という訳も可能であるが，本書では「小児」で統一した．

F93 小児期に特異的に発症する情緒障害
- F93.0 小児期の分離不安障害
- F93.1 小児期の恐怖症性不安障害
- F93.2 小児期の社会[社交]不安障害
- F93.3 同胞葛藤症
- F93.8 他の小児期の情緒障害
- F93.9 小児期の情緒障害,特定不能のもの

F94 小児期および青年期に特異的に発症する社会的機能の障害
- F94.0 選択性緘黙
- F94.1 小児期の反応性愛着障害
- F94.2 小児期の脱抑制性愛着障害
- F94.8 他の小児期の社会的機能の障害
- F94.9 小児期の社会的機能の障害,特定不能のもの

F95 チック障害
- F95.0 一過性チック障害
- F95.1 慢性運動性あるいは音声チック障害
- F95.2 音声および多発運動性の合併したチック障害（ド・ラ・トゥレット症候群）
- F95.8 他のチック障害
- F95.9 チック障害,特定不能のもの

F98 小児期および青年期に通常発症する他の行動および情緒の障害
- F98.0 非器質性遺尿症
- F98.1 非器質性遺糞症
- F98.2 乳幼児期および小児期の哺育障害
- F98.3 乳幼児期および小児期の異食症
- F98.4 常同運動障害
- F98.5 吃音[症]
- F98.6 早口症
- F98.8 他の小児期および青年期に通常発症する特定の行動と情緒の障害

F98.9 小児期および青年期に通常発症する特定不能の行動と情緒の障害

F99 精神障害，他に特定できないもの

F90　多動性障害　Hyperkinetic disorders

　この一群の障害は早期の発症，著しい不注意と持続した課題の遂行ができないことを伴った調節不良な多動，そしてこのような行動特徴がさまざまな状況でも，いつまでも持続していることによって特徴づけられる．

　体質的異常がこのような障害の成因として重要な役割を担うと一般的に考えられているが，現時点では特異的病因は不明である．近年，このような症候群に「注意欠陥障害」という診断名の使用が推奨されている．ここでそれを用いない理由は，まだ受け入れられていない心理学的過程の知識を含んでいること，そしてさまざまな問題によって不安になったり，没頭していたり，あるいは「夢想的」で無感情な小児を含むことを示唆するからである．しかしながら，不注意という問題は，行動という見地から，これらの多動症候群の中心的な特徴を構成することは明らかである．

　多動性障害は発達の早期（通常生後5年以内）に生じる．その主な特徴は，認知の関与が必要とされる活動を持続できず，どれも完結することなく1つの活動から次の活動へと移る傾向であり，そしてそれに体制化されない調節不良の過度の運動を伴う．このような問題は通常，学齢期を通じて持続し，時に成人期まで持続するが，しかし多くの例で通常，しだいに行動や注意の改善がみられる．

　他のいくつかの異常が合併することがある．多動児はしばしば向こうみずで，衝動的で，事故を起こしやすく，熟慮の末の反抗というよりは軽率な規則違反を犯すため，しつけの問題とされることになる．彼らの大人との関係では，しばしば社会的な抑制が欠如し，ふつうにみられるはずの注意や遠慮がない．他の子どもとの関係では人気がなく，孤立しがちで，認知の障害が通常みられ，運動発達や言語発達の特異的な遅れが不釣合いに頻繁にみられる．

　反社会的行動と低い自己評価が二次的に合併することがある．したがって，しばしば多動と「個人行動型行為障害」などのような，周囲に迷惑を及ぼすような他の行動パターンと重複する．しかしながら，現在の知見では，多動が主な問題となる一群を分離することが望ましい．

　多動性障害は男児に女児の数倍多く出現する．読みの困難（および/または他の学業上の問題）を随伴するのがふつうである．

診断ガイドライン

 注意の障害と多動が基本的特徴である．両者が診断に必要であり，1つもしくはそれ以上の状況で両者を明らかにしなければならない(たとえば家庭，教室，病院など)．

 注意の障害は，課題を未完成で中止したり，活動が終らないうちに離れてしまったりすることで明らかになる．こういった子どもたちはしばしば1つの活動から次の活動へ移るが，おそらく他のことに気が散り，1つの課題に注意を集中できないためと思われる（しかし臨床検査では通常，異常な程度の知覚や認知の転導性を示さない）．持続性と注意の欠陥は，その子どもの年齢と IQ から考えて過度な場合にのみ診断されるべきである．

 多動は，とくにおとなしくしていなくてはならない状況において，過度に落着きがないことを意味する．状況によって，走り回り跳ね回る，あるいは座ったままでいるべきときに席から立ち上がる，あるいは過度にしゃべり騒ぐ，あるいはもじもじそわそわしていることが含まれる．判定の基準は，状況から予想される程度より活動が過度でかつ，同じ年齢と IQ の他の小児と比較して活動が過度であることが必要である．この行動特徴が最も顕著となるのは，行動の自己統制が高度に必要とされる，構造化され組織化された状況である．

 以下の随伴する特徴は診断に必ずしも十分でも必要でもないが，診断の確認に役立つ．社会的関係での抑制欠如，多少危険な状況でも向こうみずであること，社会的規則に対する衝動的な軽視（他人の活動に干渉したり妨げたり，他人が質問を終らないうちに答えたり，順番を待つのが困難であったりすること）などである．

 学習の障害と運動の不器用さはきわめてしばしばみられ，これらが存在するときは別個に（F80-F89）記載されるべきであり，これらはこの多動性障害を実際診断する際の基準の一部にしてはならない．

 行為障害の症状は主診断の基準でも包含基準でもない．しかしその症状が存在するかしないかは，この障害の主な下位分類の基礎となる（以下を参照せよ）．

 特徴的な問題行動は早期に発現（6歳以前）し，長く持続するものである．しかしながら，入学前には正常範囲の幅が大きいので，多動と認定するのは困難である．学齢以前の幼児では程度が極度の場合のみ診断がなされる．

 多動性障害と診断することは成人期でも可能である．基本的には小児期と同様であるが，注意と行動に関しては発達に見合った基準を考慮して診断し

なければならない．多動が小児期に存在し，しかし現在はなく非社会性パーソナリティ障害や物質乱用などの他の状態になっている場合には，以前の状態ではなく現在の状態でコード化する．

【鑑別診断】障害が混合していることがふつうであり，そして広汎性発達障害がある場合には，それが優先する．診断で主に問題となるのは行為障害との鑑別である．多動性障害はその診断基準が満たされれば，行為障害に優先して診断される．しかしながら，軽度の過動と不注意は行為障害でも一般にみられる．多動と行為障害の特徴がいずれも存在し，しかも多動が広汎で重篤な場合には，「多動性行為障害」（F90.1）と診断されるべきである．

さらに問題は，多動性障害に特徴的なものとはいくぶん異なる種類の過動と不注意が，不安あるいはうつ病性障害の症状として起こることがあるという事実である．したがって激越うつ病性障害の典型的な症状である落着きのなさから，多動性障害の診断を導き出してはならない．同様に，しばしば重篤な不安の症状としての落着きのなさから多動性障害の診断を導き出してはならない．もし不安障害の1つの基準（F40.-，F41.-，F43.-あるいはF93.-）が満たされるならば，不安と結びついた落着きのなさとは別に多動性障害の随伴が明らかでない限り，それが多動性障害に優先する．同様に，気分障害（F30 - F39）の診断基準が満たされるならば，単に注意集中が障害され，精神運動性激越があるという理由で多動性障害を付加して診断してはならない．二重診断は，気分障害の単なる部分症状ではないことが明確に示される多動性障害が存在する場合にのみなされるべきである．

小児の多動行動が学齢期に急激に発症する場合には，あるタイプの反応性障害（心因性かあるいは器質性），躁状態，統合失調症あるいは神経学的疾患（たとえば，リウマチ熱）によるものが多い．

〈除〉不安障害（F41.-あるいはF93.0）
　　気分（感情）障害（F30 - F39）
　　広汎性発達障害（F84.-）
　　統合失調症（F20.-）

F90.0　活動性および注意の障害　Disturbance of activity and attention

満足のいく多動性障害の下位分類は，いまだに不確定である．しかしながら，青年期や成人期における転帰は攻撃性，非行あるいは反社会的行動を伴っているかどうかによって大きく影響されることが追跡調査によって示されている．したがって，主要な下位分類はこのような特徴が合併するかしないか

によってなされる．多動性障害（F90.-）のすべての診断基準が満たされるが，F91.-（行為障害）の診断基準が満たされないときにF90.0とコード化されるべきである．

〈含〉多動を伴った注意欠如障害あるいは注意欠如症候群
　　　注意欠如・多動性障害（attention deficit hyperactivity disorder）
〈除〉行為障害を伴った多動性障害（F90.1）

F90.1　多動性行為障害　Hyperkinetic conduct disorder

多動性障害（F90.-）のすべての診断基準，および行為障害（F91.-）のすべての診断基準の両方が満たされるときに，ここにコードされるべきである．

F90.8　他の多動性障害　Other hyperkinetic disorders

F90.9　多動性障害，特定不能のもの　Hyperkinetic disorder, unspecified

これは推奨できない残遺カテゴリーで，F90.-のすべての診断基準を満たすが，F90.0とF90.1の鑑別ができないときにのみ用いられる．

〈含〉特定不能の小児期あるいは青年期の多動性反応あるいは症候群

F91　行為障害　Conduct disorders

行為障害は反復し持続する反社会的，攻撃的あるいは反抗的な行動パターンを特徴とする．そのような行動は，最も極端なときには，年齢相応に社会から期待されるものを大きく逸脱していなければならない．それゆえ通常の子どもっぽいいたずらや青年期の反抗に比べてより重篤である．単発の反社会的あるいは犯罪的行為は，それ自体では，持続的な行動パターンを意味するこの診断の根拠とはならない．

行為障害の特徴は，他の精神科的病態の症状でもありうるので，その場合には基礎にある診断をコードすべきである．

行為の障害は症例によっては，非社会性パーソナリティ障害へと発展することがある（F60.2）．行為障害はしばしば，不満足な家族関係や学校での失敗を含む，不利な心理的社会的環境と関連しており，ふつう男児に多く認められる．情緒障害との区別は十分妥当性がある．多動とは明瞭に分離されず，しばしば重なり合う．

診断ガイドライン

　行為障害の存在についての判断は，小児の発達レベルを考慮に入れなければならない．たとえば，かんしゃくは3歳児の発達段階では正常範囲であり，単にそれがあるだけでは診断の根拠とならない．同様に，(暴力犯罪のような)他人の市民権の侵害は，ほとんどの7歳児の能力の範囲内にはないので，そのためこの年齢層にとっての必要な診断基準とはならない．

　診断の基礎となる行動の例は，次のようなものである．過度のけんかやいじめ，動物や他人への残虐行為，所有物へのひどい破壊行為，放火，盗み，繰り返しうそをつくこと，学校のずる休みと家出，たび重なるひどいかんしゃく，反抗的で挑発的な行動，持続的で激しい反抗．これらのうちどれでも，その程度が重篤であれば，診断に十分であるが，単発の反社会的行為はその限りでない．

　除外基準には，統合失調症，躁病，広汎性発達障害，多動性障害，うつ病などの，まれではあるが重篤な病態を基礎とするものが含まれる．

　上記の行動が6カ月あるいはそれ以上持続しなければ，この診断をくだすことは勧められない．

　【鑑別診断】行為障害は他の状態と重なり合う．小児の情緒障害（F93.-）との共存は，行為および情緒の混合性障害（F92.-）と診断すべきである．もし多動性障害（F90.-）の基準も満たすならば，代わりにその診断をくだすべきである．しかしながら，軽度で，より状況特異的なレベルの多動や不注意は行為障害の子どもでは，低い自己評価や軽い情緒の乱れと同様に，ふつうである．いずれもこの診断を除外しない．

　〈除〉情緒障害を伴った行為障害（F92.-）もしくは多動性障害（F90.-）
　　　　気分（感情）障害（F30-F39）
　　　　広汎性発達障害（F84.-）
　　　　統合失調症（F20.-）

F91.0　家庭限局性行為障害　Conduct disorder confined to the family context

　このカテゴリーは（単に反抗的，挑戦的，破壊的行動だけでなく）異常行動のすべて，あるいはほとんどすべてが自宅および/または家族の中核的成員や直接の同居者との相互関係に限られている，反社会的あるいは攻撃行動を含む行為障害から成っている．この障害はF91のすべての基準を満たす必要がある．両親と子どもの関係が極度に障害されていても，それだけでは診断

にとって十分ではない．家庭での盗み，これはしばしば1人か2人の決まった個人の金銭や所有物を狙って盗むことに集中する．さらに故意の破壊的行動，しばしば特定の家族成員に向けられ，たとえばおもちゃや装飾品を壊す，衣類を引き裂く，家具を傷つける，賞品としてもらったものを壊すなどの行動を伴うことがある．（他人でなく）家族の構成員に限られた暴力や，自分の家に限定した故意の放火もこの診断の根拠となる．

診断ガイドライン

この診断には，明らかな行為障害が家庭環境の外ではみられないこと，および家族外での社会的関係が正常範囲であることが必要である．

このような家族特異的な行為障害が生じるほとんどの場合，家族の中核的メンバーの1人あるいは2人と子どもとの関係の何らかの顕著な障害という背景が存在する．たとえば，新たに迎えた継父母との葛藤から障害が起こることがある．このカテゴリーの疾病分類的な妥当性には不確実さが残るが，これらのきわめて状況特異的な行為障害は，広汎にわたる行為障害に一般にみられる不良な予後は示さない．

F91.1　個人行動型［非社会化型］行為障害　Unsocialized conduct disorder

この型の行為障害の特徴は，持続的な反社会的あるいは攻撃的行動（F91のすべての診断基準を満たし，単に反抗的，挑戦的，破壊的行動を含むだけでないもの）と，他の子どもとの関係で広範囲に著明な異常がともに存在することである．

診断ガイドライン

同年齢の仲間にうまくとけ込めないことが，「集団行動型」行為障害と区別する際最も重要なことであり，他のすべての鑑別に優先する．友だちとの関係の障害は主に，他の子どもからの孤立および/または拒絶か不人気，また親友がいないことや，同じ年齢のグループの子どもたちとの持続的共感的，相互的な関係の欠如によって明らかになる．大人との関係には不調和，敵意，怨恨が注目されがちである．大人と良好な関係も起こりうる（しかしながら通常，親密な信頼関係という性質のものではない）が，良好な関係があっても，それは診断を除外するものではない．常にではないがしばしば何がしかの情緒障害を伴っている（しかし，もしそれが混合性障害の基準を満たすに十分な程度であれば，そのコード F92.- を用いなければならない）．

違反行為は1人で行われること（しかし必ずというわけではない）が特徴である．典型的な行動は，弱い者いじめ，ひどいけんか，（年齢の高い小児

では) ゆすりあるいは暴行, 極端な不従順, 不作法, 非協力, 権威への抵抗, ひどいかんしゃくと抑制不可能な激怒, 所有財産の破壊, 放火, 動物や他の子どもに対する残酷さである. 孤立した小児のある者は, しかしながら, 集団的違反行為に巻き込まれてしまうことがある. そのため診断をするにあたって, 対人関係の質に比べ違反の性質の重要性は小さい.

この障害は通常, 状況にかかわらず普遍的にみられるが, 学校で最も目立つものである. 家庭以外の状況という状況特異性があってもこの診断は成立する.

〈含〉孤立攻撃型行為障害
　　　個人行動型攻撃性障害

F91.2　集団行動型［社会化型］行為障害　Socialized conduct disorder

このカテゴリーは, 持続性の反社会行動あるいは攻撃行動を含む行為障害 (F91すべての診断基準を満たし, 単に反抗的, 挑戦的, 破壊的の行為を含むだけでないもの) が, 友だちグループの中にだいたいはよくとけ込んでいる者に生じた場合に適用される.

診断ガイドライン

鑑別の鍵となる特徴は, ほぼ同年齢の子どもとはよい持続的な友情関係が存在することである. 常にではないがしばしば, 仲間のグループは非行や反社会的行動をもった他の少年たちから構成されるようになる (そのような場合には, 社会的に是認されない行為も仲間のグループからは是認され, 彼らの世界なりに統制されていることがある). しかしながら, このことは診断の必要条件ではない. 独自の反社会的行動を起こし, これとは別個に非行的ではない仲間とグループを形成することがある. とくに反社会的行動が弱い者いじめの場合は, 被害者や他の子どもたちとの対人関係が障害されるであろう. またこの場合, 忠実で友情関係が続く仲間とグループをもっていても, 診断の妥当性を損なうものではない.

権威をもった大人との関係は乏しい傾向にあるが, 時に良好な関係にあることもある. 情緒障害は通常少ない. 行為障害は家庭を含む場合と含まない場合があるが, 家庭内に限局する場合にはこの診断は適用されない. この障害はしばしば家族以外で最も明白であり, 学校 (あるいは他の家庭以外の環境) に特異的であっても診断は成立する.

〈含〉行為障害, 集団型
　　　集団非行

　　　　暴力団構成員としての違反
　　　　集団窃盗
　　　　怠学
〈除〉精神障害を示さない暴力団活動（Z03.2）

F91.3　反抗挑戦性障害　Oppositional defiant disorder

　この型の行動障害の類型は，およそ 9, 10 歳未満の小児に特徴的にみられるものである．この障害は，きわめて挑戦的で不従順で挑発的な行動が存在することと，法や他人の権利を侵害する，より重大な反社会的あるいは攻撃的な行動が存在しないことによって定義される．F91 の基準のすべてを満たすことが診断に必要である．度のすぎたいたずらやふざけた行為があっても，それ自体では診断には十分でない．行動の反抗挑戦的パターンは行為障害と質的に異なる型というよりは，行為障害のより軽度な型であると考える専門家が多い．この差が質的なものか量的なものかについては，研究データが不足している．しかしながら，これまでの知見は，この型の特徴的な症例に限れば，まちがいなくほとんど，あるいは必ず小さな子どもに限られることを示唆している．このカテゴリーを使う際とくに年長児の場合注意すべきことは，臨床的に重大な年長児の行動障害は通常，挑戦，不服従や破壊的という程度を超えた，反社会的あるいは攻撃的な行動を伴っていることである．そしてその場合は，年少の頃には反抗挑戦性障害が先行していることがしばしばみられる．このカテゴリーは，日常的診断を尊重し，年少児の障害の分類を容易にするために加えられている．

診断ガイドライン

　この障害の基本的な特徴は，同年齢で同じ社会文化的背景をもっている子どもの行動の正常範囲を明らかに超えているが，F91.0 から F91.2 のカテゴリーに分類される，攻撃的で反社会的な行動にみられるような他人の権利に対するより重大な侵害は含まない，持続する拒否的，敵対的，反抗的，挑発的，破壊的な行動パターンである．この障害をもつ子どもはしばしば積極的に大人の要求やルールに背き，平然と他人をいらだたせる傾向を示す．通常彼らは怒りっぽく，恨みっぽく，自分の失敗や支障のせいにする他人にすぐにいらだちやすい．一般に彼らは欲求不満への耐性が低く，容易にかんしゃくを起こす．典型的には，彼らの反抗は挑発的な性質であり，そのため彼らは対立し，そしてだいたいは権威に対する過度の乱暴，非協力，抵抗を示すようになる．

この行動はよく知っている大人や仲間たちとの関わりにおいて最も顕著となることが多く，臨床的な面接場面では明らかにならないことがある．

法や他人の基本的権利を侵害する行為が存在しないこと，つまり窃盗，残虐行為，いじめ，暴行，破壊などのような行為のないことが，行為障害の他の類型から区別する鍵である．これらの行動のどれかが存在することが明らかならば，この診断は除外される．しかしながら，反抗挑戦性障害はすでに述べたようにしばしば行為障害の他の類型にみられるものである．もし他の類型（F91.0-F91.2）が存在するなら，反抗挑戦性障害よりもそちらを優先してコードすべきである．

〈除〉明らかな反社会的あるいは攻撃的行動を含む行為障害（F91.0-F91.2）

F91.8 他の行為障害 Other conduct disorders

F91.9 行為障害，特定不能のもの Conduct disorder, unspecified

これは推奨できない残遺カテゴリーで，F91の一般的な診断基準は満たすが，下位分類を特定できない，あるいはそのいずれの診断基準も満たさないときにのみ用いられる．

〈含〉特定不能の小児期の行動障害
　　　特定不能の小児期の行為障害

F92 行為および情緒の混合性障害 Mixed disorders of conduct and emotions

この障害群は，持続的な攻撃的，反社会的あるいは挑戦的行動と，明らかで際立った抑うつ，不安あるいは他の情緒的混乱の症状との結合によって特徴づけられる．

診断ガイドライン

重篤さが，小児期の行為障害（F91.-）および情緒障害（F93.-），あるいは成人型の神経症性障害の診断（F40-F48），あるいは気分障害（F30-F39）の両方の診断基準を満たさなければならない．

このカテゴリーについて十分な研究はされていないので，小児期の行為障害から分離するだけの確証は得られていない．潜在的な，病因論的および治

療的重要性と，分類の信頼性への寄与のためにここに含めた．

F92.0　抑うつ性行為障害　Depressive conduct disorder

このカテゴリーは小児期の行為障害（F91.-）と，持続的で際立った抑うつ気分，たとえば過度の悲哀感，日常的活動への興味と喜びの喪失，自責感，絶望感，などの症状との結合が必要である．睡眠あるいは食欲の障害もありうる．

〈含〉うつ病性障害（F30-F39）を伴う行為障害（F91.-）

F92.8　他の行為および情緒の混合性障害　Other mixed disorders of conduct and emotions

このカテゴリーは小児期の行為障害（F91.-）と不安，恐怖，強迫観念か強迫行為，離人症か現実感喪失，恐怖症か心気症などの持続的で際立った情緒的症状との結合が必要である．怒りや恨みは情緒障害よりもむしろ行為障害の特徴である．このことはこの診断と矛盾しないが，支持もしない．

〈含〉情緒障害（F93.-）あるいは神経症性障害（F40-F48）を伴う行為障害（F91.-）

F92.9　行為および情緒の混合性障害，特定不能のもの　Mixed disorder of conduct and emotions, unspecified

F93　小児期に特異的に発症する情緒障害　Emotional disorders with onset specific to childhood

小児精神医学では伝統的に，小児期と青年期に特異的に発症する情緒障害を成人型の神経症性障害から区別してきた．この区別の根拠として，主に以下の4点があげられてきた．第一は，情緒障害の小児の大多数が正常な成人になることが，諸研究で一致して示されていること．すなわち神経症性障害を成人になって示すものは少数である．逆に，成人の神経症性障害の多くは小児期にはっきりとした精神病理学的前徴を示さず，成人になってから発症していると思われること．したがって，これら2つの年齢期における情緒障害の間には，かなりの不連続性が認められること．第二は，小児期の情緒障害の多くは，それ自体質的に異常な現象というよりは，むしろ正常な発達傾

向が誇張されたものであること．第三は，第四のことと関連するが，小児における心理機制は成人の神経症のそれとは同じではないかもしれないという理論的仮説が，情緒障害についてしばしば提出されてきたこと．第四は，小児の情緒障害は，たとえば恐怖症性障害や強迫性障害のような，特定のものと考えられている障害単位にはっきりとは区別できないこと．

第三の点は経験的妥当性が不十分であり，疫学的データから第四点が正しいとすれば，（小児と成人の両方でよくみられる未分化な情緒障害に関して）程度の差だけであることを示唆する．したがって，第二の点（すなわち，適切に発達しているかどうか）が，小児期に特異的に発症する情緒障害（F93.-）と神経症性障害（F40-F48）の違いを決める際に，診断の鍵となる症状として使用される．この特徴の妥当性は確実ではないが，適切に発達している小児期での情緒障害は，より予後がよいといういくつかの経験的証拠がある．

F93.0　小児期の分離不安障害　Separation anxiety disorder of childhood

歩きはじめの子どもや就学前の子どもが，愛着をもっている人から実際に別れたり，その恐れがあったりすることに対して，ある程度の不安を示すのは正常である．分離不安障害は，分離への恐れが不安の中心を構成し，幼児期に生じた場合のみ診断されるべきである．これは，程度が統計的にみて異常なほど重く（通常の年齢期を超えて異常に続くことも含める），かなりの社会的機能の問題を伴うとき正常の分離不安と鑑別される．さらに，診断にはパーソナリティの機能発達の全般的な障害がないことが必要である．もし障害があった場合は，F40-F48の節のコード化を考慮すべきである．発達的に相応しない年齢（たとえば青年期）に起こった分離不安は，発達的に相応する分離不安が異常に持続した場合でない限り，ここにコードすべきでない．

診断ガイドライン

診断の鍵となるのは，愛着の対象（通常両親あるいは他の家族成員）から別れることを中心とした過度の不安であり，さまざまな状況に関する全般的な不安の単なる一部分ではない．この不安は次のような形をとりうる．

(a) 強く愛着をもっている人に災難が降りかかるという非現実的な，現実離れした心配に心を奪われる．あるいは彼らが去って戻らないだろうという恐れ．

(b) 迷子，誘拐，入院，あるいは殺されるという災難によって，強く愛着をもっている人から引き離されてしまうという非現実的な心配に心を奪

われること.
(c) 分離の恐れのために,(学校での出来事をおそれるというような他の理由からではなく)登校を嫌がり,あるいは拒否し続けること.
(d) 強く愛着をもっている人が近くか隣にいなければ,眠るのを嫌がり,あるいは拒否し続けること.
(e) 一人で家にいること,あるいは強く愛着をもっている人なしで家にいることへの持続的で度の過ぎた恐れ.
(f) 分離に関する悪夢を繰り返す.
(g) 身体症状(悪心,胃痛,頭痛,嘔吐などの)が,強く愛着をもっている人からの分離を伴う状況の際に繰り返し起こること.たとえば家を離れて学校に行く場合.
(h) 強く愛着をもっている人からの分離を予想したとき,その最中,あるいはその直後に,過度の悲嘆を繰り返すこと(不安,泣くこと,かんしゃく,みじめさ,無感情,あるいは社会的引きこもりとして現れる).

分離を伴う状況の多くはまた,他の潜在的なストレスや不安の原因を含んでいる.この診断では,不安を生み出すさまざまな状況に共通する要素が,強く愛着をもっている人からの分離という事情であることを示さなければならない.これは最もふつうには,おそらく登校拒否(あるいは「恐怖症」)と関連して現れる.登校拒否はしばしば分離不安の現れだが,時には(とくに青年期に)そうでないことがある.青年期に登校拒否がはじめて起きた場合は,最初に分離不安が作用しており,そしてその不安が最初に就学以前から明らかに異常であった場合を除いて,ここに分類すべきでない.これらの診断基準が満たされないときは,この症候群は他の F93 のカテゴリーの 1 つか,F40-F48 のもとにコードすべきである.

〈除〉気分(感情)障害(F30-F39)
　　　神経症性障害(F40-F48)
　　　小児期の恐怖症性不安障害(F93.1)
　　　小児期の社会[社交]不安障害(F93.2)

F93.1　小児期の恐怖症性不安障害　Phobic anxiety disorder of childhood

小児も成人と同じように,広い範囲の事物や状況に対して恐怖をもつことがある.これらの恐怖(あるいは恐怖症)のあるものは心理社会的に正常な発達の一部分ではない.たとえば広場恐怖がその一例としてあげられる.このような恐怖が小児にみられた場合,F40-F48 の節の該当するカテゴリー

に分類すべきである．しかしながら，ある恐怖は著しく発達段階に特異的であり，大多数の小児に（ある程度は）現れる．たとえば就学前の一時期における動物恐怖がそれである．

診断ガイドライン

このカテゴリーは発達段階に特異的な恐怖であって，F93のすべての障害に当てはまる以下の付加的な診断基準を満たす場合にのみ用いるべきである．

(a) 発症は相応する発達時期であること．
(b) 不安の程度が臨床的に異常であること．
(c) 不安が全般的な障害の一部ではないこと．

〈除〉全般性不安障害（F41.1）

F93.2 小児期の社会［社交］不安障害 Social anxiety disorder of childhood

人見知りは0歳後半の子どもでは正常な現象であり，幼児期では新しい，未知の，社会的に脅かされるような状況に出会った際，ある程度の社会的な気がかりや不安をもつことは正常である．このカテゴリーはそのため，6歳までに起こった障害であり，その程度もふつうでなく，社会的機能の問題を伴い，より全般的な情緒障害の一部でないものにのみ用いるべきである．

診断ガイドライン

この障害の子どもは，見知らぬ人に対して持続的あるいは反復的な恐怖および/または回避を示す．このような恐怖は主として大人や友人たちに対して，あるいはそのいずれに対しても起こりうる．この恐怖は両親や他の親しい人びとに対して，選択的に正常な程度の愛着を伴っている．この社会的出会いの回避ないし恐怖は，子どもの年齢にとっての正常範囲を超えており，臨床的に重大な社会的機能の問題を伴っている．

〈含〉小児期あるいは青年期の回避性障害

F93.3 同胞葛藤症 Sibling rivalry disorder

幼児の多く，あるいは大多数が通常，同胞（通常はすぐ下の同胞）の誕生後に多少とも情緒障害を示す．たいていの場合，その障害は軽いが，年下の同胞が生まれたあとに対抗意識や嫉妬が生じると，著しく持続することがある．

診断ガイドライン

障害は以下のものの組合せにより特徴づけられる．

(a) 同胞対抗および/または嫉妬の証拠がある．
(b) 発症が通常，すぐ下の同胞が生まれてから数カ月以内である．
(c) 情緒障害の程度および/または持続期間が異常であり，心理社会的問題を伴っている．

同胞対抗の意識/嫉妬は，親の注意と愛情をめぐって同胞と激しく競い合うことで示されるであろう．これを異常とするには，ふつうの程度を超えた陰性の感情を伴っていなければならない．重症例ではこれは，同胞に対する明らかな敵意，身体的外傷および/または意地悪，そして陰険な行為などになることがある．軽症例ではこれは，物ごとを分かち合うことを極度に嫌がる，肯定的な見方をしない，親密なかかわりあいをしないことで示される．

情緒障害はさまざまな形をとりうる．しばしば退行し，一度獲得した技能（たとえば排便排尿のコントロール）を失ったり，赤ん坊のような振舞いをしたりする．また，親の気を引くために，食べ方など，赤ん坊の行動を真似しようとすることがよくある．通常，親のじゃまをしたり反抗的に振舞ったり，かんしゃくを起こしたり，不安，苦悩や社会的引きこもりの形で不機嫌が現れたりすることが多くなる．睡眠も障害されることがあり，しばしば寝るときに親の見守りを強く要求したりする．

〈含〉同胞への嫉妬
〈除〉同輩対抗（非同胞）（F93.8）

F93.8 他の小児期の情緒障害　Other childhood emotional disorders

〈含〉同一性障害
　　　過剰不安障害
　　　同輩対抗（非同胞）
〈除〉小児期の性同一性障害（F64.2）

F93.9 小児期の情緒障害，特定不能のもの　Childhood emotional disorder, unspecified

〈含〉特定不能の小児期の情緒障害

F94 小児期および青年期に特異的に発症する社会的機能の障害
Disorders of social functioning with onset specific to childhood and adolescence

　この一群の障害はいくぶん異種な群であり，発達期に始まる社会的機能の異常という共通点はあるが，しかし（広汎性発達障害とは異なって）すべての機能領域にわたる，明らかに素質的な社会的無能力あるいは欠陥によって一次的に特徴づけられるものではない．深刻な環境のゆがみや欠乏が共通しており，多くの例でそれが病因として決定的な役割を演じていると考えられる．明らかな性差はない．この社会的機能の障害群が存在することは広く認められているが，確実な診断基準はなく，また最もふさわしい下位分類や分類に関しても異論がある．

F94.0 選択性緘黙　Elective mutism
　ある状況では言語能力があることが実証されるが，他の（限られた）状況では話せないという，会話が著しく情緒的に決定され選択されることで特徴づけられる病態である．この障害は幼児期に最初に出現することがきわめて多い．男女ともほぼ同じ頻度で出現し，緘黙は，社会的不安，引きこもり，敏感さ，あるいは抵抗を含む際立った性格特徴と結びついているのがふつうである．典型的には家庭や親しい友人とは話し，学校や知らない人とは沈黙している．しかし，他のパターン（逆の場合も含む）も起こりうる．

診断ガイドライン
　診断の前堤となるのは，以下の3つのことである．
(a) 正常あるいはほぼ正常な言語理解能力の水準．
(b) 社会的コミュニケーションに十分な表出性言語能力の水準．
(c) ある状況において正常あるいはほぼ正常に話すことができることが明らかなこと．

　しかしながら選択性緘黙の小児のうち，言語発達の遅れか発音の障害の既往をもつものが少数ある．診断は，もし有効なコミュニケーションにとって適切な言語をもちながら，ある状況では流暢に話すが異なった状況では緘黙あるいはほとんどそれに近い，というような社会的背景に応じた言語使用の大きな不釣合がみられるならば，この問題があるということになり，そのことでくだされる．また，ある社会的状況では話せないが，他の状況ではそう

ではない．診断には一定時間持続して話せないこと，話せる状況と話せない状況に関して一貫性があって予想できることが必要である．

大部分の症例で他の社会的情緒障害が認められるが，しかし診断に必要な特徴の一部とはならない．このような障害は一貫したパターンで続くわけではないが，異常な気質特徴（とくに社会的過敏性，社会的不安，社会的引きこもり）はふつうにみられ，反抗的な行動も起こる．

〈含〉選択的無言
〈除〉広汎性発達障害（F84.-）
　　　統合失調症（F20.-）
　　　言葉と言語の特異的発達障害（F80.-）
　　　幼児の分離不安の部分症状としての一過性の無言（F93.0）

F94.1　小児期の反応性愛着障害　Reactive attachment disorder of childhood

乳児や幼児に起こるこの障害は，社会的関係パターンが持続的に異常を示すことが特徴であり，情緒障害を伴い，周囲の環境の変化に反応したものである．はげましても効果がない恐れと過度の警戒が特徴的であり，友だちとの社会的相互交流が乏しいことが典型的であり，自分自身や他人への攻撃性がしばしばみられ，みじめさを感じていることがふつうであり，ある場合には成長の不全が起こる．この症候群はおそらく親のひどい無視，虐待や深刻な養育過誤の直接的な結果として起こりうる．この行動パターンが存在することは広く認められ受け入れられているが，しかし適用すべき診断基準，症候群の範囲，1つの妥当な疾患単位を構成するのかどうかに関しては不明確なままである．しかしながら，このカテゴリーをここに含めたのは，この症候群が公衆衛生上重要であること，存在することは何ら疑いがないこと，この行動パターンが明らかに他の診断カテゴリーの診断基準に当てはまらないことからである．

診断ガイドライン

中核的な特徴は，5歳以前に形成された養育者との異常な関係パターンであり，正常な子どもにはふつうではみられない不適応の特徴をもち，持続的であるが，育て方が十分にはっきりと変化すればそれに反応する．

この症候群の幼児は，別離や再会のときに最も明瞭となる，ひどく矛盾したあるいは両価的な社会的な反応を現す．たとえば，幼児は視線をそらしながら近づいたり，抱かれている間とんでもない方向をじっと見ていたり，養

育者がなだめても，近づいたり避けたり逆らったりして複雑な反応を示す．情緒障害は明らかなみじめさ，情緒的反応の欠如，床にうずくまるなどの引きこもり反応，および／または自分自身や他人の悩みに対する攻撃的な反応で示される．はげましても効果がない恐れと過度の警戒（しばしば「凍りついた用心深さ」といわれる）が生じる場合もある．大部分の例で仲間たちとの相互交流に興味をもつが，しかし陰性の情緒反応により一緒に遊ぶことは妨げられている．愛着障害には，身体的発達不全を合併し，身体の成長の障害される例もある〔随伴する身体的コードを付加する（R62）〕．

多くの正常な子どもは，どちらか一方の親に選択的な愛着をもつというパターンが安定していないが，反応性愛着障害と混同してはならない．これはいくつかの重要な点で異なっている．愛着障害は，異常な不安定さが特徴的であり，正常な子どもではほとんどみられない，著しく矛盾する社会的反応として現れる．異常な反応はさまざまな社会的状況にわたって広がり，特定の養育者との一対の関係に限られていない．はげましへの反応が欠如していること，無感情，みじめさや，恐怖という形の情緒障害を伴う．

5つの主な特徴によってこの病態は広汎性発達障害から鑑別される．第一に，反応性愛着障害の小児は社会的な相互関係と反応性の正常な能力をもっているが，広汎性発達障害の小児はもっていない．第二に，反応性愛着障害では，最初はさまざまな状況で社会的反応の異常なパターンが行動の全般的特徴であるが，もし継続的に責任をもった養育が行われる正常な環境に育てられれば，大幅に改善する．広汎性発達障害ではこうした改善は起こらない．第三に，反応性愛着障害の小児は言語発達が障害されることがあるが（F80.1で記述された型），自閉症に特徴的なコミュニケーションの質的な異常は示さない．第四に，自閉症と異なり，反応性愛着障害は，環境の変化に反応を示さない持続的で重篤な認知上の欠陥を伴わない．第五に，行動，関心，活動にみられる，持続的な，限局した，反復性で，常同的なパターンは反応性愛着障害の特徴ではない．

反応性愛着障害はほとんど常に，ひどく不適切な子どもの養育に関係して生じる．これは心理的虐待あるいは無視の形をとる（過酷な懲罰，子どもの申し出にいつも反応しないこと，あるいは非常にばかげた養育で示される），あるいは身体的な虐待あるいはネグレクトである（子どもの基本的な身体的欲求をいつも無視すること，繰り返して故意に傷つけること，あるいは栄養補給の不適切さで示される）．不適切な養育とこの障害との間の密接な関連について知見が十分でないので，環境上の不全とゆがみは診断に必要なもので

はない．しかしながら，虐待やネグレクトの証拠なしにこの診断をくだす場合は注意を要する．逆に虐待やネグレクトがあったからといって，機械的にこの診断をくだしてもいけない．虐待されたりネグレクトされたりする子どもがすべてこの障害を示すとは限らない．

〈除〉アスペルガー症候群（F84.5）

　　　小児期の脱抑制性愛着障害（F94.2）

　　　身体的問題をもたらす被虐待児症候群（T74）

　　　選択的な愛着のパターンの正常な変異

　　　小児期の性的身体的虐待，心理社会的問題を生じるもの（Z61.4 - Z61.6）

F94.2　小児期の脱抑制性愛着障害　Disinhibited attachment disorder of childhood

　異常な社会的機能の特殊なパターンであり，5歳以前に発症し，いったん形成されると周囲の環境が著しく変化しても持続する傾向を示す．この障害の小児は2歳ごろまではしがみつきと誰にでもべったりとくっつく，無選択的に集中する愛着行動を示す．4歳まで相手かまわずの愛着行動は残るが，しがみつき行動は，注意を引こうとする，無分別に親しげな行動にとってかわられる．小児期の中・後期には，選択的な愛着が発達することもしないこともあるが，しかし注意を引こうとする行動はしばしば持続し，仲間との調子を合わせた相互交流が乏しいのがふつうである．また環境によっては情緒障害や行動障害を伴うことがある．この症候群は，施設以外でも起こるが，乳児期から施設で育てられた子どもで最もはっきりと確認されてきている．一部は，養育をする人があまりにしばしば替わる結果として，選択的な愛着を発達させる機会が常に失われていることに起因すると考えられる．この症候群の概念の統一性は，相手かまわずの愛着が早期にみられること，社会的交流の乏しさが持続すること，状況特異性が欠如することに基づいている．

診断ガイドライン

　診断は，5歳以前に選択的な愛着が異常なほどに広範囲であること，および幼児期に誰にでもしがみつく行動，および/または小児期の初，中期にみさかいなく親しく，注意を引こうとする行動を伴うという明らかな事実に基づかなければならない．通常仲間たちとの親しい信頼関係を形成するのは困難である．情緒障害や行動障害は伴ったり，伴わなかったりする（一部はその小児の現在の環境による）．大部分の例で，生後1年のうちに養育者が頻繁

に替わったり，家族の位置づけがたびたび変わったりするという（養育家庭が何回も替わるような）養育歴が明白である．

〈含〉情性欠如精神病質
　　　施設症候群
〈除〉アスペルガー症候群（F84.5）
　　　小児のホスピタリズム（F43.2）
　　　多動性あるいは注意欠陥障害（F90.-）
　　　小児期の反応性愛着障害（F94.1）

F94.8　他の小児期の社会的機能の障害　Other childhood disorders of social functioning

〈含〉社会的能力の欠如による引きこもりとはにかみを伴う社会的機能の障害

F94.9　小児期の社会的機能の障害，特定不能のもの　Childhood disorder of social functioning, unspecified

F95　チック障害　Tic disorders

　何らかの形のチックが支配的な症状である症候群．チックは不随意的，急速で反復的，非律動的な（通常限局した筋群の）運動あるいは発声であり，突発的に始まり何ら明確な目的をもっていない．チックは抵抗しがたいものとして経験されることが多いが，通常，時間はさまざまだが抑えることができるものである．運動性および音声チックの両方とも，単純型か複雑型かに分類できるが，しかしながら，その境界は明確には定義されていない．よくある単純運動性チックには，まばたき，首を急速にふる運動，肩をすくめる，しかめ顔がある．よくある単純音声チックには，せきばらい，吠える，鼻をすする，シューという音を出すものがある．よくある複雑性運動性チックには，自分を叩いたり，飛んだり跳ねたりするものがある．よくある複雑性音声チックには，特定の単語を繰り返すもの，時には社会的に受け入れられない（しばしばわいせつな）単語を使うもの（汚言），自分の発した音や単語を繰り返すもの（同語反復）がある．

　チックの重症度には著しい幅がある．一方の極では，おそらく5人から10

人の小児に1人が、ある時期に一時的にチックを呈するという正常に近い現象がある。他方の極には、まれではあるが、慢性化し、無能力になる障害であるトゥレット症候群がある。これらの両極が異なった病態を表しているのか、あるいはむしろ同じ連続体の異なった両端なのかについては不確定だが、多くの専門家は後者の可能性が高いと考えている。チック障害は女児より男児に相当に多く、チックの家族歴がふつうみられる。

診断ガイドライン

チック障害と他の運動性障害との主要な鑑別点は、突発、急速、一過性、限局性という運動の性質、それとともに神経疾患を基礎にもつ証拠がないこと、反復性であること、（通常は）睡眠中は消失すること、随意的に簡単に再現あるいは抑制できること、である。チック障害には律動性が欠如しているので、自閉症児や精神遅滞の一部の例でみられる常同反復運動から鑑別される。同じ障害でみられる衒奇的な運動はふつう、チックでみられるものよりも複雑で多様な運動を含む傾向がある。強迫行動は時に複雑性チックと似ているが、その形式は関与する筋群から決まるのではなく、目的から決まるもの（たとえば何かに触れるあるいは何回もまわるなど）である点で異なっている。しかしながら、この鑑別は時に困難である。

チックはしばしば孤立した現象として起こるが、しかし実にさまざまな情緒障害を伴うことがまれでない。とりわけ、強迫的症候や心気的症候を伴う。しかしながら、特異的な発達遅滞もチックと関連している。

チックに情緒障害を伴ったものと、情緒障害にチックを伴ったものとの間にはっきりと線を引くことはできない。しかしながら、診断は異常度の主たる類型を表すべきである。

F95.0　一過性チック障害　Transient tic disorder

チック障害の一般的な診断基準を満たすが、12カ月以上続かないチックである。この障害はチックの最もふつうにみられるものであり、そして4, 5歳前後に頻度が最も高く、通常チックはまばたき、しかめ顔や、首をふるという形をとることが多い。チックが単一エピソードとして起こる症例もあるが、数カ月以上にわたって寛解と再発がみられる症例もある。

F95.1　慢性運動性あるいは音声チック障害　Chronic motor or vocal tic disorder

チック障害の一般的な診断基準を満たし、運動性あるいは音声チックがあ

り（しかし両方ではない）．それは単発性のことも多発性のこともあるが（通常は多発性），1年以上持続するものである．

F95.2 音声および多発運動性の合併したチック障害（ド・ラ・トゥレット症候群） Combined vocal and multiple motor tic disorder (de la Tourette's syndrome)

多発運動性チック，および単発性か多発性の音声チックが現在あるか，あるいは過去にあったかするチック障害の一形式であるが，両方が同時に存在する必要はない．発症はほとんど常に，小児期か青年期である．音声チックの発現以前に，運動性チックの既往のあることがふつうである．症状はしばしば青年期に悪化し，成人期まで持続するのがふつうである．

音声チックはしばしば多様で，爆発的で反復的な発声をしたり，咳払いをしたり，ぶつぶつ言ったりし，ひわいな言葉や語句を使用することもある．時に反響動作がみられ，やはりわいせつな性質〔ひわい行為（copropraxia）〕をもつことがある．運動性チックと同様に，音声チックも随意的に短時間抑制したり，ストレスによって増悪したり，睡眠によって消失したりすることがある．

F95.8 他のチック障害 Other tic disorders

F95.9 チック障害，特定不能なもの Tic disorder, unspecified

これは推奨されない残遺カテゴリーで，チック障害の一般的な診断基準は満たすが，特定の下位カテゴリーに分類されないか，あるいはその特徴がF95.0，F95.1あるいはF95.2の診断基準を満たさないような障害のときに用いられる．

F98 小児期および青年期に通常発症する他の行動および情緒の障害 Other behavioural and emotional disorders with onset usually occurring in childhood and adolescence

この項目は，小児期に発症するという特徴を共有するが，それ以外は，多くの点で異なった障害の異種のグループを含んでいる．この病態の中には明確に定義された症候群であるものがある．他方，疾病分類上の妥当性を欠き，

症状複合にしかすぎない病態もあるが，頻度が高く，心理社会的問題とも関連しており，他の症候群へ組み入れることができないために，ここに含める必要がある．

〈除〉息止め発作（R06.8）
　　　小児期の性同一性障害（F64.2）
　　　過剰睡眠および過食（クライネ-レヴィン症候群）（G47.8）
　　　強迫性障害（F42.-）
　　　睡眠障害（F51.-）

F98.0　非器質性遺尿症　Nonorganic enuresis

精神年齢からみて異常とされる昼間および/または夜間の，不随意的排尿によって特徴づけられる障害であり，この障害は何らかの神経学的障害や，てんかん発作や，尿路の構造異常による排尿の調節障害によるものではない．遺尿は出生時から続いていることもあるし（すなわち幼児期の正常な失禁の異常な遷延），排尿調節を習得したあとに出現することもある．遅い発症（あるいは二次性）のものは，通常5歳から7歳頃から始まる．遺尿が単一症状の病態であることもあれば，より広汎な情緒あるいは行動障害と関連していることもある．後者の場合，その関連機制に関しては不明確である．情緒的な問題が，遺尿症からくる悩みや恥かしさによる二次的なものとして生じることもあるし，遺尿症が他の精神障害の一症状を形成することもあるし，遺尿症と情緒/行動障害の両方が関連した病因から併発することもある．個別の症例において，これらのうちで簡単に明確に決定をくだす方法はなく，診断はどちらの障害の型（すなわち遺尿症か情緒/行動障害）が主要な問題となるかということに基づいてくだされるべきである．

診断ガイドライン

排尿調節の獲得年齢の正常範囲と遺尿症との間に明確な境界はない．しかしながら，ふつう5歳未満もしくは精神年齢が4未満の小児では，遺尿症の診断はされない．遺尿症が（他の）情緒あるいは行動障害と合併しているならば，不随意的な排泄あるいは排尿が少なくとも1週間に数回以上あり，そして他の症状が遺尿と継時的に共通の変動を示した場合にのみ，通常は遺尿症が主診断となる．遺尿症は時に遺糞症と同時に発生する．この場合は遺糞症と診断すべきである．

時として小児は膀胱炎や（糖尿病から来るような）多尿症の結果として，一時的な遺尿症になることがある．しかしながら，感染が治癒したあとでも，

あるいは多尿が統制されたあとでも遺尿が持続するならば，これらの疾患だけで遺尿症を説明するのは不十分である．遺尿から二次的に膀胱炎が発症することはまれでなく，いつも濡れているために（とくに女児において）尿路の上行性感染が生じる．

〈含〉非器質性遺尿症（一次性）（二次性）
　　　機能性あるいは心因性遺尿症
　　　非器質性尿失禁
〈除〉特定不能の遺尿症（R32）

F98.1　非器質性遺糞症　Nonorganic encopresis

　その人の固有の社会文化的環境としてはふさわしくない場所へ，通常正常ないしそれに近い硬さの大便を随意的あるいは不随意的に反復して排泄すること．この病態は幼児期の正常な便失禁が異常に持続していることでもあれば，排便調節を習得したあとに自制できなくなることでもあるし，あるいは生理学的排便調節が正常であるにもかかわらず，わざとふさわしくない場所に排便をすることでもある．この病態は単一症候性の障害として生じることもあるし，より広汎な障害，とくに情緒障害（F93.-）あるいは行為障害（F91.-）の一部を形成することもある．

診断ガイドライン

　診断にとって重要な特徴は，ふさわしくない場所へ排便することである．この病態はいくつかの異なった様式で発症する．第一に，適切な排便訓練を欠くか，訓練に対して適切に反応できないことが，適切な排便調節がこれまでずっと習得されていない既往で示されることがある．第二に，排便調節が生理学的に正常にもかかわらず，何らかの理由により承認された場所で排便するという社会規範にしたがうことを嫌がったり，抵抗したり，失敗したりするという心理的に規定された障害を現すことがある．第三に，生理学的な停滞によることがあり，便がつまって二次的にあふれ出て，ふさわしくない場所へ排便してしまう．このような便停滞は，排便訓練をめぐる親子間の争いから起こることも，排便時の痛み（たとえば肛門裂の結果として）によって便が排出されないためのことも，あるいは他の理由のためのこともある．

　ある場合には遺糞症は，自分の身体や周囲に便をなすりつけ行為を伴うことがあり，まれには肛門いじりや自慰を伴うことがある．通常ある程度の情緒/行動障害を伴うことが多い．情緒/行動障害を伴う遺糞症と，副次的な症状として遺糞症を含む他の精神障害との間に明確な境界はない．診断ガイド

ラインとして勧められるのは，遺糞症が主要な症状であるならば，遺糞症をコードし，そうでなければ（そして遺糞が月に1回以下の頻度であれば）他の疾患にコードすることである．遺糞症と遺尿症が合併することはまれではないが，この場合，遺糞症の診断が優先する．遺糞症は時に肛門裂や胃腸感染のような器質的な病態に引き続いて起こる．もし器質的な病態が便失禁を十分に説明できるのなら，それのみをコードすべきであるが，もし器質的な病態が便失禁を促進しても原因として不十分ならば，遺糞症をコードすべきである（身体的病態に付加して）．

【鑑別診断】以下のものを考慮することが重要である．
ⓐ 神経節細胞欠損による巨大結腸症（Q43.1）あるいは二分脊椎（Q05.-）のような器質性障害による遺糞症（しかしながら，肛門裂あるいは胃腸感染のような病態に合併して，あるいは引き続いて遺糞症が起こることに留意する）．
ⓑ 水様あるいは泥状の便が「もれて」汚れる結果になる便の通過障害を含む便秘（K59.0），ある場合には遺糞症と便秘は共存することがあるが，その場合は遺糞症とコードする（もし適切ならば，便秘を来した病態の身体的コードを付加する）．

F98.2 乳幼児期および小児期の哺育障害 Feeding disorder of infancy and childhood

通常乳児期と早期小児期に特異的で，多様な症状の哺育障害．十分に食物が与えられ，適切な養育者があり，器質性疾患がないにもかかわらず，拒食と極端な偏食があるのが一般的である．反芻（吐き気あるいは胃腸疾患がないにもかかわらず，反復する吐き戻しを意味する）を伴うこともある．

診断ガイドライン

軽度の摂食困難は幼児期や小児期ではよくみられる（偏食，推定される少食，あるいは過食の形で）．しかしそれだけで障害を示すものと考えてはならない．明らかに正常範囲を超えているか，あるいは摂食問題が質的に異常な特徴をもつか，あるいは少なくとも1カ月以上体重増加がないか体重減少があるならば，この診断をくだすべきである．

〈含〉反芻性障害

【鑑別診断】以下のものから鑑別することが重要である．
ⓐ 子どもが，いつも養育する者以外の大人からは容易に食物を受け取る状態．

- ⓑ 摂食拒否を十分説明できる器質的障害.
- ⓒ 神経性無食欲症およびその他の摂食障害 (F50.-).
- ⓓ より広範囲な精神科的障害.
- ⓔ 異食症 (F98.3).
- ⓕ 哺育困難と養育過誤 (R63.3).

F98.3　乳幼児期および小児期の異食症　Pica of infancy and childhood

栄養にならない物質（土, 絵の具のかすなど）の摂食が持続すること. 異食症はより広くみられる精神障害（自閉症のような）の症状の1つとして現れることも, あるいは比較的独立した精神病理的行動として現れることもある. 後者の症例のみこのコードが用いられる. この現象は精神遅滞児において, 最もよくみられる. もし精神遅滞もまた存在するならば, それをコードすべきである（F70-F79）. しかしながら, 異食症は正常知能の小児において（通常, 幼児において）もみられることがある.

F98.4　常同運動障害　Stereotyped movement disorders

随意的, 反復的, 常同的, 非機能的（そしてしばしば律動的）な運動であるが, いかなる精神医学的あるいは神経学的な病態の部分症状として認められるものではない. このような運動が他の障害の症状であるならば, その障害全体だけをコードすべきである（すなわち F98.4 は用いない）. これらの運動には非自傷行為の以下のさまざまなものが含まれる. 身体ゆすり, 頭ゆすり, 抜毛, 毛捻り, 指をはじく癖, 手叩き（爪かみ, 指しゃぶり, 鼻ほじりは, 適切な精神病理の指標ではなく, 公衆保健上も分類するほどの重要性がないので, ここに含めるべきではない）. 常同的な自傷行為には, 反復する頭打ち, 顔叩き, 目を突く, 手, 唇あるいは他の身体部分を噛むことが含まれる. 常同運動障害はすべて精神遅滞に伴って出現することが最も多く, この場合, 両方の障害をコードすべきである.

目突きは視力障害の小児にとりわけよくみられる. しかしながら, 視力障害で十分に説明できるものではなく, 目突きと失明（あるいは部分失明）が同時に存在する場合は, いずれもコードすべきである. 目突きは F98.4, 視力の病態は適切な身体障害コードにコードする.

　〈除〉異常不随意運動 (R25.-)
　　　　器質的原因に基づく運動障害 (G20-G26)
　　　　爪かみ, 鼻ほじり, 指しゃぶり (F98.8)

強迫性障害（F42.-）
より広汎な精神医学的な病態（広汎性発達障害のような）の部分症
　状としての常同症
チック障害（F95.-）
抜毛症（F63.3）

F98.5　吃音［症］　Stuttering（stammering）

　単音，音節，単語を頻繁に繰り返したり，長くのばすことによって特徴づけられる話し方，あるいは話のリズミカルな流れをさえぎる，頻繁な口ごもりや休止によって特徴づけられる話し方．この型の軽度のリズム障害は幼児期には一過性のものとして，小児期後期および成人期には軽いが持続的な話し方の特徴として，ごくふつうである．話の流暢さを著しく阻害する程度の場合にのみ，障害として分類すべきである．話の流れにおける反復と延長，あるいは休止と同時に顔面および/または他の身体部分の運動を伴うことがある．吃音は早口症（下記参照）とチックから鑑別する必要がある．症例によっては言葉と言語の発達障害が合併していることがあり，その場合これは別に F80.- にコードすべきである．

〈除〉早口症（F98.6）
　　　発語のリズム障害を来す神経学的障害（ICD-10・第Ⅵ章）
　　　強迫性障害（F42.-）
　　　チック障害（F95.-）

F98.6　早口症　Cluttering

　話の速度が速く流暢さを欠き，反復や口ごもりのないものの，話の明瞭さを損なうほどのものである．話し方は不規則でリズムが乱れ，急にけいれん様にほとばしり出て，まちがった言いまわしを含むことがふつうである（たとえば，話の休止と突発が交互に現れて，文の文法的構造とは関連のない語の集合を生み出す）．

〈除〉話し方のリズム障害を来す神経学的障害（ICD-10・第Ⅵ章）
　　　強迫性障害（F42.-）
　　　吃音（F98.5）
　　　チック障害（F95.-）

F98.8 他の小児期および青年期に通常発症する特定の行動と情緒の障害 Other specified behavioural and emotional disorders with onset usually occurring in childhood and adolescence
〈含〉多動障害のない注意欠陥障害
  （過度の）自慰
  爪かみ
  鼻ほじり
  指しゃぶり

F98.9 小児期および青年期に通常発症する特定不能の行動と情緒の障害 Unspecified behavioural and emotional disorders with onset usually occurring in childhood and adolescence

F99　精神障害，他に特定できないもの　Mental disorder, not otherwise specified

第V章 F00-F98 の他のどのコードも使えないときの，使用は勧められない残遺カテゴリーである．

付録 精神および行動の障害にしばしば随伴する ICD-10 の他の章の項目リスト

この付録には、第V章(F)そのものの障害に関連してしばしばみられる、ICD-10 の他の章の項目のリストが含まれている。これを供覧するのは、臨床記述と診断ガイドラインによって診断を記録しようとする精神科医が、通常の臨床実務の中できわめて頻繁に出会う関連領域の疾患について、対応する ICD の用語とコードをすぐに手にできるよう配慮してのことである。ここに網羅された症状の多くについては3桁までのコードしかないが、使用頻度がとくに高いと思われるものについては4桁コードが選択できるようになっている。

第Ⅰ章：感染症および寄生虫疾患 (A00−B99)

A50 先天梅毒
 A50.4 晩期先天神経梅毒［若年(性)神経梅毒］
A52 晩期梅毒
 A52.1 顕性神経梅毒
  〈含〉脊髄癆
A81 中枢神経系のスローウィルス感染症
 A81.0 クロイツフェルト‐ヤコブ病
 A81.1 亜急性硬化性全脳炎
 A81.2 進行性多巣性白質脳症
B22 他の特定の疾患を起こしたヒト免疫不全ウィルス(HIV)疾患
 B22.0 脳症を起こした HIV 疾患
  〈含〉HIV 認知症

第 II 章：新生物（C00－D48）

- C70.- 髄膜の悪性新生物
- C71.- 脳の悪性新生物
- C72.- 脊髄，脳神経および中枢神経系のその他の部位の悪性新生物
- D33.- 脳および中枢神経系のその他の部位の良性新生物
- D42.- 髄膜の性状不詳および不明の新生物
- D43.- 脳および中枢神経系の性状不詳および不明の新生物

第 IV 章：内分泌，栄養，および代謝疾患（E00－E90）

- E00.- 先天性ヨード欠乏症候群
- E01.- ヨード欠乏による甲状腺障害および類縁病態
- E02 無症候性ヨード欠乏性甲状腺機能低下症
- E03 その他の甲状腺機能低下症
  - E03.2 薬剤およびその他の外因性物質による甲状腺機能低下症
  - E03.5 粘液水腫性昏睡
- E05.- 甲状腺中毒症［甲状腺機能亢進症］
- E15 非糖尿病性低血糖性昏睡
- E22 下垂体機能亢進症
  - E22.0 末端肥大症および下垂体性巨人症
  - E22.1 高プロラクチン血症
    〈含〉薬剤性高プロラクチン血症
- E23.- 下垂体機能低下症およびその他の下垂体障害
- E24.- クッシング症候群
- E30 思春期障害，他に分類されないもの
  - E30.0 思春期遅発症
  - E30.1 思春期早発症
- E34 その他の内分泌障害
  - E34.3 低身長，他に分類されないもの

- E51 サイアミン欠乏症
  - E51.2 ウェルニッケ脳症（エンセファロパシー）
- E64.- 栄養失調（症）およびその他の栄養欠乏症の続発・後遺症
- E66.- 肥満（症）
- E70 芳香族アミノ酸代謝障害
  - E70.0 古典的フェニルケトン尿症
- E71 側鎖アミノ酸代謝および脂肪酸代謝障害
  - E71.0 メープルシロップ尿症
- E74.- その他の糖質代謝障害
- E80.- ポルフィリンおよびビリルビン代謝障害

第Ⅵ章：神経系の疾患（G00－G99）

- G00.- 細菌性髄膜炎，他に分類されないもの
  - 〈含〉インフルエンザ菌，肺炎球菌，レンサ球菌，ブドウ球菌および他の細菌性髄膜炎
- G02.- 他に分類されるその他の感染症および寄生虫症における髄膜炎
- G03.- その他および特定不能の原因による髄膜炎
- G04.- 脳炎，脊髄炎および脳脊髄炎
- G06 頭蓋内および脊椎管内の膿瘍および肉芽腫
  - G06.2 硬膜外および硬膜下膿瘍，特定不能のもの
- G10 ハンチントン病
- G11.- 遺伝性運動失調（症）
- G20 パーキンソン病
- G21 続発性パーキンソン症候群
  - G21.0 悪性症候群
  - G21.1 その他の薬物誘発性続発性パーキンソン症候群
  - G21.2 その他の外因による続発性パーキンソン症候群
  - G21.3 脳炎後パーキンソン症候群
- G24 ジストニア
  - 〈含〉ジスキネジア
  - G24.0 薬物誘発性ジストニア
  - G24.3 痙性斜頸

- G24.8 その他のジストニア
  - 〈含〉遅発性ジスキネジア
- G25.- その他の錐体外路障害および異常運動
  - 〈含〉レストレスレッグ症候群, 薬剤性振戦, ミオクローヌス, 舞踏病, チック
- G30 アルツハイマー病
  - G30.0 早発性アルツハイマー病
  - G30.1 晩発性アルツハイマー病
  - G30.8 その他のアルツハイマー病
  - G30.9 アルツハイマー病, 特定不能のもの
- G31 神経系のその他の変性疾患, 他に分類されないもの
  - G31.0 限局性脳萎縮（症）
    - 〈含〉ピック病
  - G31.1 老人性脳変性, 他に分類されないもの
  - G31.2 アルコールによる神経系の変性
    - 〈含〉アルコール性の小脳失調・変性, 大脳変性と脳症, アルコールによる自律神経系の異常
  - G31.8 他の特定の神経系の変性疾患
    - 〈含〉亜急性壊死性脳症（リー症候群）, 灰白質変性症（アルパース）
  - G31.9 神経系の変性疾患, 特定不能のもの
- G32.- 他に分類される疾患における神経系のその他の変性障害
- G35 多発性硬化症
- G37 中枢神経系のその他の脱髄疾患
  - G37.0 びまん性硬化症
    - 〈含〉軸索周囲脳炎, シルダー病
- G40 てんかん
  - G40.0 局在的に発症する発作を伴う（巣状）（部分）特発性てんかんおよびてんかん（性）症候群
    - 〈含〉中心・側頭部に棘波をもつ, あるいは後頭部に突発波をもつ良性小児てんかん
  - G40.1 単純部分発作を伴う（局所性）（部分）症候性てんかんおよびてんかん（性）症候群
    - 〈含〉意識変容を伴わない発作

	G40.2	複雑部分発作を伴う（巣状）（部分）症候性てんかんおよびてんかん（性）症候群
		〈含〉しばしば自動症を随伴する意識変容を伴う発作
	G40.3	全身性特発性てんかんおよびてんかん（性）症候群
	G40.4	その他の全身性てんかんおよびてんかん（性）症候群
		〈含〉礼拝発作
	G40.5	特殊なてんかん症候群
		〈含〉アルコール，薬物および断眠に関連したてんかん発作
	G40.6	大発作，特定不能のもの（小発作を伴うものまたは伴わないもの）
	G40.7	小発作，特定不能のもの，大発作を伴わないもの
G41.-		てんかん重積（状態）
G43.-		片頭痛
G44.-		その他の頭痛症候群
G45.-		一過性脳虚血発作および関連症候群
G47		睡眠障害
	G47.2	睡眠・覚醒スケジュール障害
	G47.3	睡眠時無呼吸
	G47.4	ナルコレプシーおよびカタプレキシー
G70		重症筋無力症およびその他の神経筋障害
	G70.0	重症筋無力症
G91.-		水頭症
G92		中毒性脳症
G93		脳のその他の障害
	G93.1	無酸素性脳損傷，他に分類されないもの
	G93.3	ウィルス感染後疲労症候群
		〈含〉良性筋痛性脳脊髄炎
	G93.4	脳症（エンセファロパシー），特定不能のもの
G97		神経系の処置後障害，他に分類されないもの
	G97.0	脊椎穿刺からの脳脊髄液漏

第Ⅶ章:眼および付属器の疾患(H00−H59)

H40 緑内障
    H40.6 薬物による続発緑内障

第Ⅷ章:耳および乳様突起の疾患(H60−H95)

H93 耳のその他の障害,他に分類されないもの
    H93.1 耳鳴

第Ⅸ章:循環器系の疾患(Ⅰ00−Ⅰ99)

I10 本態性(一次性)高血圧(症)
I60.- くも膜下出血
I61.- 脳内出血
I62 その他の非外傷性頭蓋内出血
    I62.0 硬膜下出血(急性)(非外傷性)
    I62.1 非外傷性硬膜外出血
I63.- 脳梗塞
I64 脳血管発作,脳出血または脳梗塞と明示されないもの
I65.- 脳実質外動脈の閉塞および狭窄,脳梗塞にいたらなかったもの
I66.- 脳動脈の閉塞および狭窄,脳梗塞にいたらなかったもの
I67 その他の脳血管疾患
    I67.2 脳動脈のアテローム粥状硬化
    I67.3 進行性血管性白質脳症
          〈含〉ビンスワンガー病
    I67.4 高血圧性脳症
I69.- 脳血管疾患の続発・後遺症
I95 低血圧(症)
    I95.2 薬物による低血圧(症)

第 X 章：呼吸器系の疾患（J00−J99）

- J10 インフルエンザウィルスが分離されたインフルエンザ
  - J10.8 その他の症状を伴うインフルエンザ，インフルエンザウィルスが分離されたもの
- J11 インフルエンザ，インフルエンザウィルスが分離されないもの
  - J11.8 その他の症状を伴うインフルエンザ，インフルエンザウィルスが分離されないもの
- J42 不特定の慢性気管支炎
- J43.- 肺気腫
- J45.- 喘息

第 XI 章：消化器系の疾患（K00−K93）

- K25 胃潰瘍
- K26 十二指腸潰瘍
- K27 部位不明の消化性潰瘍
- K29 胃炎および十二指腸炎
  - K29.2 アルコール性胃炎
- K30 消化不良（症）
- K58.- 過敏性腸症候群
- K59.- その他の腸の機能障害
- K70.- アルコール性肝疾患
- K71.- 中毒性肝疾患
  - 〈含〉薬剤性肝疾患
- K86 その他の膵疾患
  - K86.0 アルコール性慢性膵炎

第XII章:皮膚および皮下組織の疾患(L00-L99)

L20.-　アトピー性皮膚炎
L98　　皮膚および皮下組織のその他の障害,他に分類されないもの
　L98.1　　人工皮膚炎
　　　〈含〉神経症性表皮剝離

第XIII章:筋骨格系および結合組織の疾患(M00-M99)

M32.-　全身性エリテマトーデス(SLE)
M54.-　背部痛

第XIV章:尿路性器系の疾患(N00-N99)

N48　　陰茎のその他の障害
　N48.3　　持続性陰茎勃起症
　N48.4　　器質的原因によるインポテンス
N91.-　無月経,過少月経および希発月経
N94　　女性性器および月経周期に関連する疼痛およびその他の病態
　N94.3　　月経前(緊張)症候群
　N94.4　　原発性月経困難症
　N94.5　　続発性月経困難症
　N94.6　　月経困難症,特定不能のもの
N95　　閉経期およびその他の閉経周辺期障害
　N95.1　　閉経および女性更年期状態
　N95.3　　人工的閉経に関連する状態

第 XV 章：妊娠，分娩，および産褥（O00－O99）

O04 医学的人工流産
O35 既知の胎児異常および障害またはその疑いのための母体ケア
 O35.4 アルコールによる胎児障害（の疑い）のための母体ケア
 O35.5 薬物による胎児障害（の疑い）のための母体ケア
O99 他に分類されるが，妊娠，分娩および産褥に合併するその他の母体疾患
 O99.3 妊娠，分娩および産褥に合併する精神の障害および神経系の疾患
  〈含〉F00－F99 および G00－G99 の状態

第 XVII 章：先天奇形，変形および染色体異常（Q00－Q99）

Q02 小頭症
Q03.- 先天性水頭症
Q04.- 脳のその他の先天奇形
Q05.- 二分脊椎
Q75.- 頭蓋および顔面骨のその他の先天奇形
Q85 母斑症，他に分類されないもの
 Q85.0 神経線維腫症（非悪性）
 Q85.1 結節性硬化症
Q86 既知の外因による先天奇形症候群，他に分類されないもの
 Q86.0 胎児アルコール症候群（異形成）
Q90 ダウン症候群
 Q90.0 21 トリソミー，成熟分裂時の不分離によるもの
 Q90.1 21 トリソミー，モザイク（有糸分裂時の不分離によるもの）
 Q90.2 21 トリソミー，転座
 Q90.9 ダウン症候群，特定不能のもの

Q91.- エドワーズ症候群およびパトー症候群
Q93 常染色体のモノソミーおよび欠失，他に分類されないもの
  Q93.4 5番短腕欠失
      〈含〉ネコ鳴き症候群
Q96.- ターナー症候群
Q97.- その他の性染色体異常，女性表現型，他に分類されないもの
Q98 その他の性染色体異常，男性表現型，他に分類されないもの
  Q98.0 クラインフェルター症候群，核型 47,XXY
  Q98.1 クラインフェルター症候群，2本以上のX染色体をもつ男性
  Q98.2 クラインフェルター症候群，46,XX核型をもつ男性
  Q98.4 クラインフェルター症候群，特定不能のもの
Q99.- 他の染色体異常，他に分類されないもの

第 XVIII 章：症状，徴候および異常臨床所見・異常検査所見で他に分類されないもの（R00−R99）

R55 失神および虚脱
R56 けいれん，他に分類されないもの
  R56.0 熱性けいれん
  R56.8 その他および特定不能のけいれん
R62 標準身体発育不全
  R62.0 標準発達遅延
  R62.8 他の標準身体発育不全
  R62.9 標準身体発育不全，特定不能のもの
R63 食物および水分摂取に関する症状と徴候
  R63.0 食欲不振
  R63.1 多飲（症）
  R63.4 異常体重減少
  R63.5 異常体重増加
R78.- 正常では血中から検出されない薬物およびその他の物質の検出
    〈含〉アルコール（R78.0），アヘン薬物（R78.1），コカイン（R78.2），
    幻覚剤（R78.3），嗜癖傾向のあるその他の薬物（R78.4），
    向精神薬（R78.5），リチウムの異常値（R78.8）

R83　脳脊髄液に関する異常所見
R90.-　中枢神経系の画像診断における異常所見
R94　機能検査の異常所見
　　R94.0　中枢神経系の機能検査における異常所見
　　　　　〈含〉脳波（EEG）異常

第 XIX 章：損傷，中毒およびその他の外因の影響（S00－T98）

S06　頭蓋内損傷
　　S06.0　震盪（症）
　　S06.1　外傷性脳浮腫
　　S06.2　びまん性脳損傷
　　S06.3　局所性脳損傷
　　S06.4　硬膜外出血
　　S06.5　外傷性硬膜下出血
　　S06.6　外傷性くも膜下出血
　　S06.7　持続性昏睡状態を伴う頭蓋内損傷

第 XX 章：疾病および死亡の外因（V01－Y98）

故意による自傷行為（X60－X84）
　　〈含〉意図的な自己誘発性の中毒，自傷および自殺
X60　非オピオイド系鎮痛薬，解熱薬および抗リウマチ薬による故意の自己中毒および身体を危険にさらす行為
X61　抗てんかん薬，鎮静・催眠薬，パーキンソン病治療薬および向精神薬による故意の自己中毒および身体を危険にさらす行為，他に分類されないもの
　　〈含〉抗うつ薬，バルビツール酸，神経抑制薬，興奮薬
X62　麻薬および精神変容薬［幻覚発現薬］による故意の自己中毒および身体を危険にさらす行為，他に分類されないもの
　　〈含〉インド大麻（誘導体），コカイン，コデイン，ヘロイン，リセルギド（LSD），メスカリン，メサドン，モルヒネ，オピ

ウム（アルカロイド）

- X63 自律神経系に作用するその他の薬物による故意の自己中毒および身体を危険にさらす行為
- X64 その他および特定不能の薬物、薬剤および生物学的製剤による故意の自己中毒および身体を危険にさらす行為
- X65 アルコールによる故意の自己中毒および身体を危険にさらす行為
- X66 有機溶剤およびハロゲン化炭化水素類およびそれらの蒸気による故意の自己中毒および身体を危険にさらす行為
- X67 その他のガスおよび蒸気による故意の自己中毒および身体を危険にさらす行為
  〈含〉一酸化炭素および公共ガス
- X68 農薬による故意の自己中毒および身体を危険にさらす行為
- X69 その他および特定不能の化学物質および有害物質による故意の自己中毒および身体を危険にさらす行為
  〈含〉腐食性の芳香属、酸、塩基
- X70 縊首、絞首および窒息による故意の自傷行為
- X71 溺死および溺水による故意の自傷行為
- X72 拳銃の発射による故意の自傷行為
- X73 ライフル、散弾銃および大型銃器の発射による故意の自傷行為
- X74 その他および特定不能の銃器の発射による故意の自傷行為
- X75 爆発物による故意の自傷行為
- X76 煙、火および火炎による故意の自傷行為
- X77 スチーム、高温蒸気および高温物体による故意の自傷行為
- X78 鋭利な物体による故意の自傷行為
- X79 鈍器による故意の自傷行為
- X80 高所からの飛び降りによる故意の自傷行為
- X81 移動中の物体の前への飛び込みまたは横臥による故意の自傷行為
- X82 モーター車両の衝突による故意の自傷行為
- X83 その他の特定できる手段による故意の自傷行為
  〈含〉飛行機の衝突、電気椅子、腐食性物質（中毒を除く）
- X84 特定不能の手段による故意の自傷行為

暴行（X85－Y09）

〈含〉殺人；何らかの手段で他者から加害される侵害行為

X93	銃の発射による暴行
X99	鋭利な物体による暴行
Y00	鈍器による暴行
Y04	暴力による暴行
Y05	暴力による性的暴行
Y06.-	生存に必要な保護をしないことおよび遺棄
Y07.-	その他の虐待症候群

〈含〉精神的虐待，肉体的虐待，性的虐待，拷問

治療上の使用により有害作用を引き起こした薬物，薬剤および生物学的物質（Y40－Y59）

Y46	抗てんかん薬およびパーキンソン病治療薬
Y46.7	パーキンソン病治療薬
Y47.-	鎮静薬，催眠薬および抗不安薬
Y49	向精神薬，他に分類されないもの
Y49.0	三環系および四環系抗うつ薬
Y49.1	モノアミンオキシダーゼ阻害性抗うつ薬
Y49.2	その他および特定不能の抗うつ薬
Y49.3	フェノチアジン系抗精神病薬および神経抑制薬
Y49.4	ブチロフェノン系およびチオキサンテン系神経抑制薬
Y49.5	その他の抗精神病薬および神経抑制薬
Y49.6	精神変容薬（幻覚発現薬）
Y49.7	乱用される可能性がある興奮薬
Y49.8	その他の向精神薬，他に分類されないもの
Y49.9	向精神薬，特定不能のもの
Y50.-	中枢神経系興奮薬，他に分類されないもの
Y51.-	主として自律神経系に作用する薬物
Y57.-	その他および特定不能の薬物および薬剤

第XXI章：健康状態に影響を及ぼす要因および保健サービスの利用（Z00－Z99）

Z00	症状の訴えも記載された診断名もない人の一般検査および診察
Z00.4	一般的精神医学的検査，他に分類されないもの

- **Z02　管理目的の検査**
  - Z02.3　軍隊への入隊のための検査
  - Z02.4　運転免許のための検査
  - Z02.6　保険目的の検査
  - Z02.7　診断書の発行
- **Z03　疾病および病態の疑いに対する医学的観察および評価**
  - Z03.2　精神および行動の障害の疑いに対する観察
    〈含〉精神障害を示唆する振舞いをみせない非社会的行動，放火，強盗行為，万引の観察
- **Z04　その他の理由による検査および観察**
  〈含〉法医学的理由による検査
  - Z04.6　当局の要請による一般精神医学的検査
- **Z50　リハビリテーション処置に関連するケア**
  - Z50.2　アルコール中毒症リハビリテーション
  - Z50.3　薬物中毒症リハビリテーション
  - Z50.4　精神療法，他に分類されないもの
  - Z50.7　作業療法および職業的リハビリテーション，他に分類されないもの
  - Z50.8　その他のリハビリテーション処置に関連するケア
    〈含〉タバコ乱用のリハビリテーション，日常生活の行動力（ADL）の訓練
- **Z54　回復期**
  - Z54.3　精神療法後の回復期
- **Z55.-　教育および識字に関連する問題**
- **Z56.-　雇用および失業に関連する問題**
- **Z59.-　住居および経済的環境に関連する問題**
- **Z60　社会的環境に関連する問題**
  - Z60.0　ライフサイクル移行期における適応の問題
  - Z60.1　非定型的養育関係
  - Z60.2　独居
  - Z60.3　社会同化困難
  - Z60.4　社会的排斥および社会的拒絶
  - Z60.5　好ましくない差別および迫害の標的と受けとられる状態
  - Z60.8　社会的環境に関連するその他の問題

- **Z61** 小児期における否定的な生活体験に関連する問題
  - Z61.0 小児期における愛情関係の喪失
  - Z61.1 小児期における家庭からの別離
  - Z61.2 小児期における家族関係の変化
  - Z61.3 小児期の自尊心喪失を引き起こす事件
  - Z61.4 家族による子どもに対する性的虐待についての申し立てに関連する問題
  - Z61.5 家族以外の者による子どもに対する性的虐待についての申し立てに関連する問題
  - Z61.6 子どもに対する身体的虐待の申し立てに関連する問題
  - Z61.7 小児期における個人的な恐怖体験
  - Z61.8 小児期におけるその他の否定的な生活体験
- **Z62** 養育に関連するその他の問題
  - Z62.0 親の不適切な監督および管理
  - Z62.1 親の過保護
  - Z62.2 施設養育
  - Z62.3 子どもに対する敵意および子どもを敵意の身代わりとすること
  - Z62.4 子どもに対する情緒的軽視
  - Z62.5 養育の怠慢に関連するその他の問題
  - Z62.6 親の不適切な圧迫および養育のその他の質的な異常
  - Z62.8 養育に関連するその他の明示された問題
- **Z63** 家族に関連するその他の問題,家族環境を含む
  - Z63.0 配偶者またはパートナーとの関係における問題
  - Z63.1 両親および義理の家族との関係における問題
  - Z63.2 不適切な家族の援助
  - Z63.3 家族の構成員の不在
  - Z63.4 家族の失踪あるいは死亡
  - Z63.5 離別および離婚による家庭の崩壊
  - Z63.6 家庭におけるケアの必要な扶養親族
  - Z63.7 家族や家庭に影響するその他のストレスの多い生活体験
  - Z63.8 家族に関連するその他の明示された問題
- **Z64** 社会心理的環境に関連する問題
  - Z64.0 望まない妊娠に関連する問題

- Z64.2 危険および有害と知られている身体的，栄養的および化学的介入を求めたり，受け入れたりすること
- Z64.3 危険および有害と知られている行動的および心理的介入を求めたり，受け入れたりすること
- Z64.4 カウンセラーとの不和
  〈含〉保護観察官，ソーシャルワーカー

Z65 その他の社会心理的環境に関連する問題
- Z65.0 収監を伴わない民事および刑事訴訟の有罪決定
- Z65.1 収監およびその他の拘禁
- Z65.2 刑務所からの釈放に関連する問題
- Z65.3 その他の法的環境に関連する問題
  〈含〉逮捕されること，小児が保護監禁されることあるいは保護観察中であること
- Z65.4 犯罪およびテロリズムの被害者
- Z65.5 災害，戦争およびその他の敵対行為との遭遇

Z70.- 性的態度，性的行動および性の方向づけに関連するカウンセリング

Z71 その他のカウンセリングおよび医学的助言についての保健サービスの利用者，他に分類されないもの
- Z71.4 アルコール乱用カウンセリングおよびサーベイランス
- Z71.5 薬物乱用に関するカウンセリングおよびサーベイランス
- Z71.6 タバコ乱用カウンセリング

Z72 生活様式に関連する問題
- Z72.0 喫煙
- Z72.1 飲酒
- Z72.2 薬物使用
- Z72.3 運動不足
- Z72.4 不適切な食事および食習慣
- Z72.5 リスクの高い性行動
- Z72.6 賭博および賭けごと
- Z72.8 生活様式に関連するその他の問題
  〈含〉自己破壊的な行動

Z73 生活管理困難に関連する問題
- Z73.0 燃えつき（状態）
- Z73.1 人格的特徴の強調

〈含〉タイプAの行動パターン
- Z73.2 休養および余暇の不足
- Z73.3 ストレス, 他に分類されないもの
- Z73.4 世渡り下手, 他に分類されないもの
- Z73.5 社会的不協調, 他に分類されないもの

Z75 医療機関およびその他の保健ケアに関連する問題
- Z75.1 適切な施設への入居待機者
- Z75.2 診査および治療のためのその他の待機中
- Z75.5 休日交替ケア

Z76 その他の環境下での保健サービスの利用者
- Z76.0 処方箋の反復発行
- Z76.5 詐病（意識的な模倣）
  〈含〉明らかな動機をもって疾病を装う人

Z81 精神および行動の障害の家族歴
- Z81.0 精神遅滞（知的障害）の家族歴
- Z81.1 アルコール乱用の家族歴
- Z81.3 その他の精神作用物質乱用の家族歴
- Z81.8 その他の精神および行動の障害の家族歴

Z82 能力低下および能力低下をもたらす慢性疾患の家族歴
- Z82.0 てんかんおよびその他の神経系疾患の家族歴

Z85.- 悪性新生物の病歴

Z86 その他の疾患の病歴
- Z86.0 その他の新生物の病歴
- Z86.4 精神作用物質乱用の病歴
- Z86.5 その他の精神および行動の疾患の病歴
- Z86.6 神経系および感覚器の疾患の病歴

Z87 その他の疾患および病態の病歴
- Z87.7 先天奇形, 変形および染色体異常の病歴

Z91 危険因子の病歴, 他に分類されないもの
- Z91.1 医療および指示への不従順の病歴
- Z91.4 心理的外傷の病歴, 他に分類されないもの
- Z91.5 自傷の病歴
  〈含〉偽装自殺, 自己中毒, 自殺企図

主要研究者リスト

ICD-10 案の実地試行には，40 カ国，110 施設の研究者および臨床家が参加した．彼らの労およびコメントは，分類および臨床記述と診断ガイドラインの初稿を引き続いて改訂するためにきわめて重要であった．すべての主要研究者名を以下に記す．分類およびガイドラインの初稿を作成した人をアステリスク（*）で示してある．

Australia

Dr P. J. V. Beumont (Sydney)・Dr E. Blackmore (Nedlands)・Dr R. Davidson (Nedlands)・Ms C. R. Dossetor (Melbourne)・Dr G. A. German (Nedlands)・*Dr A. S. Henderson (Canberra)・Dr H. E. Herrman (Melbourne)・Dr G. Johnson (Perth)・Dr A. F. Jorm (Canberra)・Dr S. D. Joshua (Melbourne)・Dr S. Kisely (Perth)・Dr T. Lambert (Nedlands)・Dr P. D. McGorry (Melbourne)・Dr I. Pilowski (Adelaide)・Dr J. Saunders (Camperdown)・Dr B. Singh (Melbourne)

Austria

Dr P. Berner (Vienna)・Dr H. Katschnig (Vienna)・Dr G. Koinig (Vienna)・Dr K. Meszaros (Vienna)・Dr P. Schuster (Vienna)・*Dr H. Strotzka (Vienna)

Bahrain

Dr M. K. Al-Haddad・Dr C. A. Kamel・Dr M. A. Mawgoud

Belgium

Dr D. Bobon (Liège)・Dr C. Mormont (Liège)・Dr W. Vandereyken (Louvain)

Brazil

Dr P. B. Abreu (Porto Alegre)・Dr N. Bezerra (Porto Alegre)・Dr M. Bugallo (Pelotas)・Dr E. Busnello (Porto Alegre)・Dr D. Caetano (Campinas)・Dr C. Castellarin (Porto Alegre)・Dr M. L. F. Chaves (Porto Alegre)・Dr D. Coniberti (Pelotas)・Dr V. Damiani (Pelotas)・Dr M. P. A. Fleck (Porto Alegre)・Dr M. K. Gehlen (Porto Alegre)・Dr D. Hilton Post (Pelotas)・Dr L. Knijnik (Porto Alegre)・Dr M. Knobel (Campinas)・Dr P. S. P. Lima (Porto Alegre)・Dr S. Olivé Leite (Pelotas)・Dr C. M. S. Osorio (Porto Alegre)・Dr F. Resmini (Pelotas)・Dr G. Soares (Porto Alegre)・Dr A. P. Santin (Porto Alegre)・Dr S. B. Zimmer (Porto Alegre)

Bulgaria

Dr M. Boyadjieva (Sofia)・Dr A. Jablensky (Sofia)・Dr K. Kirov (Sofia)・Dr V. Milanova (Sofia)・Dr V. Nikolov (Sofia)・Dr I. Temkov (Sofia)・Dr K. Zaimov (Sofia)

Canada

Dr J. Beitchman (London)・Dr D. Bendjilali (Baie-Comeau)・Dr D. Berube (Baie-Comeau)・Dr D. Bloom (Verdun)・Dr D. Boisvert (Baie-Comeau)・Dr R. Cooke (London)・Dr A. J. Cooper (St Thomas)・Dr J. J. Curtin (London)・Dr J. L. Deinum (London)・Dr M. L. D.

Fernando (St Thomas) · Dr P. Flor-Henry (Edmonton) · Dr L. Gaborit (Baie-Comeau) · Dr P. D. Gatfield (London) · Dr A. Gordon (Edmonton) · Dr J. A. Hamilton (Toronto) · Dr G. P. Harnois (Verdun) · Dr G. Hasey (London) · Dr W.-T. Hwang (Toronto) · Dr H. Iskandar (Verdun) · Dr B. Jean (Verdun) · Dr W. Jilek (Vancouver) · Dr D. L. Keshav (London) · Dr M. Koilpillai (Edmonton) · Dr M. Konstantareas (London) · Dr T. Lawrence (Toronto) · Dr M. Lalinec (Verdun) · Dr G. Lefebvre (Edmonton) · Dr H. Lehmann (Montreal) · *Dr Z. Lipowski (Toronto) · Dr B. L. Malhotra (London) · Dr R. Manchanda (St Thomas) · Dr H. Merskey (London) · Dr J. Morin (Verdun) · Dr N. P. V. Nair (Verdun) · Dr J. Peachey (Toronto) · Dr B. Pedersen (Toronto) · Dr E. Persad (London) · Dr G. Remington (London) · Dr P. Roper (Verdun) · Dr C. Ross (Winnipeg) · Dr S. S. Sandhu (St Thomas) · Dr M. Sharma (Verdun) · Dr M. Subak (Verdun) · Dr R. S. Swaminath (St Thomas) · Dr G. N. Swamy (St Thomas) · Dr V. R. Velamoor (St Thomas) · Dr K. Zukowska (Baie-Comeau)

China

Dr He Wei (Chengdu) · Dr Huang Zong-mei (Shanghai) · Dr Liu Pei-yi (Chengdu) · Dr Liu Xie-he (Chengdu) · *Dr Shen Yu-cun (Beijing) · Dr Song Wei-sheng (Chengdu) · Dr Xu Tao-yuan (Shanghai) · Du Xu Yi-feng (Shanghai) · *Dr Xu You-xin (Beijing) · Dr Yang De-sen (Changsha) · Dr Yang Quan (Chengdu) · Dr Zhang Lian-di (Shanghai)

Colombia

Dr A. Acosta (Cali) · Dr W. Arevalo (Cali) · Dr A. Calvo (Cali) · Dr E. Castrillon (Cali) · Dr C. E. Climent (Cali) · Dr L. V. de Aragon (Cali) · Dr M. V. de Arango (Cali) · Dr G. Escobar (Cali) · Dr L. F. Gaviria (Cali) · Dr C. H. Gonzalez (Cali) · Dr C. A. Léon (Cali) · Dr S. Martinez (Cali) · Dr R. Perdomo (Cali) · Dr E. Zambrano (Cali)

Costa Rica

Dr E. Madrigal-Segura (San José)

Côte d'Ivoire

Dr B. Claver (Abidjan)

Cuba

Dr C. Acosta Nodal (Havana) · Dr C. Acosta Rabassa (Manzanillo) · Dr O. Ares Freijo (Havana) · Dr A. Castro Gonzalez (Manzanillo) · Dr J. Cueria Basulto (Manzanillo) · Dr C. Dominguez Abreu (Havana) · Dr F. Duarte Castaneda (Havana) · Dr O. A. Freijo (Havana) · Dr F. Galan Rubi (Havana) · Dr A. C. Gonzalez (Manzanillo) · Dr R. Gonzalez Menendez (Havana) · Dr M. Guevara Machado (Havana) · Dr H. Hernandez Elias (Pinar del Rio) · Dr R. Hernandez Rios (Havana) · Dr M. Leyva Concepcion (Havana) · Dr M. Ochoa Cortina (Havana) · Dr A. Otero Ojeda (Havana) · Dr L. de la Parte Perez (Havana) · Dr V. Ravelo Perez (Havana) · Dr M. Ravelo Salazar (Havana) · Dr R. H. Rios (Havana) · Dr J. Rodriguez Garcia (Havana) · Dr T. Rodriguez Lopez (Pinar del Rio) · Dr E. Sabas Moraleda (Havana) · Dr M. R. Salazar (Havana) · Dr H. Suarez Ramos (Havana) · Dr I. Valdes Hidalgo (Havana) · Dr C. Vasallo Mantilla (Havana)

Czechoslovakia

Dr P. Baudis (Prague) · Dr V. Filip (Prague) · Dr D. Seifertova (Prague) · Dr D. Taussigova (Prague)

Denmark

Dr J. Aagaard (Aarhus) · Dr J. Achton (Aarhus) · Dr E. Andersen (Odense) · Dr T. Arngrim (Aarhus) · Dr E. Bach Jensen (Aarhus) · Dr U. Bartels (Aarhus) · Dr P. Bech (Hillerod) · Dr A. Bertelsen (Aarhus) · Dr B. Butler (Hillerod) · Dr L. Clemmesen (Hillerod) · Dr H. Faber (Aarhus) · Dr O. Falk Madsen (Aarhus) · Dr T. Fjord-Larsen (Aalborg) · Dr F. Gerholt (Odense) · Dr J. Hoffmeyer (Odense) · Dr S. Jensen (Aarhus) · Dr. P. W. Jepsen (Hillerod) · Dr P. Jorgensen (Aarhus) · Dr M. Kastrup (Hillerod) · Dr P. Kleist (Aarhus) · Dr A. Korner (Copenhagen) · Dr P. Kragh-Sorensen (Odense) · Dr K. Kristensen (Odense) · Dr I. Kyst (Aarhus) · Dr M. Lajer (Aarhus) · Dr J. K. Larsen (Copenhagen) · Dr P. Liisberg (Aarhus) · Dr H. Lund (Aarhus) · Dr J. Lund (Aarhus) · Dr S. Moller-Madsen (Copenhagen) · Dr I. Moulvad (Aarhus) · Dr B. Nielsen (Odense) · Dr B. M. Nielsen (Copenhagen) · Dr C. Norregard (Copenhagen) · Dr P. Pedersen (Odense) · Dr L. Poulsen (Odense) · Dr K. Raben Pedersen (Aarhus) · Dr P. Rask (Odense) · Dr N. Reisby (Aarhus) · Dr K. Retboll (Aarhus) · Dr F. Schulsinger (Copenhagen) · Dr C. Simonsen (Aarhus) · Dr E. Simonsen (Copenhagen) · Dr H. Stockmar (Aarhus) · Dr S.E. Straarup (Aarhus) · *Dr E. Strömgren (Aarhus) · Dr L. S. Strömgren (Aarhus) · Dr J. S. Thomsen (Aalborg) · Dr P. Vestergaard (Aarhus) · Dr T. Videbech (Aarhus) · Dr T. Vilmar (Hillerod) · Dr A. Weeke (Aarhus)

Egypt

Dr M. Sami Abdel-Gawad (Cairo) · Dr A. S. Eldawla (Cairo) · Dr K. El Fawal (Alexandria) · Dr A. H. Khalil (Cairo) · Dr S. S. Nicolas (Alexandria) · Dr A. Okasha (Cairo) · Dr M. A. Shohdy (Cairo) · Dr H. El Shoubashi (Alexandria) · Dr M. I. Soueif (Cairo) · Dr N. N. Wig (Alexandria)

Germany

Dr M. Albus (Munich) · Dr H. Amorosa (Munich) · Dr O. Benkert (Mainz) · Dr M. Berger (Freiburg) · Dr B. Blanz (Mannheim) · Dr M. von Bose (Munich) · Dr B. Cooper (Mannheim) · Dr. M. von Cranach (Kaufbeuren) · Mr T. Degener (Essen) · Dr H. Dilling (Lübeck) · Dr R. R. Engel (Munich) · Dr K. Foerster (Tübingen) · Dr H. Freyberger (Lübeck) · Dr G. Fuchs (Ottobrunn) · Dr M. Gastpar (Essen) · *Dr J. Glatzel (Mainz) · Dr H. Gutzmann (Berlin) · Dr H. Häfner (Mannheim) · Dr H. Helmchen (Berlin) · Dr S. Herdemerten (Essen) · Dr W. Hiller (Munich) · Dr A. Hillig (Mannheim) · Dr H. Hippius (Munich) · Dr P. Hoff (Munich) · Dr S. O. Hoffmann (Mainz) · Dr K. Koehler (Bonn) · Dr R. Kuhlmann (Essen) · *Dr G.-E. Kühne (Jena) · Dr E. Lomb (Essen) · Dr W. Maier (Mainz) · Dr E. Markwort (Lübeck) · Dr K. Maurer (Mannheim) · Dr J. Mittelhammer (Munich) · Dr H.-J. Moller (Bonn) · Dr W. Mombour (Munich) · Dr J. Niemeyer (Mannheim) · Dr R. Olbrich (Mannheim) · Dr M. Philipp (Mainz) · Dr K. Quaschner (Mannheim) · Dr H. Remschmidt (Marburg) · Dr G. Rother (Essen) · Dr R. Rummler (Munich) · Dr H. Sass (Aachen) · Mr H. W. Schaffert (Essen) · Dr H. Schepank (Mannheim) · Dr M. H. Schmidt (Mannheim) · Dr R.-D. Stieglitz (Berlin) · Dr M. Strockens (Essen) · Dr W. Trabert (Homburg) · Dr W. Tress (Mannheim) · Dr H.-U. Wittchen (Munich) · Dr M. Zaudig (Munich)

France

Dr J. F. Allilaire (Paris)・Dr J. M. Azorin (Marseilles)・Dr Baier (Strasbourg)・Dr M. Bouvard (Paris)・Dr C. Bursztejn (Strasbourg)・Dr P. F. Chanoit (Paris)・Dr M.-A. Crocq (Rouffach)・Dr J. M. Danion (Strasbourg)・Dr A. Des Lauriers (Paris)・Dr M. Dugas (Paris)・Dr B. Favre (Paris)・Dr C. Gerard (Paris)・Dr S. Giudicelli (Marseilles)・Dr J. D. Guelfi (Paris)・Dr M. F. Le Heuzey (Paris)・Dr V. Kapsambelis (Paris)・Dr Koriche (Strasbourg)・Dr S. Lebovici (Bobigny)・Dr J. P. Lepine (Paris)・Dr C. Lermuzeaux (Paris)・*Dr R. Misès (Paris)・Dr J. Oules (Montauban)・Dr P. Pichot (Paris)・Dr. D. Roume (Paris)・Dr L. Singer (Strasbourg)・Dr M. Triantafyllou (Paris)・Dr D. Widlocher (Paris)

Greece

*Dr C. R. Soldatos (Athens)・Dr C. Stefanis (Athens)

Hungary

Dr J. Szilard (Szeged)

India

Dr A. K. Agarwal (Lucknow)・Dr N. Ahuja (New Delhi)・Dr A. Avasthi (Chandigarh)・Dr G. Bandopaday (Calcutta)・Dr P. B. Behere (Varanasi)・Dr P. K. Chaturvedi (Lucknow)・Dr H. M. Chawla (New Delhi)・Dr H. M. Chowla (New Delhi)・Dr P. K. Dalal (Lucknow)・Dr P. Das (New Delhi)・Dr R. Gupta (Ludhiana)・Dr S. K. Khandelwal (New Delhi)・Dr S. Kumar (Lucknow)・Dr N. Lal (Lucknow)・Dr S. Malhotra (Chandigarh)・Dr D. Mohan (New Delhi)・Dr S. Murthy (Bangalore)・Dr P. S. Nandi (Calcutta)・Dr R. L. Narang (Ludhiana)・Dr J. Paul (Vellore)・Dr M. Prasad (Lucknow)・Dr R. Raghuram (Bangalore)・Dr G. N. N. Reddy (Bangalore)・Dr S. Saxena (New Delhi)・Dr B. Sen (Calcutta)・Dr C. Shamasundar (Bangalore)・Dr H. Singh (Lucknow)・Dr P. Sitholey (Lucknow)・Dr S. C. Tiwari (Lucknow)・Dr B. M. Tripathi (Varanasi)・Dr J. K. Trivedi (Lucknow)・Dr V. K. Varma (Chandigarh)・Dr A. Venkoba Rao (Madurai)・Dr A. Verghese (Vellore)・Dr K. R. Verma (Varanasi)

Indonesia

Dr R. Kusumanto Setyonegoro (Jakarta)・Dr D. B. Lubis (Jakarta)・Dr L. Mangendaan (Jakarta)・Dr W. M. Roan (Jakarta)・Dr K. B. Tun (Jakarta)

Islamic Republic of Iran

Dr H. Davidian (Tehran)

Ireland

Dr A. O'Grady-Walshe (Dublin)・Dr D. Walsh (Dublin)

Israel

Dr R. Blumensohn (Petach-Tikua)・Dr H. Hermesh (Petach-Tikua)・Dr H. Munitz (Petach-Tikua)・Dr S. Tyano (Petach-Tikua)

Italy

Dr M. G. Ariano (Naples) · Dr F. Catapano (Naples) · Dr A. Cerreta (Naples) · Dr S. Galderisi (Naples) · Dr M. Guazzelli (Pisa) · Dr D. Kemali (Naples) · Dr S. Lobrace (Naples) · Dr C. Maggini (Pisa) · Dr M. Maj (Naples) · Dr A. Mucci (Naples) · Dr M. Mauri (Pisa) · Dr P. Sarteschi (Pisa) · Dr M. R. Solla (Naples) · Dr F. Veltro (Naples)

Japan

Dr Y. Atsumi (Tokyo) · Dr T. Chiba (Sapporo) · Dr T. Doi (Tokyo) · Dr F. Fukamauchi (Tokyo) · Dr J. Fukushima (Sapporo) · Dr T. Gotohda (Sapporo) · Dr R. Hayashi (Ichikawa) · Dr I. Hironaka (Nagasaki) · Dr H. Hotta (Fukuoka) · Dr J. Ichikawa (Sapporo) · Dr T. Inoue (Sapporo) · Dr K. Kadota (Fukuoka) · Dr S. Kaneno (Tokyo) · Dr T. Kasahara (Sapporo) · Dr M. Kato (Tokyo) · Dr D. Kawatani (Fukuoka) · Dr R. Kobayashi (Fukuoka) · Dr M. Kohsaka (Sapporo) · Dr T. Kojima (Tokyo) · Dr M. Komiyama (Tokyo) · Dr T. Koyama (Sapporo) · Dr A. Kuroda (Tokyo) · Dr H. Machizawa (Ichikawa) · Dr R. Masui (Fukuoka) · Dr R. Matsubara (Sapporo) · Dr M. Matsumori (Ichikawa) · Dr E. Matsushima (Tokyo) · Dr M. Matsuura (Tokyo) · Dr S. Michituji (Nagasaki) · Dr H. Mori (Sapporo) · Dr N. Morita (Sapporo) · Dr I. Nakama (Nagasaki) · Dr Y. Nakane (Nagasaki) · Dr M. Nakayama (Sapporo) · Dr M. Nankai (Tokyo) · Dr R. Nishimura (Fukuoka) · Dr M. Nishizono (Fukuoka) · Dr Y. Nonaka (Fukuoka) · Dr T. Obara (Sapporo) · Dr Y. Odagaki (Sapporo) · Dr U. Y. Ohta (Nagasaki) · Dr K. Ohya (Tokyo) · Dr S. Okada (Ichikawa) · Dr Y. Okubo (Tokyo) · Dr J. Semba (Tokyo) · Dr H. Shibuya (Tokyo) · Dr N. Shinfuku (Tokyo) · Dr M. Shintani (Tokyo) · Dr K. Shoda (Tokyo) · Dr T. Sumi (Sapporo) · Dr R. Takahashi (Tokyo) · Dr T. Takahashi (Ichikawa) · Dr T. Takeuchi (Ichikawa) · Dr S. Tanaka (Sapporo) · Dr G. Tomiyama (Ichikawa) · Dr S. Tsutsumi (Fukuoka) · Dr J. Uchino (Nagasaki) · Dr H. Uesugi (Tokyo) · Dr S. Ushijima (Fukuoka) · Dr M. Wada (Sapporo) · Dr T. Watanabe (Tokyo) · Dr Y. Yamashita (Sapporo) · Dr N. Yamanouchi (Ichikawa) · Dr H. Yasuoka (Fukuoka)

Kuwait

Dr F. El-Islam (Kuwait)

Liberia

Dr B. L. Harris (Monrovia)

Luxembourg

Dr G. Chaillet (Luxembourg) · *Dr C. B. Pull (Luxembourg) · Dr M. C. Pull (Luxembourg)

Mexico

Dr S. Altamirano (Mexico D. F.) · Dr G. Barajas (Mexico D. F.) · Dr C. Berlanga (Mexico D. F.) · Dr J. Cravioto (Mexico D. F.) · Dr G. Enriquez (Mexico D. F.) · Dr R. de la Fuente (Mexico D. F.) · Dr G. Heinze (Mexico D. F.) · Dr J. Hernandez (Mexico D. F.) · Dr M. Hernandez (Mexico D. F.) · Dr M. Ruiz (Mexico D. F.) · Dr M. Solano (Mexico D. F.) · Dr A. Sosa (Mexico D. F.) · Dr D. Urdapileta (Mexico D. F.) · Dr L. E. de la Vega (Mexico D. F.)

Netherlands
Dr V. D. Bosch (Groningen)・Dr R. F. W. Diekstra (Leiden)・*Dr R. Giel (Groningen)・Dr O. Van der Hart (Amsterdam)・Dr W. Heuves (Leiden)・Dr Y. Poortinga (Tilburg)・Dr C. Slooff (Groningen)

New Zealand
Dr C. M. Braganza (Tokanui)・Dr J. Crawshaw (Wellington)・Dr P. Ellis (Wellington)・Dr P. Hay (Wellington)・Dr G. Mellsop (Wellington)・Dr J. R. B. Saxby (Tokanui)・Dr G. S. Ungvari (Tokanui)

Nigeria
*Dr R. Jegede (Ibadan)・Dr K. Ogunremi (Ilorin)・Dr J. U. Ohaeri (Ibadan)・Dr M. Olatawura (Ibadan)・Dr B. O. Osuntokun (Ibadan)

Norway
Dr M. Bergem (Oslo)・Dr A. A. Dahl (Oslo)・Dr L. Eitinger (Oslo)・Dr C. Guldberg (Oslo)・Dr H. Hansen (Oslo)・*Dr U. Malt (Oslo)

Pakistan
Dr S. Afgan (Rawalpindi)・Dr A. R. Ahmed (Rawalpindi)・Dr M. M. Ahmed (Rawalpindi)・Dr S. H. Ahmed (Karachi)・Dr M. Arif (Karachi)・Dr S. Baksh (Rawalpindi)・Dr T. Baluch (Karachi)・Dr K. Z. Hasan (Karachi)・Dr I. Haq (Karachi)・Dr S. Hussain (Rawalpindi)・Dr S. Kalamat (Rawalpindi)・Dr K. Lal (Karachi)・Dr F. Malik (Rawalpindi)・Dr M. H. Mubbashar (Rawalpindi)・Dr Q. Nazar (Rawalpindi)・Dr T. Qamar (Rawalpindi)・Dr T. Y. Saraf (Rawalpindi)・Dr Sirajuddin (Karachi)・Dr I. A. K. Tareen (Lahore)・Dr K. Tareen (Lahore)・Dr M. A. Zahid (Lahore)

Peru
Dr J. Marietegui (Lima)・Dr A. Perales (Lima)・Dr C. Sogi (Lima)・Dr D. Worton (Lima)・Dr H. Rotondo (Lima)

Poland
Dr M. Anczewska (Warsaw)・Dr E. Bogdanowicz (Warsaw)・Dr A. Chojnowska (Warsaw)・Dr K. Gren (Warsaw)・Dr J. Jaroszynski (Warsaw)・Dr A. Kiljan (Warsaw)・Dr E. Kobrzynska (Warsaw)・Dr L. Kowalski (Warsaw)・Dr S. Leder (Warsaw)・Dr E. Lutynska (Warsaw)・Dr B. Machowska (Warsaw)・Dr A. Piotrowski (Warsaw)・Dr S. Puzynski (Warsaw)・Dr M. Rzewuska (Warsaw)・Dr I. Stanikowska (Warsaw)・Dr K. Tarczynska (Warsaw)・Dr I. Wald (Warsaw)・Dr J. Wciorka (Warsaw)

Republic of Korea
Dr Young Ki Chung (Seoul)・Dr M. S. Kil (Seoul)・Dr B. W. Kim (Seoul)・Dr H. Y. Lee (Seoul)・Dr M. H. Lee (Seoul)・Dr S. K. Min (Seoul)・Dr B. H. Oh (Seoul)・Dr S. C. Shin (Seoul)

Romania

Dr M. Dehelean (Timisoara) · Dr P. Dehelean (Timisoara) · Dr M. Ienciu (Timisoara) · Dr M. Lazarescu (Timisoara) · Dr O. Nicoara (Timisoara) · Dr F. Romosan (Timisoara) · Dr D. Schrepler (Timisoara)

Russian Federation

Dr I. Anokhina (Moscow) · Dr V. Kovalev (Moscow) · Dr A. Lichko (St Petersburg) · *Dr R. A. Nadzharov (Moscow) · *Dr A. B. Smulevitch (Moscow) · Dr A. S. Tiganov (Moscow) · Dr V. Tsirkin (Moscow) · Dr M. Vartanian (Moscow) · Dr A. V. Vovin (St Petersburg) · Dr N. N. Zharikov (Moscow)

Saudi Arabia

Dr O. M. Al-Radi (Taif) · Dr H. Amin (Riyadh) · Dr W. Dodd (Riyadh) · Dr S. R. A. El Fadl (Riyadh) · Dr A. T. Ibrahim (Riyadh) · Dr M. Marasky (Riyadh) · Dr F. M. A. Rahim (Riyadh)

Spain

Dr A. Abrines (Madrid) · Dr J. L. Alcázar (Madrid) · Dr C. Alvarez (Bilbao) · Dr C. Ballús (Barcelona) · Dr P. Benjumea (Seville) · Dr V. Beramendi (Bilbao) · Dr M. Bernardo (Barcelona) · Dr J. Blanco (Seville) · Dr J. M. Blazquez (Salamanca) · Dr E. Bodega (Madrid) · Dr I. Boulandier (Bilbao) · Dr A. Cabero (Granada) · Dr M. Camacho (Seville) · Dr A. Candina (Bilbao) · Dr J. L. Carrasco (Madrid) · Dr N. Casas (Seville) · Dr C. Caso (Bilbao) · Dr A. Castaño (Madrid) · Dr M. L. Cerceño (Salamanca) · Dr V. Corcés (Madrid) · Dr D. Crespo (Madrid) · Dr O. Cuenca (Madrid) · Dr E. Ensunza (Bilbao) · Dr A. Fernández (Madrid) · Dr P. Fernández-Argüelles (Seville) · Dr E. Gallego (Bilbao) · Dr García (Madrid) · Dr E. Giles (Seville) · Dr J. Giner (Seville) · Dr J. González (Saragossa) · Dr A. González-Pinto (Bilbao) · Dr C. Guaza (Madrid) · Dr J. Guerrero (Seville) · Dr C. Hernández (Madrid) · Dr A. Higueras (Granada) · Dr D. Huertas (Madrid) · Dr J. A. Izquierdo (Salamanca) · Dr J. L. Jimenez (Granada) · Dr L. Jordá (Madrid) · Dr J. Laforgue (Bilbao) · Dr F. Lana (Madrid) · Dr A. Lobo (Saragossa) · Dr J. J. López-Ibor Jr (Madrid) · Dr J. López-Plaza (Saragossa) · Dr C. Maestre (Granada) · Dr F. Marquínez (Bilbao) · Dr M. Martin (Madrid) · Dr T. Monsalve (Madrid) · Dr P. Morales (Madrid) · Dr P. E. Muñoz (Madrid) · Dr A. Nieto (Bilbao) · Dr P. Oronoz (Bilbao) · Dr A. Otero (Barcelona) · Dr A. Ozamiz (Bilbao) · Dr J. Padierna (Bilbao) · Dr E. Palacios (Madrid) · Dr J. Pascual (Bilbao) · Dr M. Paz (Granada) · Dr J. Pérez de los Cobos (Madrid) · Dr J. Pérez-Arango (Madrid) · Dr A. Pérez-Torres (Granada) · Dr A. Pérez-Urdaniz (Salamanca) · Dr J. Perfecto (Salamanca) · Dr R. del Pino (Granada) · Dr J. M. Poveda (Madrid) · Dr A. Preciado (Salamanca) · Dr L. Prieto-Moreno (Madrid) · Dr J. L. Ramos (Salamanca) · Dr F. Rey (Salamanca) · Dr M. L. Rivera (Seville) · Dr P. Rodríguez (Madrid) · Dr P. Rodríguez-Sacristan (Seville) · Dr C. Rueda (Madrid) · Dr J. Ruiz (Granada) · Dr B. Salcedo (Bilbao) · Dr J. San Sebastián (Madrid) · Dr J. Sola (Granada) · Dr S. Tenorio (Madrid) · Dr R. Teruel (Bilbao) · Dr F. Torres (Granada) · Dr J. Vallejo (Bercelona) · Dr M. Vega (Madrid) · Dr B. Viar (Madrid) · Dr D. Vico (Granada) · Dr V. Zubeldia (Madrid)

Sudan

Dr M. B. Bashir (Khartoum) · Dr A. O. Sirag (Khartoum)

Sweden

Dr T. Bergmark (Danderyd)・Dr G. Dalfelt (Lund)・Dr G. Elofsson (Lund)・Dr E. Essen-Möller (Lysekil)・Dr L. Gustafson (Lund)・*Dr B. Hagberg (Gothenburg)・*Dr C. Perris (Umea)・Dr B. Wistedt (Danderyd)

Switzerland

Dr N. Aapro (Geneva)・Dr J. Angst (Zurich)・Dr L. Barrelet (Perreux)・Dr L. Ciompi (Bern)・Dr V. Dittman (Basel)・Dr P. Kielholz (Basel)・Dr E. Kolatti (Geneva)・Dr D. Ladewig (Basel)・Dr C. Müller (Prilly)・Dr J. Press (Geneva)・Dr C. Quinto (Basel)・Dr B. Reith (Geneva)・*Dr C. Scharfetter (Zurich)・Dr M. Sieber (Zurich)・Dr H.-C. Steinhausen (Zurich)・Mr. A. Tongue (Lausanne)

Thailand

Dr C. Krishna (Bangkok)・Dr S. Dejatiwongse (Bangkok)

Turkey

Dr I. F. Dereboy (Ankara)・Dr A. Göğüş (Ankara)・Dr C. Güleç (Ankara)・Dr O. Öztürk (Ankara)・Dr D. B. Uluğ (Ankara)・Dr N. A. Uluşahin (Ankara)・Dr T. B. Üstün (Ankara)

United Kingdom

Dr Adityanjee (London)・Dr P. Ainsworth (Manchester)・Dr T. Arie (Nottingham)・Dr J. Bancroft (Edinburgh)・Dr P. Bebbington (London)・Dr S. Benjamin (Manchester)・Dr I. Berg (Leeds)・Dr K. Bergman (London)・Dr I. Brockington (Birmingham)・Dr J. Brothwell (Nottingham)・Dr C. Burford (London)・Dr J. Carrick (London)・*Dr A. Clare (London)・Dr A. W. Clare (London)・Dr D. Clarke (Birmingham)・*Dr J. E. Cooper (Nottingham)・Dr P. Coorey (Liverpool)・Dr S. J. Cope (London)・Dr J. Copeland (Liverpool)・Dr A. Coppen (Epsom)・*Dr J. A. Corbett (London)・Dr T. K. J. Craig (London)・Dr C. Darling (Nottingham)・Dr C. Dean (Birmingham)・Dr R. Dolan (London)・*Dr J. Griffith Edwards (London)・Dr D. M. Eminson (Manchester)・Dr A. Farmer (Cardiff)・Dr K. Fitzpatrick (Nottingham)・Dr T. Fryers (Manchester)・*Dr M. Gelder (Oxford)・*Dr D. Goldberg (Manchester)・Dr I. M. Goodyer (Manchester)・*Dr M. Gossop (London)・*Dr P. Graham (London)・Dr T. Hale (London)・Dr M. Harper (Cardiff)・Dr A. Higgitt (London)・Dr J. Higgs (Manchester)・Dr N. Holden (Nottingham)・Dr P. Howlin (London)・Dr C. Hyde (Manchester)・Dr R. Jacoby (London)・Dr I. Janota (London)・Dr P. Jenkins (Cardiff)・Dr R. Jenkins (London)・Dr G. Jones (Cardiff)・*Dr R. E. Kendell (Edinburgh)・Dr N. Kreitman (Edinburgh)・Dr R. Kumar (London)・Dr M. H. Lader (London)・Dr R. Levy (London)・Dr J. E. B. Lindesay (London)・Dr W. A. Lishman (London)・Dr A. McBride (Cardiff)・Dr A. D. J. MacDonald (London)・Dr C. McDonald (London)・Dr P. McGuffin (Cardiff)・Dr M. McKenzie (Manchester)・Dr J. McLaughlin (Leeds)・Dr A. H. Mann (London)・Dr S. Mann (London)・*Dr I. Marks (London)・Dr D. Masters (London)・Dr M. Monaghan (Manchester)・Dr K. W. Moses (Manchester)・Dr J. Oswald (Edinburgh)・Dr E. Paykel (London)・Dr N. Richman (London)・Dr Sir Martin Roth (Cambridge)・*Dr G. Russell (London)・*Dr M. Rutter (London)・Dr N. Seivewright (Nottingham)・Dr D. Shaw (Cardiff)・*Dr M. Shepherd (London)・Dr A. Steptoe (London)・*Dr E. Taylor (London)・Dr D. Taylor (Manchester)・Dr R. Thomas (Cardiff)・Dr P. Tyrer (London)・*Dr D. J. West (Cambridge)・Dr P. D. White (London)・Dr A. O. Williams (Liverpool)・Dr P. Williams

(London) · *Dr J. Wing (London) · *Dr L. Wing (London) · Dr S. Wolff (Edinburgh) · Dr S. Wood (London) · Dr W. Yule (London)

United Republic of Tanzania
*Dr J. S. Neki (Dar es Salaam)

United States of America
Dr T. M. Achenbach (Burlington) · Dr H. S. Akiskal (Memphis) · Dr N. Andreasen (Iowa City) · Dr T. Babor (Farmington) · Dr T. Ban (Nashville) · Dr G. Barker (Cincinnati) · Dr J. Bartko (Rockville) · Dr M. Bauer (Richmond) · Dr C. Beebe (Columbia) · Dr D. Beedle (Cambridge) · Dr B. Benson (Chicago) · *Dr F. Benson (Los Angeles) · Dr J. Blaine (Rockville) · Dr G. Boggs (Cincinnati) · Dr R. Boshes (Cambridge) · Dr J. Brown (Farmington) · Dr J. Burke (Rockville) · Dr J. Cain (Dallas) · Dr M. Campbell (New York) · *Dr D. Cantwell (Los Angeles) · Dr R. C. Casper (Chicago) · Dr A. Conder (Richmond) · Dr P. Coons (Indianapolis) · Mrs W. Davis (Washington, DC) · Dr J. Deltito (White Plains) · Dr M. Diaz (Farmington) · Dr M. Dumaine (Cincinnati) · Dr C. DuRand (Cambridge) · Dr M. H. Ebert (Nashville) · Dr J. I. Escobar (Farmington) · Dr R. Falk (Richmond) · Dr M. First (New York) · Dr M. F. Folstein (Baltimore) · Dr S. Foster (Philadelphia) · Dr A. Frances (New York) · Dr S. Frazier (Belmont) · Dr S. Freeman (Cambridge) · Dr H. E. Genaidy (Hastings) · Dr P. M. Gillig (Cincinnati) · Dr M. Ginsburg (Cincinnati) · Dr F. Goodwin (Rockville) · Dr E. Gordis (Rockville) · Dr I. I. Gottesman (Charlottesville) · Dr B. Grant (Rockville) · *Dr S. Guze (St Louis) · Dr R. Hales (San Francisco) · Dr D. Haller (Richmond) · Dr J. Harris (Baltimore) · Dr R. Hart (Richmond) · *Dr J. Helzer (St Louis) · Dr L. Hersov (Worcester) · Dr J. R. Hillard (Cincinnati) · Dr R. M. A. Hirschfeld (Rockville) · Dr C. E. Holzer (Galveston) · *Dr P. Holzman (Cambridge) · Dr M. J. Horowitz (San Francisco) · Dr T. R. Insel (Bethesda) · Dr L. F. Jarvik (Los Angeles) · Dr V. Jethanandani (Philadelphia) · Dr L. Judd (Rockville) · Dr C. Kaelber (Rockville) · Dr I. Katz (Philadelphia) · Dr B. Kaup (Baltimore) · Dr S. A. Kelt (Dallas) · Dr P. Keck (Belmont) · Dr K. S. Kendler (Richmond) · Dr D. F. Klein (New York) · *Dr A. Kleinman (Cambridge) · Dr G. Klerman (Boston) · Dr R. Kluft (Philadelphia) · Dr R. D. Kobes (Dallas) · Dr R. Kolodner (Dallas) · Dr J. S. Ku (Cincinnati) · *Dr D. J. Kupfer (Pittsburgh) · Dr M. Lambert (Dallas) · Dr M. Lebowitz (New York) · Dr B. Lee (Cambridge) · Dr L. Lettich (Cambridge) · Dr N. Liebowitz (Farmington) · Dr B. R. Lima (Baltimore) · Dr A. W. Loranger (New York) · Dr D. Mann (Cambridge) · Dr W. G. McPherson (Hastings) · Dr L. Meloy (Cincinnati) · Dr W. Mendel (Hastings) · Dr R. Meyer (Farmington) · *Dr J. Mezzich (Pittsburgh) · Dr C. Moran (Richmond) · Dr P. Nathan (Chicago) · Dr D. Neal (Ann Arbor) · Dr G. Nestadt (Baltimore) · Dr B. Orrok (Farmington) · Dr D. Orvin (Cambridge) · Dr H. Pardes (New York) · Dr J. Parks (Cincinnati) · Dr R. Pary (Pittsburgh) · Dr R. Peel (Washington, DC) · Dr M. Peszke (Farmington) · Dr R. Petry (Richmond) · Dr F. Petty (Dallas) · Dr R. Pickens (Rockville) · Dr H. Pincus (Washington, DC) · Dr M. Popkin (Long Lake) · Dr R. Poss Rosen (Bayside) · Dr H. van Praag (Bronx) · Mr D. Rae (Rockville) · Dr J. Rapoport (Bethesda) · Dr D. Regier (Rockville) · Dr R. Resnick (Richmond) · Dr R. Room (Berkeley) · Dr S. Rosenthal (Cambridge) · Dr B. Rounsaville (New Haven) · Dr A. J. Rush (Dallas) · Dr M. Sabshin (Washington, DC) · Dr R. Salomon (Farmington) · Dr B. Schoenberg (Bethesda) · Dr E. Schopler (Chicago) · Dr M. A. Schuckit (San Diego) · Dr R. Schuster (Rockville) · Dr M. Schwab-Stone (New Haven) · Dr S. Schwartz (Richmond) · Dr D. Shaffer (New York) · Dr T. Shapiro (New

York) · *Dr R. Spitzer (New York) · Dr T. S. Stein (East Lansing) · Dr R. Stewart (Dallas) · Dr G. Tarnoff (New Haven) · Dr J. R. Thomas (Richmond) · Dr K. Towbin (New Haven) · Mr L. Towle (Rockville) · Dr M. T. Tsuang (Iowa City) · Dr J. Wade (Richmond) · Dr J. Walkup (New Haven) · Dr M. Weissmann (New Haven) · Dr J. Williams (New York) · Dr R. W. Winchel (New York) · Dr K. Winters (St Paul) · Dr T. K. Wolff (Dallas) · Dr W. C. Young (Littleton)

Uruguay
Dr R. Almada (Montevideo) · Dr P. Alterwain (Montevideo) · Dr L. Bolognin (Montevideo) · Dr P. Bustelo (Montevideo) · Dr U. Casarotti (Montevideo) · Dr E. Dorfman (Montevideo) · Dr F. Leite Gastal (Montevideo) · Dr A. J. Montoya (Montevideo) · Dr A. Nogueira (Montevideo) · Dr E. Probst (Montevideo) · Dr C. Valino (Montevideo)

Yugoslavia
Dr N. Bohacek (Zagreb) · Dr M. Kocmur (Ljubljana) · *Dr J. Lokar (Ljubljana) · Dr B. Milac (Ljubljana) · Dr M. Tomori (Ljubljana)

和文索引

あ

ICD-9 2
アスペルガー症候群 267
アモク 15
アルコール幻覚症 91
アルコール症, 慢性 88
アルコール症における急性酩酊 85
アルコール性嫉妬 91
アルコール精神病, 特定不能の 91
アルコール性パラノイア 91
アルツハイマー病, 第1型 61
アルツハイマー病, 第2型 60
アルツハイマー病型認知症 58
―― , 早発性 60
―― , 特定不能のもの 61
―― , 晩発性 61
―― , 非定型あるいは混合型 61
アンヘドニア 159
―― , 性的 201
亜急性錯乱状態あるいはせん妄 70
悪夢 198

い

医者めぐりをする患者 232
依存症候群 87, 89
依存性パーソナリティ障害 216
依存を生じない物質の乱用 204

胃神経症 176
異食症 190
―― , 乳幼児期および小児期の 296
遺尿症, 非器質性 293
遺糞症, 非器質性 294
一酸化炭素中毒による認知症 67

う

ウィルソン病による認知症 67
うつ病エピソード 129
―― , 軽症 131
―― , 精神病症状を伴う重症 133
―― , 精神病症状を伴わない重症 132
―― , 他の 133
―― , 中等症 132
―― , 特定不能のもの 134
―― , 非定型 133
うつ病性障害, 反復性 134
うつ病性障害を伴う行為障害 281
運動および感覚の解離性障害 167
運動機能の特異的発達障害 260

え

HIV 認知症 66
エイズ(AIDS)-認知症複合 66
エピソード[挿間]性発作性不安 151

演技性パーソナリティ障害　215

お

オルガズム機能不全　201
オルガズムの抑制　201
嘔吐，他の心理的障害と関連した
　　　　　　　　　　　　　　190
音声および多発運動性の合併したチック障害　292

か

カナー症候群　263
カルチャーショック　161
ガス症候群　176
ガンザー症候群　170
家庭限局性行為障害　276
過剰性欲　202
過剰不安障害　285
過食，他の心理的障害と関連した
　　　　　　　　　　　　　　189
過食，特定不能の　189
過度の自慰　298
過敏性腸症候群　176
過眠症，非器質性　193
会話および言語の特異的発達障害
　　　　　　　　　　　　　　246
会話および言語の発達障害，他の
　　　　　　　　　　　　　　252
会話および言語の発達障害，特定不能のもの　252
会話構音障害，特異的　247
解体型統合失調症　101
解離性　14
解離性運動障害　169
解離性けいれん　169
解離性健忘　164

解離性昏迷　166
解離性知覚麻痺および感覚脱失　169
解離性（転換性）障害　162
──，運動および感覚の　167
──，器質性　74
──，混合性　169
──，小児期あるいは青年期にみられる一過性　170
──，他の　170
──，他の特定の　170
──，特定不能のもの　170
解離性遁走　165
外傷神経症　160
学習困難，特定不能の　260
学習障害，特定不能の　260
学力の混合性障害　259
学力の特異的発達障害　252
学力の発達障害，他の　259
学力の発達障害，特定不能のもの
　　　　　　　　　　　　　　259
活動性および注意の障害　274
渇酒症　88
肝レンズ核変性症による認知症　67
間欠性爆発性（行動）障害　224
感情障害　4，119
感情精神病，特定不能の　141
感情性パーソナリティ障害　138
感染症および寄生虫疾患（A00-B99）
　　　　　　　　　　　　　　299
感応性妄想性あるいは精神病性障害
　　　　　　　　　　　　　　115
感応性妄想性障害　114
緩下薬乱用　205
鑑別不能型統合失調症　4，103，113
鑑別不能型［分類困難な］身体表現性障害　173

き

危機状態 158
気分（感情）障害 1, 12, **119**
　——,器質性 74
　——,持続性 137
　——,他の 140
　——,他の特定の 140
　——,特定不能の 141
気分循環症 138
気分変調症 138
季節性感情障害,反復エピソード　134
器質あるいは症状性精神障害,特定不能の 79
器質性の妄想状態と幻覚妄想状態 73
器質性解離性障害 74
器質性偽精神病質性パーソナリティ　77
器質性偽遅滞性パーソナリティ 77
器質性気分（感情）障害 74
器質性緊張病性障害 72
器質性幻覚症 72
器質性幻覚状態（非アルコール性）　72
器質性健忘症候群,アルコールおよび他の精神作用物質によらないもの　68
器質性情動易変性（無力性）障害　75
器質性精神障害,症状性を含む 53
器質性精神症候群 79
器質性精神病,特定不能の 79
器質性パーソナリティ障害 76
器質性不安障害 74
器質性妄想性（統合失調症様）障害　73
機能障害 5, 7

機能性遺尿症 294
機能性構音障害 248
偽神経症性統合失調症 106
偽精神病質性統合失調症 106
吃音［症］ 297
急性一過性精神病性障害 1, 10, **109**
　——,他の 113
　——,特定不能のもの 114
急性危機反応 158
急性器質性反応 70
急性錯乱 9
　——,統合失調症状を伴う 112
　——,統合失調症状を伴わない,または特定不能の 112
　—— 状態（非アルコール性） 70
急性ストレス反応 157
急性精神-器質性症候群 70
急性精神病性障害,妄想を主とする他の 113
急性多形性精神病性障害,統合失調症状を伴う 112
急性多形性精神病性障害,統合失調症状を伴わない 111
急性中毒 85, 91
急性伝染病性精神病 70
急性統合失調症 112
急性統合失調症様精神病性障害 112
急性脳症候群 70
急性発症の血管性認知症 62
虚偽性障害 16, 232
共生精神病 115, 266
狂信的パーソナリティ（障害） 213
恐怖症,特定不能の 150
恐怖症性障害 13
恐怖症性状態,特定不能の 150
恐怖症性不安障害 146
　——,小児期の 283
　——,他の 150

恐怖症性不安障害
―― ,特定不能のもの 150
強迫神経症 155
強迫性障害 154
―― ,強迫行為(強迫儀式)を主とするもの 156
―― ,強迫思考あるいは反復思考を主とするもの 155
―― ,強迫思考と強迫行為が混合するもの 156
―― ,他の 156
―― ,特定不能のもの 156
強迫性神経症 155
強迫性パーソナリティ障害 215
強迫賭博 222
境界型情緒不安定性パーソナリティ障害 214
境界型統合失調症 106
境界型パーソナリティ(障害) 215
筋骨格および結合組織の疾患(M00-M99) 306
緊張型統合失調症 102
緊張病性昏迷 102

く,け

クロイツフェルト-ヤコブ病型認知症 64
軽症うつ病エピソード 131
軽躁病 123
軽佻型パーソナリティ(障害) 217
軽度認知障害 75
激越うつ病 124
血管性認知症 61
―― ,急性発症の 62
―― ,他の 63
―― ,特定不能のもの 63
―― ,皮質および皮質下混合性 63
―― ,皮質下 63
結節性多発性動脈炎による認知症 67
健康状態に影響を及ぼす要因および保健サービスの利用(Z00-Z99) 311
健忘症候群 91
言語障害
―― ,受容性 250
―― ,特定不能の 252
―― ,表出性 248

こ

コルサコフ症候群(精神病) 92
―― ,アルコールあるいは他の精神作用物質によるもの 92
―― ,非アルコール性 68
―― の慢性的末期状態 93
コロ 15, 181, 200
呼吸器系の疾患(J00-J99) 305
個人行動型攻撃性障害 278
個人行動型[非社会化型]行為障害 277
誇大妄想性パーソナリティ(障害) 213
語聾 250
広汎性発達障害 261
―― ,他の 268
―― ,特定不能のもの 268
甲状腺機能低下症による認知症 67
好訴性パーソナリティ(障害) 213
好訴パラノイア 108
行為および情緒の混合性障害 280
―― ,他の 181
―― ,特定不能のもの 281
行為障害 17, 275
―― ,家庭限局性 276
―― ,個人行動型[非社会化型] 277

――,孤立攻撃型 278
――,集団型 278
――,集団行動型［社会化型］ 278
――,多動性 275
――,他の 280
――,特定不能のもの 280
――,抑うつ性 281
抗うつ薬乱用 205
攻撃的パーソナリティ（障害） 214
高カルシウム血症による認知症 67
高所恐怖 150
混合性および他のパーソナリティ障害 217
混合性の原因によるせん妄 70
混合性解離性（転換性）障害 13, 169
混合性感情性エピソード 140
混合性障害,他の行為および情緒の 281
混合性特異的発達障害 261
混合性パーソナリティ障害 217
混合性不安障害,他の 153
混合性不安抑うつ障害 13, 152

さ

サーカディアンリズムの逆転,心因による 196
サーカディアンリズムの変調 195
サディズム 229
サドマゾヒズム 229
さわり魔的行為 230
産褥うつ病,特定不能の 203
産褥精神障害,特定不能のもの 204
産褥精神病,特定不能の 203
産褥に関連した軽症の精神および行動の障害,他に分類できないもの 203
産褥に関連した重症の精神および行動の障害,他に分類できないもの 203
産褥に関連した精神および行動の障害,他に分類できないもの 203
産褥に関連した他の精神および行動の障害,他に分類できないもの 204
産褥に伴う精神および行動の障害 15
算数能力障害,特異的 258
算数能力の特異的障害 258
残遺［型］統合失調症 104
残遺状態 104
残遺性および遅発性精神病性障害 92

し

ジスキネジア 301
――,遅発性 302
ジストニア 301
死体愛好症 230
施設症候群 290
歯音不全 252
試験恐怖 150
自我異和的な性の方向づけ 231
自己愛性パーソナリティ（障害） 217
自己破滅性パーソナリティ（障害） 217
自閉症,小児 262
自閉症,非定型 264
自閉症,幼児 263
自閉性障害 263
自閉性精神病質 267
自閉的傾向を伴う精神遅滞 264
持続性気分（感情）障害 137
――,他の 139
――,特定不能のもの 140
持続性身体表現性疼痛障害 177
持続性不安うつ病 139
持続性妄想性障害 10, 107
――,他の 108
――,特定不能のもの 108

持続的パーソナリティ変化
―― ,他の 221
―― ,特定不能のもの 221
―― ,脳損傷および脳疾患によらないもの 218
―― ,破局的体験後の 218
色情症 202
舌たらず 248
舌もつれ 252
疾病および死亡の外因（V01－Y98） 309-311
疾病恐怖 174
社会［社交］恐怖［症］ 148
社会神経症 149
社会的不利 5, 8
社会病質パーソナリティ（障害） 214
社会［社交］不安障害,小児期の 284
受動性パーソナリティ（障害） 217
受動的-攻撃的パーソナリティ（障害） 217
受容性言語障害 250
習慣および衝動の障害 221
―― ,他の 224
―― ,特定不能のもの 224
集団行動型［社会化型］行為障害 278
集団非行 278
醜形恐怖 174
重度ストレス反応［重度ストレスへの反応］
―― ,他の 162
―― ,特定不能のもの 162
―― および適応障害 156
循環器系の疾患（I00－I99） 304
循環気質性パーソナリティ 138
循環精神病 9
循環性統合失調症 117
循環病質性パーソナリティ 138
初老期認知症 60

書痙 181
小児期あるいは青年期にみられる一過性解離性（転換性）障害 170
小児期あるいは青年期の回避性障害 284
小児期あるいは青年期の多動性反応あるいは症候群,特定不能の 275
小児期および青年期に通常発症する行動および情緒の障害 17, **269**
小児期および青年期に通常発症する他の行動および情緒の障害 292
小児期および青年期に通常発症する特定の行動と情緒の障害,他の 298
小児期および青年期に通常発症する特定不能の行動と情緒の障害 298
小児期および青年期に特異的に発症する社会的機能の障害 18, **286**
小児期に特異的に発症する情緒障害 17, **281**
小児期の恐怖症性不安障害 283
小児期の行為障害,特定不能の 280
小児期の行動障害,特定不能の 280
小児期の社会的機能の障害,他の 290
小児期の社会的機能の障害,特定不能のもの 290
小児期の社会［社交］不安障害 284
小児期の情緒障害,他の 285
小児期の情緒障害,特定不能のもの 285
小児期の性同一性障害 225
小児期の脱抑制性愛着障害 289
小児期の統合失調質障害 268
小児期の反応性愛着障害 287
小児期の分離不安障害 282
小児期崩壊性障害,他の 265
小児自閉症 262
小児性愛 228

小児精神病 263
―, 非定型 264
小児のホスピタリズム 161
消化器系の疾患 (K00-K93) 305
消耗症候群 179
症状あるい能力低下の意図的産出あるいは偽装身体的あるいは心理的なもの (虚偽性障害) 16, 232
症状性精神病, 特定不能の 79
症状性を含む器質性精神障害 53
症状, 徴候および異常臨床所見・異常検査所見で他に分類されないもの (R00-R99) 308-309
障害 5
衝動型情緒不安定性パーソナリティ障害 214
常同運動障害 296
情性欠如精神病質 290
情緒障害を伴う行為障害 281
情緒性睡眠障害, 特定不能の 199
情緒不安定性パーソナリティ障害 214
職業神経症 181
心因性 5
心因性の過食 190
心因性の食思不振 190
心因性の生理的機能不全, 特定不能の 206
心因性遺尿症 294
心因性インポテンツ 201
心因性うつ病, 単一エピソード 131
心因性うつ病, 反復エピソード 134
心因性嘔吐 190
心因性空気嚥下症 176
心因性鼓腸 176
心因性錯乱 170
心因性失神 181
心因性失声 169

心因性交疼痛症 202
心因性精神病 9
心因性腟けいれん 202
心因性聴覚喪失 169
心因性妊娠悪阻 190
心因性背部痛あるいは頭痛 177
心因性発声障害 169
心因性無オルガズム 201
心因性妄想性精神病 113
心因性もうろう状態 170
心因性抑うつ精神病, 単一エピソード 133
心因性抑うつ精神病, 反復エピソード 134
心気症 174
心気障害 173
心気神経症 174
心身性 5
心身性障害, 鑑別不能な 173
心臓神経症 176
心的外傷後ストレス障害 158
心理的性発達障害, 他の 231
心理的性発達障害, 特定不能のもの 231
心理的発達の障害 17, 243
―, 他の 268
―, 特定不能の 268
心理的理由による身体症状の発展 16, 231
身体化障害 171
身体醜形障害 174
身体的状態に影響する心理的要因 204
身体表現性 14
身体表現性障害 170
―, 鑑別不能型 [分類困難な] 173
―, 他の 177

——，特定不能のもの 178
身体表現性自律神経機能不全 175
身体表現性疼痛障害 177
神経系の疾患（G00 − G99） 301-303
神経循環性無力症 176
神経症 3
——，特定不能の 181
神経症性 3
神経症性うつ病 139
神経症性障害
—— ，ストレス関連障害および身体
　　表現性障害 143
——，他の 178
——，特定不能のもの 181
——を伴う行為障害 281
神経衰弱 14, 178
神経性過食［大食］症 188
——，非定型 189
神経性食欲亢進 189
神経性無食欲症 186
——，非定型 188
神経梅毒による認知症 67
新生物（C00 − D48） 300
振戦せん妄 89
——，アルコールによる 89
振戦麻痺の認知症 65
進行麻痺による精神異常 67

す

ステロイド乱用 205
睡眠・覚醒スケジュール障害，非器質
　性 195
睡眠時驚愕症 197
睡眠時遊行症 196
睡眠障害，非器質性 190

せ

せん妄
——，アルコールおよび他の精神作
　　用物質によらないもの 69
——，他の 70
——，特定不能のもの 71
——，認知症に重なったもの 70
——，認知症に重ならないもの 70
正常体重過食症 189
生気うつ病，反復エピソード 135
生理的障害および身体的要因に関連し
　た行動症候群 183
生理的障害および身体的要因に関連し
　た特定不能の行動症候群 206
成人のパーソナリティおよび行動の障
　害 207
——，他の 231
——，他の特定の 233
——，特定不能の 233
制酸薬乱用 205
制縛神経症 155
性格障害，特定不能の 233
性格神経症，特定不能の 217
性関係障害 231
性機能障害，器質性の障害あるいは疾
　患によらないもの，特定不能の
　　　　　　　　　　　　203
性機能不全 4
——，器質性の障害あるいは疾患に
　　よらないもの 200
——，器質性の障害あるいは疾患に
　　よらないもの，他の 203
性器反応不全 201
性交疼痛症，非器質性 202
性嗜好障害 4, 227
——，他の 229
——，特定不能のもの 230

性嗜好の多重障害 229
性成熟障害 231
性的アンヘドニア 201
性的逸脱, 特定不能の 230
性的興奮障害, 女性の 201
性転換症 224
性同一性障害 224
　──, 小児期の 225
　──, 他の 227
　──, 特定不能のもの 227
性の嫌悪および性の喜びの欠如 201
性の発達と方向づけに関連した心理および行動の障害 230
性役割障害, 特定不能の 227
性欲欠如あるいは性欲喪失 200
性欲低下性障害 200
性的倒錯症 227
青年期あるいは成人期の性同一性障害, 非性転換型 225
精神および行動の障害
　──, 精神作用物質による 4, 81
　──, 他の 94
　──, 特定不能の 94
精神科の疾病後の持続的パーソナリティ変化 219
精神障害, 他に特定できないもの 18, **298**
精神神経症的パーソナリティ（障害） 217
精神衰弱 181
　── 神経症 181
精神遅滞［知的障害］ 16, **235**
　──, 軽度 237
　──, 最重度 240
　──, 重度 239
　──, 他の 240
　──, 中度［中等度］ 238
　──, 特定不能の 241

──およに常同運動に関連した過動性障害 266
精神痛 177
精神的ショック 158
精神病 3
　──, 特定不能の 118
精神病質パーソナリティ（障害） 214
精神病症状
　──を伴う重症うつ病エピソード 133
　──を伴う躁病 124
　──を伴う大うつ病, 単一エピソード 133
　──を伴わない重症うつ病エピソード 132
　──を伴わない生気うつ病, 単一エピソード 133
　──を伴わない躁病 124
精神病性 4
精神病性うつ病, 単一エピソード 133
精神病性うつ病, 反復エピソード 135
精神病性障害 90
精神幼児性パーソナリティ（障害） 215
窃視症 228
窃盗癖 223
摂食障害 4, **186**
　──, 他の 190
　──, 特定不能のもの 190
先天奇形, 変形および染色体異常（Q00-Q99） 307-308
先天性聴覚認知障害 250
戦闘疲労 158
潜伏性統合失調症 106
潜伏性統合失調症様反応 106
選択性緘黙 286

選択的無言　287
全身性エリテマトーデスによる認知症
　　67
全般性不安障害　152
前駆期統合失調症　106
前駆状態，統合失調症　8
前精神病期統合失調症　106
前頭葉症候群　77

そ

双極性感情障害　125
　——，現在寛解状態にあるもの　129
　——，現在軽症あるいは中等症うつ
　　　病エピソード　127
　——，現在軽躁病エピソード　126
　——，現在混合性エピソード　128
　——，現在精神病症状を伴う重症う
　　　つ病エピソード　128
　——，現在精神病症状を伴う躁病エ
　　　ピソード　127
　——，現在精神病症状を伴わない重
　　　症うつ病エピソード　127
　——，現在精神病症状を伴わない躁
　　　病エピソード　126
　——，他の　129
　——，単一躁病エピソード　123
　——，特定不能のもの　129
早発性アルツハイマー病型認知症　60
早発痴呆　9
早漏　202
躁うつ病　125，126
　——　性精神病　126
　——　性反応　126
躁病
　——，精神病症状を伴う　124
　——，精神病症状を伴わない　124
　——，特定不能の　125

躁病エピソード　123
　——，他の　125
　——，特定不能のもの　125
躁病性昏迷　125
損傷，中毒およびその他の外因の影響
　（S00－T98）　309

た

ダ・コスタ症候群　176
ダート症候群　181，200
他に分類される障害あるいは疾患に関
　連した心理的および行動的要因
　　　　204
他に分類されるその他の疾患による認
　知症　63
多重人格障害　14，170
多訴性症候群　172
多動障害のない注意欠陥障害　298
多動性行為障害　17，**275**
多動性障害　17，272
　——，他の　275
　——，特定不能のもの　275
多動を伴った注意欠陥障害　275
多発梗塞性認知症　62
多発性硬化症による認知症　67
多発性心身性障害　172
体感幻覚症性統合失調症　105
対人関係障害，特定不能の　233
対人恐怖　149
退行性妄想状態　108
大うつ病，単一エピソード　131
大うつ病，反復エピソード　134
脱抑制性愛着障害，小児期の　289
単一恐怖　150
単一［単発性］気分（感情）障害，他
　の　140
単極性うつ病，特定不能の　137

単純型統合失調症　11, 105
単純統合失調症　105
短期統合失調症様障害　113
短期統合失調症様精神病　113
短期反応性精神病　9

ち

チック障害　290
　——, 一過性　291
　——, 音声および多発運動性の合併した　292
　——, 他の　292
　——, 特定不能なもの　292
　——, 慢性運動性あるいは音声　291
知識習得障害, 特定不能の　260
遅発性パラフレニー　108
痴呆　57（→「認知症」を見よ）
腟けいれん, 非器質性　202
中等症うつ病エピソード　132
中毒症による認知症　67
注意欠如・多動性障害　275
鎮痛薬乱用　205

つ, て

綴字［書字］障害, 特異的　257
爪かみ　298
てんかん
　—— における統合失調症様精神病　73
　—— に伴う後天性失語［症］　251
　—— による認知症　67
適応障害　13, 160
転換反応　163
転換ヒステリー　163

と

トラウマ　159
トランスおよび憑依障害　166
トリパノソーマ症による認知症　67
ド・ラ・トゥレット症候群　292
統合失調型障害　4, 105
統合失調感情障害　11, 115
　——, うつ病型　116
　——, 混合型　117
　——, 躁病型　116
　——, 他の　117
　——, 特定不能のもの　117
統合失調感情精神病
　——, うつ病型　117
　——, 躁病型　116
　——, 特定不能の　117
統合失調質パーソナリティ障害　213
統合失調症　97
　——, 解体型　101
　——, 鑑別不能型　103, 113
　——, 偽神経症性　106
　——, 偽精神病質性　106
　——, 境界型　106
　——, 緊張型　102
　——, 残遺［型］　104
　——, 潜伏性　106
　——, 前駆期　106
　——, 前精神病期　106
　——, 体感幻覚症性　105
　——, 他の　105
　——, 単純　105
　——, 単純型　11, 105
　——, 統合失調型障害および妄想性障害　4, 95
　——, 特定不能のもの　105
　——, 破瓜型　101
　——, パラフレニー型　101

統合失調症
—, 非定型 103
—, 慢性鑑別不能型 104
—, 夢幻 113
—, 妄想型 100
— と急性一過性精神病性障害との区別 9
— に必要とされる症状の持続時間 8
統合失調症型パーソナリティ障害 106
統合失調症後抑うつ 4, **103**
統合失調症状
— を伴う急性錯乱 112
— を伴う急性多形性精神病性障害 112
— を伴う類循環精神病 112
— を伴わない急性多形性精神病性障害 111
— を伴わない, または特定不能の急性錯乱 112
— を伴わない, または特定不能の類循環精神病 112
統合失調症性および感情性の混合精神病 117
統合失調症性の残遺状態 105
統合失調症性カタレプシー 102
統合失調症性緊張病 102
統合失調症性反応 113
統合失調症性ろう屈症 102
統合失調症様障害, 特定不能の 105
統合失調症様精神病 9
—, うつ病型 117
—, 躁病型 116
同一性障害 285
同輩対抗 285
同胞葛藤症 284
同胞への嫉妬 285
動物恐怖 150

動脈硬化性認知症 62
特異の会話構音障害 247
特異的 (個別的) 恐怖症 149
特異的算数能力障害 258
特異的綴字 [書字] 障害 257
特異的綴字遅滞 258
特異的読字障害 255
特異的読字遅滞 257
特異的発達障害
—, 運動機能の 260
—, 学力の 252
—, 混合性 261
特定の神経症性障害, 他の 181
特定のパーソナリティ障害 211
—, 他の 217
読字障害, 特異的 255
読字障害に伴う綴字困難 257

な

ナルコレプシー 194, 303
内因性うつ病, 反復エピソード 134
内分泌, 栄養, および代謝疾患 (E00-E90) 300-301

に

II型双極性障害 129
ニコチン酸欠乏症による認知症 67
乳幼児期および小児期の異食症 296
乳幼児期および小児期の哺育障害 295
尿路性器系の疾患 (N00-N99) 306
妊娠, 分娩, および産褥 (O00-O99) 307
認知症 57
—, アルツハイマー病型 58
—, クロイツフェルト-ヤコブ病型 64

——，血管性　61
——，他に分類されるその他の疾患の
　　　　　　　　　　　　　　　　63
——，他に分類されるその他の特定
　　の疾患の　67
——，中毒症による　67
——，特定不能の　67
——，パーキンソン病型　65
——，ハンチントン病型　65
——，ピック病型　63
——，ヒト免疫不全ウィルス（HIV）
　　疾患［病］型　66
——とその機能障害・能力低下・社
　　会的不利との関連性　7

の

能力低下　5，7
脳炎後症候群　77
脳挫傷後症候群（脳症）　78
脳疾患，脳損傷および脳機能不全によ
　る他の器質性のパーソナリティおよ
　び行動の障害　78
脳疾患，脳損傷および脳機能不全によ
　る特定不能の器質性のパーソナリ
　ティおよび行動の障害　79
脳疾患，脳損傷および脳機能不全によ
　るパーソナリティおよび行動の障害
　　　　　　　　　　　　　　　　76
脳振盪後症候群　77
脳損傷，脳機能不全および身体疾患に
　よる他の精神障害　71
脳損傷，脳機能不全および身体疾患に
　よる他の特定の精神障害　75
脳損傷，脳機能不全および身体疾患に
　よる特定不能の精神障害　76
脳リピドーシスによる認知症　67

は

ハンチントン病型認知症　65
ハンチントン舞踏病型認知症　65
「バッド・トリップ」（幻覚剤による）
　　　　　　　　　　　　　　　　85
パーキンソン型認知症複合　67
パーキンソン症候群型認知症　65
パーキンソン病型認知症　65
パーソナリティ障害　4，16，207
——，器質性　76
——，混合性および他の　217
——，特定の　211
——，特定不能のもの　217
パーソナリティ変化，問題を起こしや
　すい　217
パニック障害　13，151
——，広場恐怖を伴う　148
パニック発作　151
パラソムニア　191
パラノイア　108
パラフィリア　227
パラフレニー　108
——型統合失調症　101
破瓜型統合失調症　101
破瓜病　101
破局的体験後の持続的パーソナリティ
　変化　218
賠償神経症　232
白質切截術後症候群　77
爆発的パーソナリティ（障害）　214
発音不全　248
発達障害，特定不能の　268
発達性ウェルニッケ失語　250
発達性音韻障害　248
発達性協調運動障害　261
発達性計算不能　259
発達性ゲルストマン症候群　259

発達性構音障害　248
発達性算数障害　259
発達性失語あるいは発語困難，受容型
　　　　　　　　　　　　　　　　250
発達性失行　261
発達性失読症　257
発達性失認　268
発達性発語困難あるいは失語，表出型
　　　　　　　　　　　　　　　　249
発達性表出性綴字障害　259
抜毛症［抜毛癖］　223
鼻ほじり　298
早口症　297
反抗挑戦性障害　17, **279**
反社会的パーソナリティ（障害）　214
反芻性障害　295
反応性愛着障害，小児期の　287
反応性うつ病，単一エピソード　131
反応性うつ病，反復エピソード　134
反応性抑うつ精神病，単一エピソード
　　　　　　　　　　　　　　　　133
反応性抑うつ精神病，反復エピソード
　　　　　　　　　　　　　　　　135
反復性うつ病性障害　134
　――，現在寛解状態にあるもの　137
　――，現在軽症エピソード　135
　――，現在精神病症状を伴う重症エ
　　　ピソード　136
　――，現在精神病症状を伴わない重
　　　症エピソード　136
　――，現在中等症エピソード　135
　――，他の　137
　――，特定不能のもの　137
反復性気分（感情）障害，他の　140
反復性躁病エピソード　129
反復性短期うつ病性障害　13, **140**
晩発性アルツハイマー病型認知症　61

ひ

ヒステリー　164
ヒステリー性精神病　164
ヒステリー性パーソナリティ（障害）
　　　　　　　　　　　　　　　　215
ヒト免疫不全ウィルス（HIV）疾患［病］
　型認知症　66
ビタミン B_{12} 欠乏症による認知症　67
ビタミン剤乱用　205
ビンスワンガー脳症　63
ピック病型認知症　63
皮質および皮質下混合性血管性認知症
　　　　　　　　　　　　　　　　63
皮質下血管性認知症　63
皮膚および皮下組織の疾患（L00－L99）
　　　　　　　　　　　　　　　　306
皮膚寄生虫妄想　72
非器質性遺尿症　293
非器質性遺糞症　294
非器質性過眠症　193
非器質性睡眠・覚醒スケジュール障害
　　　　　　　　　　　　　　　　195
非器質性睡眠障害　4, **190**
　――，他の　199
　――，特定不能のもの　199
非器質性性交疼痛症　202
非器質性精神病，特定不能の　118
非器質性精神病性障害，他の　118
非器質性腟けいれん　202
非器質性尿失禁　294
非器質性不眠症　191
非社会性パーソナリティ障害　213
非精神病性外傷後脳症候群　78
非定型うつ病　133
非定型自閉症　264
非定型小児精神病　264
非定型神経性過食［大食］症　189

非定型神経性無食欲症　188
非定型統合失調症　103
非同胞　285
悲嘆反応　161
表出性言語障害　248
病院はしご症候群　232
病的性格，特定不能の　217
病的窃盗　4, 223
病的賭博　4, 221
病的放火　4, 222
広場恐怖［症］　13, 147
広場恐怖を伴うパニック障害　148
敏感関係妄想　108
敏感妄想性パーソナリティ（障害）
　　　　213

ふ

フーグ　165
フェティシズム　227
フェティシズム的服装倒錯症　227
フラッシュバック　93, 159
ブリッケ障害　181
不安，特定不能の　153
不安と抑うつの混合カテゴリー　13
不安うつ病　153
不安障害
──，器質性　74
──，他の　150
──，他の特定の　153
──，特定不能のもの　153
不安状態　152
不安神経症　152
不安性（回避性）パーソナリティ障害
　　　　216
不安反応　152
不安ヒステリー　153
不全性パーソナリティ（障害）　217

不眠症，非器質性　191
不器用な子ども症候群　261
服装倒錯性フェティシズム　228
二人組精神病　114
二日酔い　89
物質の乱用，依存を生じない　204
分娩後うつ病，特定不能の　203
分離不安障害，小児期の　282
文化特異性の障害　15

へ

ヘラー症候群　266
ペラグラによる認知症　67
閉所恐怖　150
辺縁系てんかん性パーソナリティ症候
　　群　77

ほ

ホスピタリズム，小児の　161
ホルモン剤乱用　205
哺育障害，乳幼児期および小児期の
　　　　295
放火癖　222
崩壊性精神病　266
勃起障害　201

ま，み

マゾヒズム　229
慢性運動性あるいは音声チック障害
　　　　291
慢性鑑別不能型統合失調症　104
慢性幻覚性精神病，特定不能の　118
ミュンヒハウゼン症候群　232
耳および乳様突起の疾患（H60-H95）
　　　　304

民間治療薬乱用　205

む，め

無力性パーソナリティ（障害）　217
夢幻統合失調症　113
夢中遊行症［夢遊病］　196
メランコリー，単一エピソード　133
眼および付属器の疾患（H00-H59）
　　　　　　　　　　　　　　304
酩酊，アルコール症における急性　85
酩酊，特定不能の　86

も

妄想型統合失調症　100
妄想状態　108
妄想性醜形恐怖　108
妄想性障害　9, 107
　——，感応性　114
妄想性精神病　108
妄想性パーソナリティ障害　212
妄想反応　113
妄想を主とする他の急性精神病性障害
　　　　　　　　　　　　　　113
問題を起こしやすいパーソナリティ変
　　化　217

や，ゆ

夜驚症　197
薬草乱用　205
薬物嗜癖　88
有害な使用　86
指しゃぶり　298

夢不安性障害　199

よ

幼児期および小児期の異食症　18
幼児期および小児期の哺育障害　18
幼児自閉症　263
幼児性認知症　266
抑うつ神経症　139
抑うつ性行為障害　281
抑うつパーソナリティ障害　139
抑うつ反応，単一エピソード　131
抑うつ反応，反復エピソード　134

ら，り，る

ラター　15, 181
ランドウ-クレフナー症候群　251
離人・現実感喪失症候群　180
離脱状態　89
　——，せん妄を伴う　89, 90
　——，せん妄を伴う薬物　90
両性役割服装倒錯症　224
類循環精神病，統合失調症状を伴う
　　　　　　　　　　　　　　112
類循環精神病，統合失調症状を伴わな
　　い，または特定不能の　112

れ，ろ

レット症候群　264
冷感症　200
ロボトミー症候群　77
露出症　228
老年認知症　61

欧文索引

A

abuse of non-dependence-producing substances 204
acquired aphasia with epilepsy 251
acrophobia 150
acute and transient psychotic disorder(s) 109
—— , unspecified 114
acute intoxication 85, 91
acute polymorphic psychotic disorder with symptoms of schizophrenia 112
acute polymorphic psychotic disorder without symptoms of schizophrenia 111
acute schizophrenia-like psychotic disorder 112
acute stress reaction 157
adjustment disorders 160
agoraphobia 147
amnesic syndrome 91
amok 15
anankastic neurosis 155
anankastic personality disorder 215
animal phobia 150
anorexia nervosa 186
anthropophobia 149
anxiety disorder, unspecified 153

anxious (avoidant) personality disorder 216
Asperger's syndrome 267
attention deficit hyperactivity disorder 275
atypical anorexia nervosa 188
atypical autism 264
atypical bulimia nervosa 189

B

behavioural and emotional disorders with onset usually occurring in childhood and adolescence 269
behavioural syndromes associated with physiological disturbances and physical factors 183
bipolar affective disorder 125
—— , current episode hypomanic 126
—— , current episode manic with psychotic symptoms 127
—— , current episode manic without psychotic symptoms 126
—— , current episode mild or moderate depression 127
—— , current episode mixed 128
—— , current episode severe depression with psychotic symptoms

bipolar affective disorder 128
—, current episode severe depression without psychotic symptoms 127
—, currently in remission 129
—, unspecified 129
bouffée délirante 9, 112
brief reactive psychosis 9
bulimia nervosa 188

C

catatonic schizophrenia 102
cenesthopathic schizophrenia 105
childhood autism 262
childhood disorder of social functioning, unspecified 290
childhood emotional disorder, unspecified 285
chronic motor or vocal tic disorder 291
claustrophobia 150
cluttering 297
combined vocal and multiple motor tic disorder 292
conduct disorder(s) 275
—, confined to the family context 276
—, unspecified 280
cycloid psychosis 9, 112
cyclothymia 138

D

Da Costa's syndrome 176
de la Tourette's syndrome 292
delirium
—, not induced by alcohol and other psychoactive substances 69
—, not superimposed on dementia, so described 70
—, superimposed on dementia 70
—, unspecified 71
delusional disorder 107
dementia in Alzheimer's disease 58
—, atypical or mixed type 61
—, unspecified 61
— with early onset 60
— with late onset 61
dementia in Creutzfeldt-Jakob disease 64
dementia in human immunodeficiency virus (HIV) disease 66
dementia in Huntington's disease 65
dementia in other diseases classified elsewhere 63
dementia in other specified diseases classified elsewhere 67
dementia in Parkinson's disease 65
dementia in Pick's disease 63
dependence syndrome 87, 89
dependent personality disorder 216
depersonalization-derealization syndrome 180
depressive conduct disorder 281
depressive episode 129
—, unspecified 134
developmental disorder of scholastic skills, unspecified 259
developmental disorder of speech and language, unspecified 252
dhat 181, 200
dipsomania 88
disability 5, 7

disinhibited attachment disorder of childhood　289
disorder　5
disorder(s) of sexual preference　227
—— , unspecified　230
disorders of adult personality and behaviour　207
disorders of psychological development　243
disorders of social functioning with onset specific to childhood and adolescence　286
dissocial personality disorder　213
dissociative　14
dissociative amnesia　164
dissociative anaesthesia and sensory loss　169
dissociative (conversion) disorder(s)　162
—— , unspecified　170
dissociative convulsions　169
dissociative disorders of movement and sensation　167
dissociative fugue　165
dissociative motor disorders　169
dissociative stupor　166
disturbance of activity and attention　274
dual-role transvestism　224
dyslalia　248
dysmorphophobia　174
dysthymia　138

E

eating disorder(s)　186
—— , unspecified　190
egodystonic sexual orientation　231
elaboration of physical symptoms for psychological reasons　231
elective mutism　286
emotional disorders with onset specific to childhood　281
emotionally unstable personality disorder　214
enduring personality changes, not attributable to brain damage and disease　218
enduring personality change, unspecified　221
enduring personality change after catastrophic experience　218
enduring personality change after psychiatric illness　219
episodic paroxysmal anxiety　151
examination phobia　150
excessive sexual drive　202
exhibitionism　228
expressive language disorder　248

F

factitious disorder　232
failure of genital response　201
feeding disorder of infancy and childhood　295
fetishism　227
fetishistic transvestism　227
folie à deux　114
frigidity　200

G

Ganser's syndrome　170
gender identity disorder(s)　224
—— , unspecified　227

―― of childhood 225
generalized anxiety disorder 152

H

habit and impulse disorder(s) 221
―― , unspecified 224
handicap 5, 7
hangover 89
harmful use 86
hebephrenic schizophrenia 101
histrionic personality disorder 215
hospital hopper syndrome 232
hyperkinetic conduct disorder 275
hyperkinetic disorder(s) 272
―― , unspecified 275
hypochondriacal disorder 173
hypomania 123

I

impairment 5, 7
induced delusional disorder 114
infantile autism 263
intentional production or feigning of symptoms or disabilities, either physical or psychological 232

K

kleptomania 223
koro 15, 181

L

lack or loss of sexual desire 200
lalling 248
Landau-Kleffner syndrome 251

latah 15, 181
lisping 252

M

mania with psychotic symptoms 124
mania without psychotic symptoms 124
manic episode 123
―― , unspecified 125
masochism 229
mental and behavioural disorder(s)
―― , other 94
―― , unspecified 94
―― associated with the puerperium, not elsewhere classified 203
―― due to psychoactive substance use 81
mental disorder, not otherwise specified 298
mental retardation 235
mild cognitive disorder 75
mild depressive episode 131
mild mental and behavioural disorders associated with the puerperium, not elsewhere classified 203
mild mental retardation 237
mixed affective episode 140
mixed and other personality disorders 217
mixed anxiety and depressive disorder 152
mixed cortical and subcortical vascular dementia 63
mixed disorders of conduct and emotions 280
―― , unspecified 281
mixed disorder of scholastic skills 259

mixed dissociative (conversion) disorders 169
mixed obsessional thoughts and acts 156
mixed personality disorders 217
mixed specific developmental disorders 261
moderate depressive episode 132
moderate mental retardation 238
mood (affective) disorders 119
multi-infarct dementia 62
multiple disorders of sexual preference 229
multiple personality disorder 170
Munchhausen's syndrome 232

N

neurasthenia 14, 178
neurosis 3
neurotic 3
neurotic disorder, unspecified 181
neurotic, stress-related and somatoform disorders 143
nightmares 198
night terrors 197
nonorganic disorder of the sleep-wake schedule 195
nonorganic dyspareunia 202
nonorganic encopresis 294
nonorganic enuresis 293
nonorganic hypersomnia 193
nonorganic insomnia 191
nonorganic sleep disorder(s) 190
——, unspecified 199
nonorganic vaginismus 202
nosophobia 174
nymphomania 202

O

obsessional neurosis 155
obsessive-compulsive disorder 154
——, unspecified 156
obsessive-compulsive neurosis 155
oppositional defiant disorder 279
organic amnesic syndrome, not induced by alcohol and other psychoactive substances 68
organic anxiety disorder 74
organic catatonic disorder 72
organic delusional (schizophrenia-like) disorder 73
organic dissociative disorder 74
organic emotionally labile (asthenic) disorder 75
organic hallucinosis 72
organic, including symptomatic, mental disorders 53
organic mood (affective) disorders 74
organic personality disorder 76
orgasmic dysfunction 201
other anxiety disorders 150
other behavioural and emotional disorders with onset usually occuring in childhood and adolesscene 292
other disorders of adult personality and behaviour 231
other disorders of psychological development 268
other mental retardation 240
other neurotic disorders 178
other nonorganic psychotic disorders 118
overactive disorder associated with mental retardation and stereotyped movements 266

overeating associated with other psychological disturbances 189

P

paedophilia 228
panic disorder 151
paranoid personality disorder 212
paranoid schizophrenia 100
paraphilias 227
parasomnia 191
pathological fire-setting 222
pathological gambling 221
pathological stealing 223
peregrinating patient 232
persistent delusional disorder(s) 107
——, unspecified 108
persistent mood (affective) disorder(s) 137
——, unspecified 140
persistent somatoform pain disorder 177
personality and behavioural disorders due to brain disease, damage and dysfunction 76
personality disorder, unspecified 217
pervasive developmental disorder(s) 261
——, unspecified 268
phobic anxiety disorder(s) 146
——, unspecified 150
—— of childhood 283
pica of infancy and childhood 296
postconcussional syndrome 77
postencephalitic syndrome 77
post-schizophrenic depression 103
post-traumatic stress disorder 158
predominantly compulsive acts (obsessional rituals) 156
predominantly obsessional thoughts or ruminations 155
premature ejaculation 202
prodromal states 8
profound mental retardation 240
psychalgia 177
psychogenic 5
psychogenic psychosis 9
psychological and behavioural disorders associated with sexual development and orientation 230
psychological and behavioural factors associated with disorders or diseases classified elsewhere 204
psychosexual development disorder, unspecified 231
psychosis 3
psychosomatic 5
psychotic 4
psychotic disorder 90
puerperal mental disorder, unspecified 204
pyromania 222

Q, R

Quetelet's body-mass index 187
reaction to severe stress, and adjustment disorders 156
reaction to severe stress, unspecified 162
reactive attachment disorder of childhood 287
receptive language disorder 250
recurrent brief depressive disorder 140
recurrent depressive disorder 134

———, current episode mild　135
———, current episode moderate　135
———, current episode severe without psychotic symptoms　136
———, current episode severe with psychotic symptoms　136
———, currently in remission　137
———, unspecified　137
residual and late-onset psychotic disorder　92
residual schizophrenia　104
Rett's syndrome　264

S

sadism　229
sadomasochism　229
schizoaffective disorder(s)　115
———, depressive type　116
———, manic type　116
———, mixed type　117
———, unspecified　117
schizoid personality disorder　213
schizophrenia　97
———, schizotypal and delusional disorders　95
———, unspecified　105
schizophreniform psychosis　9
schizotypal disorder　105
separation anxiety disorder of childhood　282
severe depressive episode with psychotic symptoms　133
severe depressive episode without psychotic symptoms　132
severe mental and behavioural disorders associated with the puerperium, not elsewhere classified　203

severe mental retardation　239
sexual aversion and lack of sexual enjoyment　201
sexual dysfunction, not caused by organic disorder or disease　200
sexual maturation disorder　231
sexual relationship disorder　231
sibling rivalry disorder　284
simple phobia　150
simple schizophrenia　105
sleep terrors　197
sleepwalking　196
social anxiety disorder of childhood　284
socialized conduct disorder　278
social phobias　148
somatization disorder　171
somatoform　14
somatoform autonomic dysfunction　175
somatoform disorder(s)　170
———, unspecified　178
somnambulism　196
specific developmental disorders of scholastic skills　252
specific developmental disorders of speech and language　246
specific disorder of arithmetical skills　258
specific (isolated) phobias　149
specific personality disorders　211
specific reading disorder　255
specific speech articulation disorder　247
specific spelling disorder　257
stammering　297
statyriasis　202
stereotyped movement disorders　296

stuttering 297
subcortical vascular dementia 63
symbiotic psychosis 115

T

tic disorder(s) 290
―― , unspecified 292
trance and possession disorders 166
transient tic disorder 291
transsexualism 224
trichotillomania 223
troublesome personality changes 217

U

undifferentiated schizophrenia 103
undifferentiated somatoform disorder 173
unsocialized conduct disorder 277
unspecified behavioural and emotional disorders with onset usually occurring in childhood and adolescence 298
unspecified dementia 67
unspecified disorder of adult personality and behaviour 233
unspecified mental retardation 241
unspecified mood (affective) disorder 141
unspecified nonorganic psychosis 118
unspecified organic or symptomatic mental disorder 79
unspecified sexual dysfunction, not caused by organic disorder or disease 203

V, W

vascular dementia 61
―― , unspecified 63
―― of acute onset 62
vomiting associated with other psychological disturbances 190
voyeurism 228
withdrawal state 88
―― , with delirium 89, 90